全彩图说珍藏版

养好血管年轻20岁

保养血管就是保养生命

杨力 编
中国首席中医养生专家 中央电视台《百家讲坛》特邀专家
中国中医科学院教授、博士生导师

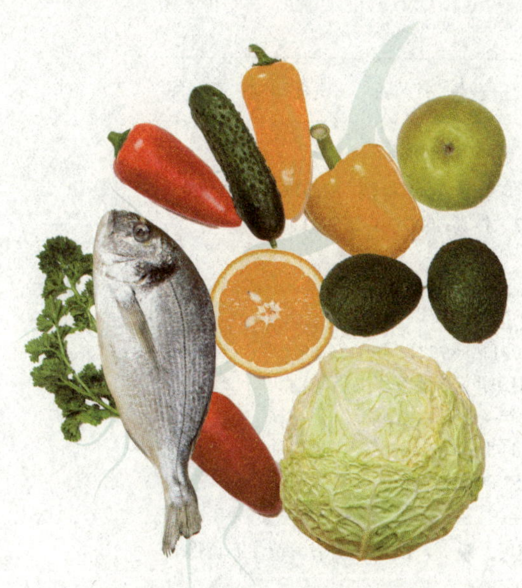

中国纺织出版社

图书在版编目（CIP）数据

养好血管 年轻20岁／杨力编．-- 北京：中国纺织出版社，2017.5（2025.4重印）

ISBN 978-7-5180-3062-0

Ⅰ.①养… Ⅱ.①杨… Ⅲ.①心脏血管疾病 保健 Ⅳ.①R54

中国版本图书馆CIP数据核字（2016）第259706号

责任编辑：樊雅莉　　责任校对：高　涵　　责任印制：王艳丽

中国纺织出版社出版发行
地址：北京市朝阳区百子湾东里A407号楼　邮政编码：100124
销售电话：010－67004422　传真：010－87155801
http://www.c-textilep.com
E-mail:faxing@c-textilep.com
中国纺织出版社天猫旗舰店
官方微博 http://weibo.com/2119887771
三河市人民印务有限公司印刷　各地新华书店经销
2017年5月第1版 2025年4月第4次印刷
开本：710×1000　1/16　印张：16
字数：205千字　定价：58.00元

序

血管就是生命

人最宝贵的是生命，生命最宝贵的是血管，血管通利则长寿，血管壅堵百病生。所以，可以说血管就是生命，血脉就是命脉，保养血管就是保养生命。

我是看心脏血管病的，深知当代心脑血管病已经成为比癌症还可怕的第一杀手，多少宝贵的生命就是因为血管问题而瞬间即逝。血管病变夺去了我们多少同胞的生命，所以我从心里发出：保护血管刻不容缓。

那么，怎样保护血管呢？怎样延缓血管老化、阻止血管变性和壅堵呢？回答就是积极防治三高（即高血压、高血脂、高血糖），三高是吞噬血管的三只老虎。要扼住这三只老虎的咽喉，其实就是六个字：管住嘴，迈开腿。就是要科学饮食、健康运动，降脂、降糖、降血压，让我们的血管永远年轻不衰老。

本书从科学饮食、健康生活、药食同源、调治三高等方面，精湛地、全方位地阐述了养护血管的方法和绝招，将给广大读者送来血管健康的福音。

在此，祝全国13亿同胞健康长寿100岁！

杨力
2016.8.29于北京

血管就是生命
序
人最宝贵的是生命，生命最宝贵的是血管，血管通利则长寿，血管壅堵百病生。所以可以说血管就是生命，血脉就是命脉，保养血管就是保养生命。
我是看心脏血管病的，深知当代心脑血管病已经成为比癌症还可怕的第一杀手，多少宝贵的生命就是因为血管问题而瞬间即逝。血管病变夺去了我们多少同胞的生命，所以我从心里发出：保护血管刻不容缓！
那么，怎样保护血管呢？怎样延缓血管老化，阻止血管变性和壅堵呢？回答就是积极防治三高。三高（高血压、高血脂、高血糖）是吞噬血管的三只老虎。要扼住这三只老虎的咽喉，其实就是六个字：管住嘴，迈开腿。就是要科学饮食，健康运动，降脂、降糖、降血压，让我们的血管永远年轻不衰老。
本书从科学饮食、健康生活、药食同源、调治三高等方面精湛地、全方位地阐述了养护血管的方法和绝招，将给广大读者送来血管健康的福音。
在此，祝全中国13亿同胞健康长寿100岁！
杨力
2016.8.29于北京

目录

第二章 血管又窄又薄，血液越来越黏，会让健康溜走

第三章　养好心血管，每个年龄段都很重要

第四章　怎么吃？忌什么？掌握饮食总原则，养出年轻血管

第五章 医食同源，选对食材打造干净、强韧的血管

第六章　中药饮食，吃出年轻、洁净血管

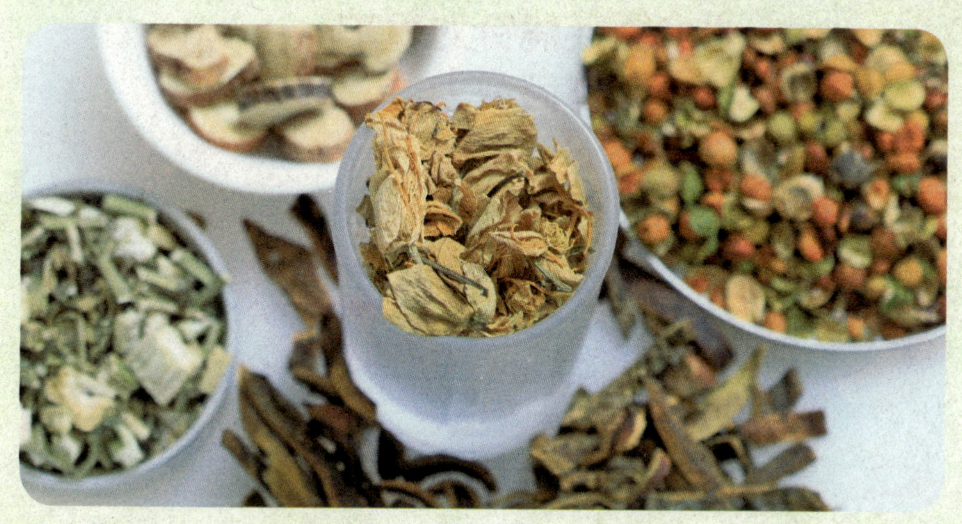

第七章 经络穴位疗法，不花钱养出年轻血管

第八章 心血管疾病针对养护，发挥身体自愈力

附录

唤醒食物的魔力 打造年轻血管

燕麦

减少动脉粥样硬化的危机

魔力词：β-葡聚糖

玉米

保持血管弹性

魔力词：维生素E

薏米

防胆固醇沉积

魔力词：亚油酸

花生

增加毛细血管弹性

魔力词：胆碱、卵磷脂

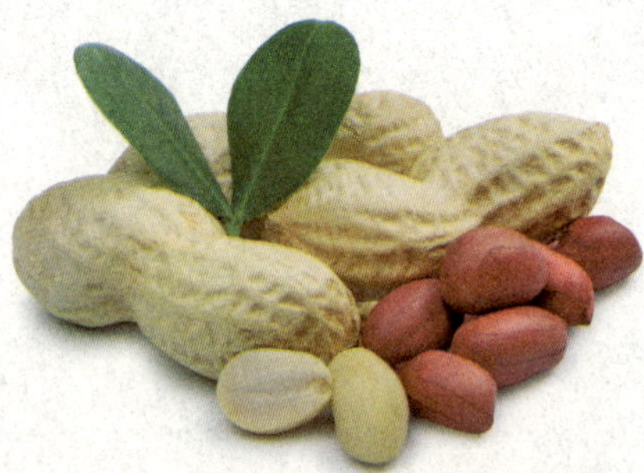

黄豆

分解胆固醇，使血液循环顺畅

魔力词：皂苷

西蓝花

保持血管清洁

魔力词：类黄酮

洋葱

降低血液黏稠度

魔力词：前列腺素

芦笋

维持血管弹性

魔力词：维生素P

番茄

增强血管韧性

魔力词：番茄红素

胡萝卜

增加冠状动脉流量

魔力词：胡萝卜素、B族维生素

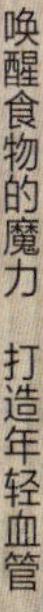

鸡蛋

预防血栓

魔力词：卵磷脂

鸡肉

使血管舒张，降血压

魔力词：B族维生素、铁

牛肉

软化心脑血管、降脂降压

魔力词：亚油酸

鲫鱼

维持良好的血管环境

魔力词：磷、钾

海参

降低血液黏稠度

魔力词：黏液蛋白

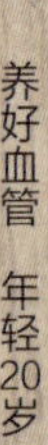

第一章

血管和血液，决定了身体的健康年轻态

血管各司其职，和谐相处最重要

身体健康由血管决定

血管就像一张庞大的身体交通图，分布在各个组织器官，血液载着氧和营养物质在血管中奔流不息。血管家族成员有动脉血管、静脉血管和毛细血管，各司其职构成封闭式管道。其中，动脉血管是运送血液离开心脏的血管，从心室发出，有很多分支，最后移行于毛细血管；而静脉血管是导血回心的血管，起于毛细血管，止于心房。

身体的每一个地方都需要血管输送的血液滋养，如果血管堵塞、变窄、变脆，就会让血流不畅通，引发心脏病、高血压、脑卒中等心脑血管疾病。毫不夸张地说"人的健康是由血管决定的"。然而，血管的健康却常常被人们忽略，我们亲手把血管培养成了危害健康的"定时炸弹"。

目前，血管疾病已经成为人类健康最重要的威胁，而且发病有快速增长和逐步年轻化的趋势。所以，不管是老年人，还是中青年人，都应好好了解血管疾病，做到无病早防，有病早治。

动脉是将血液输送到全身的管道

动脉血管是由心脏的心室发出的血管（被简称为"离心"），它是将心脏泵出的血液送到全身的管道，在行进的过程中不断地分支，越分越细，由大动脉血管、中动脉血管、小动脉血管最后移行于毛细血管。动脉血管的血管壁较厚，平滑肌发达，弹力纤维较多，管腔断面呈圆形，有舒缩性和一定的弹性。动脉血管可随心脏的收缩以及血压的改变而出现明显的搏动。

动脉血管行进变化

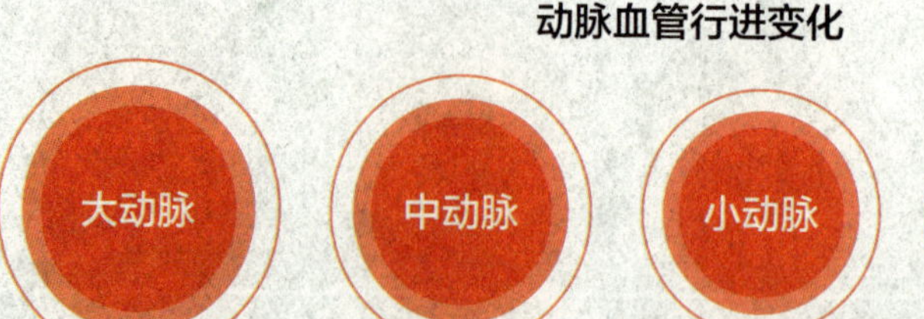

另外，还有更小的动脉，叫微动脉，它们是毛细血管前的阻力血管，起着“总闸门”的作用，能控制微循环的血流量。

静脉是血液回心的路径

静脉血管起于毛细血管，管径由细逐渐增粗，管壁也渐增厚，由小至大逐级汇合，止于心脏，是将血液输送回心脏的血管。静脉血管分为大静脉血管、中静脉血管、小静脉血管和微静脉血管。血管壁的平滑肌和弹性组织较动脉血管壁少，结缔组织成分较多。

知识贴

血管壁内的感受器

血管壁内有一些特殊的感受器，如颈动脉体、颈动脉窦和主动脉体，它们有不同的作用。颈动脉体能感受动脉血氧、二氧化碳含量和血液pH值的变化，继而调节心血管系统和呼吸系统。主动脉体能感受因血压上升致血管扩张的刺激，可参与血压调节。

毛细血管是动、静脉血管间的桥梁

毛细血管是最细且分布最广的血管，是连接动脉血管和静脉血管之间的桥梁。毛细血管弹性小，血流速度慢，血管壁主要是由内皮和基膜组成，通透性大，比较容易受到外力伤害。毛细血管有 3 种：连续毛细血管、有孔毛细血管和血窦。

连续毛细血管　主要分布在结缔组织、肌组织、肺和中枢神经系统等处。

有孔毛细血管　主要分布在胃肠黏膜、某些内分泌腺和肾血管球等处。

血窦　又称为不连续毛细血管，主要分布于肝、脾、骨髓和一些内分泌腺中。

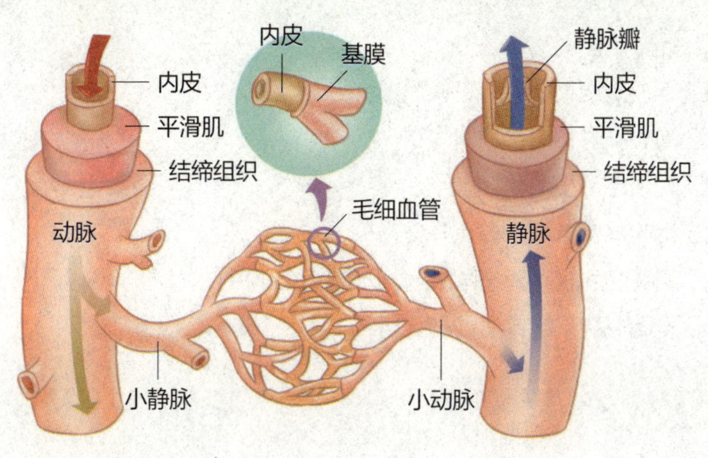

血管多少岁，测一测就知道

肥胖程度

计算，体重指数（BMI）= 体重（千克）/ 身高（$米^2$）

☐ 消瘦 ≤ 18.5

☐ 正常 18.5~23.9

☐ 超重 24~27.9

☐ 肥胖 ≥ 28

☐男性腰围≥ 90 厘米，女性腰围≥ 80 厘米

☐ 饮食没有增加，但是变胖了

☐ 肚子越来越凸起来了

☐ 与 5 年前相比，增加了 5 千克以上

饮食习惯

☐ 很少吃早餐

☐ 每周超过 5 次在外面吃

☐ 吃饭时，速度很快

☐ 经常吃快餐

☐ 不爱吃素菜和鱼肉，偏爱肉食

☐ 喝咖啡时一定要加糖

☐ 晚上经常小酌几杯

☐ 常吃零食，喜欢糕点等食物

☐ 晚餐时间较晚，离睡眠时间不到 2 个小时

☐ 爱喝瓶装果汁或运动型饮料

生活方式

□ 亲属有心脑血管疾病，如卒中、动脉粥样硬化等
□ 常常工作到深夜
□ 喜欢洗 40℃以上的热水澡
□ 平时经常抽烟
□ 经常过了晚上 12 点才睡觉
□ 睡眠每日夜少于 6 个小时
□ 休息日通常在睡觉
□ 每周运动少于 2 次
□ 乘电梯而很少走楼梯
□ 工作时间常坐着，很少起来走动
□ 稍微出去买东西也要开车
□ 顾虑很多，常常感到焦虑
□ 解压能力较差
□ 较少有可以倾诉的好友
□ 没有明确的兴趣爱好

将符合自己标准的选项画“√”，然后数一数有多少个。

1 . 如果选项多于 25 个，血管年龄 = 年龄 +20 岁

血管很可能已经出现硬化，需改变生活方式，并尽快检查血管和血液情况。

2 . 如果选项在 15~25 个之间，血管年龄 = 年龄 +15 岁

血管很可能出现轻度老化，建议做血管检查。

3 . 如果选项在 8~15 个之间，血管年龄 = 年龄 +10 岁

血管较好，但仍需改善生活方式。

4 . 如果选项少于 8 个，你的血管处于良好情况，定期体检，维持健康。

血液中存在功能各异的“技术工”

血液大部分由水分组成，水至少占 60% 以上。血液经离心后，分成明显的 3 层：最上层是较清澈的血浆，占 50%~60%，血浆 90% 以上都由水组成，其他包括一些血浆蛋白、电解质等其他物质；中层一小部分是白细胞及血小板；最下层是红细胞，两者总和占 40%~50%。

骨髓：血液的制造师

骨骼和血液看似风马牛不相及，但是有着密切的关系，可以说骨骼是血液的“制造工厂”。准确地说，是填充在骨骼中的柔软组织骨髓在充当“制造师”的角色，红细胞、白细胞、血小板都是由骨髓的造血干细胞所生成、分化来的。

因此，骨髓的造血机能有条不紊的工作是造就健康血液的重要前提。

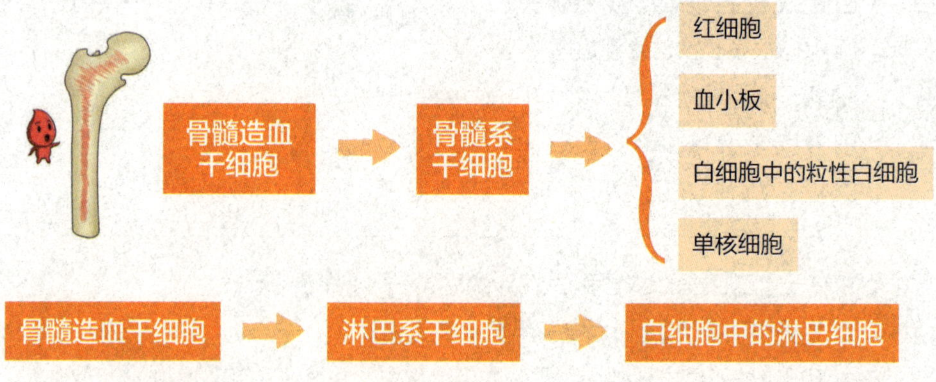

红细胞：氧的搬运工

红细胞是让血液呈现红色的主要原因，可以说血液中的大部分细胞都是红细胞。

人体从肺吸入的氧气以及由消化道吸收的营养物质，都依靠红细胞的“搬运”，然后才能到达全身各组织；再将身体代谢产生的二氧化碳与其他废物等，由红细胞搬运到肺、肾等器官，然后排出体外。这对保证身体正常代谢至关重要。

红细胞内充满了血红蛋白，血红蛋白是血红素铁与球蛋白结合而成的，血红素铁与氧容易结合，所以血红蛋白能够充分吸收氧并运输到全身各处。如果血红蛋白含量减少，细胞就会陷入缺氧状态，这时人体就会表现出贫血状态。但是，如果血红蛋白过多，会造成血液黏稠，容易形成血栓。

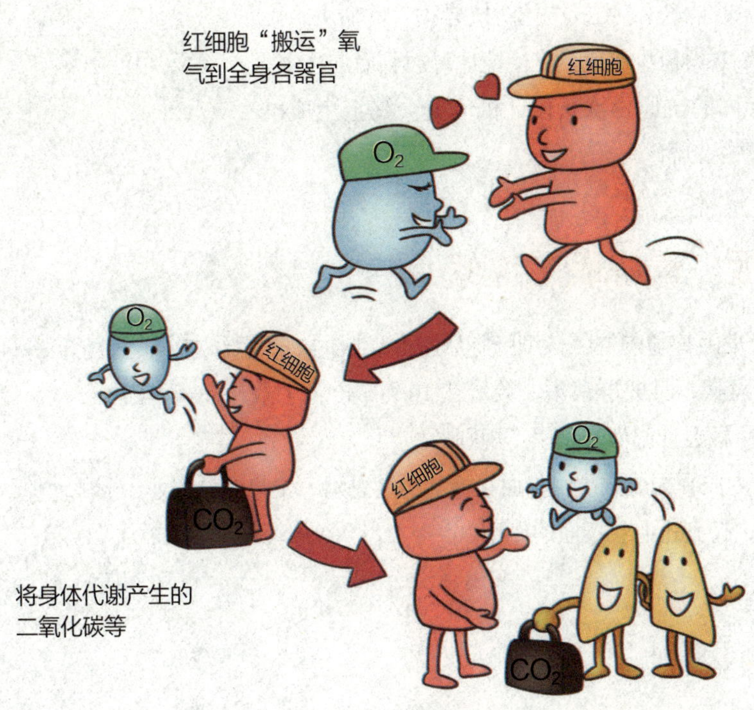

白细胞：身体的防御部队

日常生活中，身体通过呼吸和食物来摄取氧和营养物质，进行正常的生命活动，但是细菌和病毒等病原体总会乘虚而入，这时候白细胞就会开启防御“异物”模式，抵御外敌的侵入。

白细胞根据形态和性质的不同，分为粒性白细胞、巨噬细胞、淋巴细胞，其中粒性白细胞又进一步分为嗜中性、嗜酸性、嗜碱性 3 种。

白细胞的防御手段

吞噬作用：以吞噬的方式对抗异物

当细菌等异物进入身体后，嗜中性白细胞和巨噬细胞就会首先聚拢过来，吞噬并消化掉，让异物变得无害。

免疫作用：生成抗体保护身体

T 淋巴细胞会捕捉到侵入体内的异物（抗原），然后向 B 淋巴细胞发出“生成抗体对抗异物”的命令，接收到指令后，B 淋巴细胞就会产生抗体释放到血液当中。

如果相同的抗原再次入侵，机体就会马上生成抗体，使抗原失去活性。

知识贴

如果身体有炎症，白细胞数量会增多，如果是异常增多，可能是白细胞发生某种病变。另外，一些药物的不良反应也会导致白细胞减少。白细胞标准值：4000~8000个/毫米^3。

血小板：最称职的维修师

血小板是由骨髓内的巨核细胞胞质脱落形成的，体积非常小，直径为 2~44 微米，呈双凸盘状，常成群聚集，数量在 10 万 ~40 万 / 微升，寿命为 1~2 周。受到刺激时，血小板会伸出伪足，呈不规则形。

当血管内皮受损或破裂时，血小板会迅速黏附、聚集在破损处，形成血栓，堵塞破损血管，起到止血、凝血的作用。

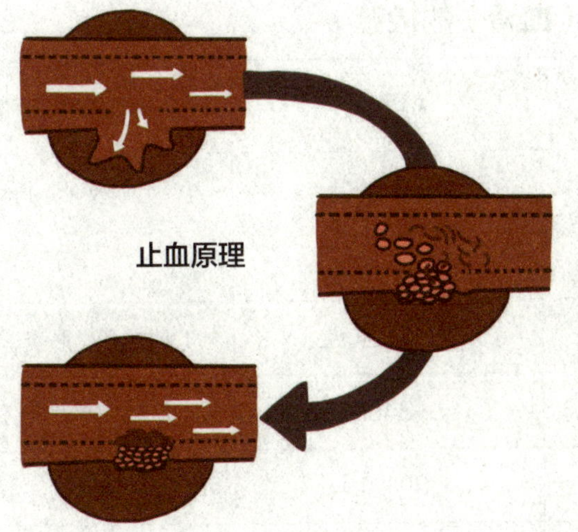

血浆：身兼运输员、清洁工两职

血浆是血液的重要组成部分，除大约 90% 为水分外，还含有血浆蛋白、电解质、葡萄糖、激素、胆固醇等成分，并将这些物质运输全身各处。但是，血浆自己不能辨别所运输的物质，它可能是运送营养物质的运输员，也可能是载着垃圾到处跑的清洁工。

然而，却可以依靠血浆所运送物质的种类、状态和数量，判断血液是清洁还是脏污。所以，可以通过血浆的检查来判断血液情况，进而判断身体的健康状况。

知识贴

血浆检查其实是血清检查，就是将凝血因子从血浆中去除，剩下血清。普通的血液检查中，通常都是检查血清中所含有的各种物质的种类及数量。

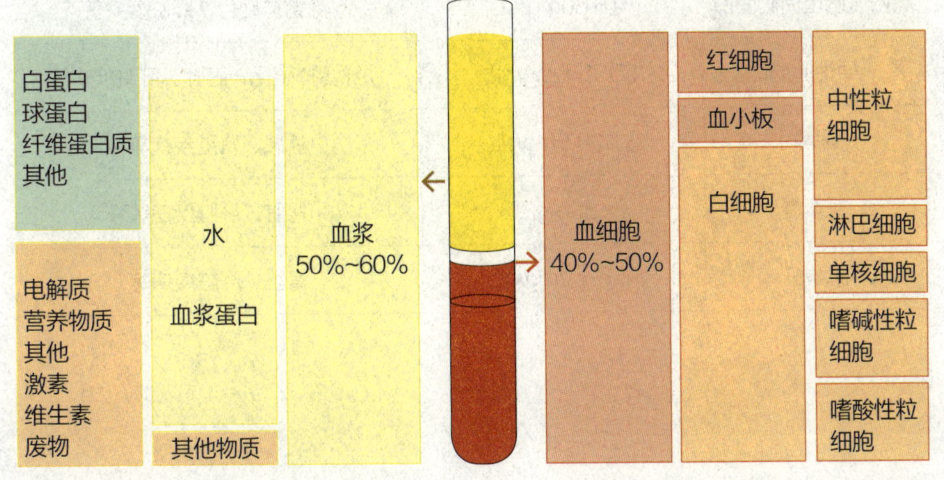

有关血浆（血清）的检查

检查项目	标准值	异常指数反映的疑似疾病
GOT(AST)	5~35IU/L	心肌梗死、肝炎、脂肪肝等
GPT(ALT)	5~25IU/L	—
LDH	85~250IU/L	心肌梗死、肝炎、骨髓性白血病等
ALP（碱性磷酸酶）	85~340IU/L	肝脏和胆道疾病、骨骼异常等
γ-GTP	60IU/L	肝脏和胆道疾病、酒精性肝功能障碍等
胆碱酯酶	130~310U/L	肾脏疾病、甲状腺功能亢进、肝脏疾病等
胆红素	0.2~1.0mg/dL	甲状腺功能低下、溶血性贫血等
血清总蛋白	6.0~8.0g/dL	肝脏疾病、急性肾炎等
A/G 比（白蛋白与球蛋白比值）	1.2~2.0	肝脏疾病、肾脏疾病、营养不良等
血糖	70~110mg/dL	糖尿病等
糖化血红蛋白	4.3~5.8%	糖尿病控制不佳
总胆固醇	120~220mg/dL	动脉粥样硬化、肝脏疾病等
高密度脂蛋白胆固醇	40~60mg/dL	动脉粥样硬化、肝脏疾病等
中性脂肪	55~150mg/dL	动脉粥样硬化、肥胖、肝脏疾病等
尿酸	3.0~6.5mg/dL	痛风、肾脏疾病等
尿素氮	8~20mg/dL	肾脏、肝脏疾病等
肌酸酐	0.8~1.2mg/dL	肾脏、肝脏疾病等

血液在体内输送营养的旅程

人体内的血液循环是封闭的，这个封闭的系统，由两个分支组成：一个相对较大，被称为体循环；另一个相对较小，被称为肺循环。他们“两兄弟”构成了人体的血液双循环模式。

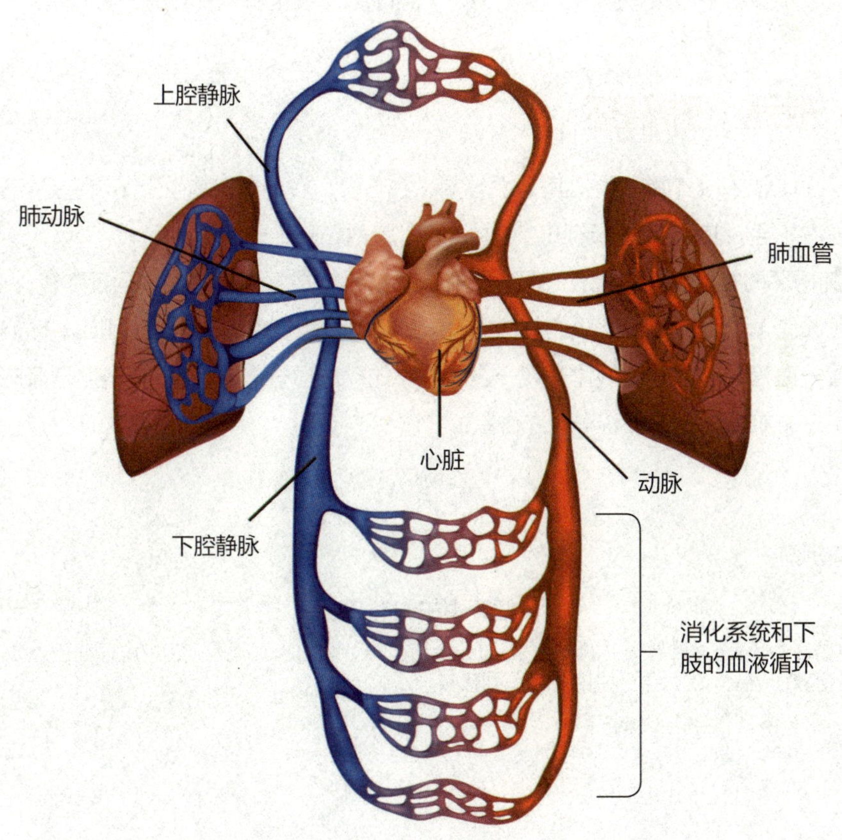

从心脏出来的红色血管是动脉系统；回到心脏的蓝色血管是静脉系统。血液沿着动脉从心脏出来，沿静脉再回到心脏。在动脉和静脉之间，肉眼不可见的部分就是“微循环系统”，即毛细血管。动脉系统、静脉系统、毛细血管，构成了整个循环系统。

大旅程：体循环

人体内的血液从心脏流向全身。心脏像一个水泵，是血液流动的动力源，而全身的血管像流水管道将血液输送到全身各处，供应各器官使用，这其中有各种营养物质、氧气、二氧化碳等成分的利用和转化。这个过程在人体内时时刻刻地进行着。

体循环的特点是路程长，流经身体的范围广泛，它主要通过动脉血来滋养全身各组织，然后将其代谢产物经静脉运回心脏。

运行路线：左心室（收缩）→含氧气和营养物质的动脉血进入主动脉→各级动脉分支→进入毛细血管→气体和营养物质交换→含二氧化碳（CO_2）和代谢产物的静脉血→小静脉→各级静脉→回流至上、下腔静脉及冠状窦→右心房→右心室。

小旅程：肺循环

人的心脏有 4 个腔：左心房、左心室、右心房、右心室。其中上下房室是相通的，左右不通。其中，体循环起始于左心室，肺循环起始于右心室。

肺循环的特点是路程短，它只通过肺，主要是完成气体的交换。运行路线：右心室（收缩）→含有二氧化碳的静脉血进入肺动脉→肺动脉各级分支→肺泡壁的毛细血管→血管和肺泡进行气体交换→含氧饱和的动脉血进入小静脉→肺各级静脉→回流至左、右肺静脉→左心房→左心室。

知识贴

体循环中的微循环

在体循环中还有一种特殊的微循环，是微动脉与微静脉间的血液循环，它广泛存在于人体的各个器官组织，是大循环中的一个重要环节。

第二章

血管又窄又薄，血液越来越黏，会让健康溜走

血管异常，身体可能已经给过你预警信号

出现水肿

如果一个人的毛细血管出现了问题，毛细血管里面的水分流不到细胞里面，这样水分会停留在中间，最终导致水肿的出现，简单来说水肿是细胞的间质组织里积蓄了过多水分的表现。

一个人如果心脏功能不好，血液循环就会受到很大影响，比较容易出现腿部水肿和双手水肿。由于心脏疾病导致出现水肿，可能是心功能衰竭的表现。在这种情况下，患者通常伴有心脑血管疾病，如高血压、冠心病等。

除心血管疾病外，肾脏疾病、肝脏疾病、甲状腺功能减退、服用某些药物（如钙通道阻断剂等）、经常长时间站立工作的人等，也会出现不同程度、不同部位的水肿。

容易出现水肿的人群

❶ 穿着过于紧身，爱穿高跟儿鞋。

❷ 长时间坐着，如办公室职员。

❸ 工作量大，过度疲劳。

❹ 睡眠不好。

❺ 消夜吃得较咸。

知识贴

去医院检查，心、肝、肾、甲状腺等都没有问题，但有明显的水肿，这种情况不少见，被称为“特发性水肿”，是一种无害性水肿，不用担心。常见于特殊的人群，如育龄期的女性（尤其是肥胖的人）。

记忆力下降

大脑必须每时每刻由血液运输提供能量，来保证它正常的功能。如果血液循环不畅，提供给大脑的氧气、营养物质、能量就会大打折扣，进而影响大脑的工作，这样一来，记忆力下降、健忘甚至痴呆都有可能出现。

研究发现，老年性痴呆症与血液中的血脂、胆固醇以及血压都有很大的关系。另外，动脉粥样硬化、卒中等血管疾病，会造成大脑记忆、认知和行为等区域血流量减少，也会促使老年性痴呆症发生。临床上，由缺血性卒中、出血性卒中和一些脑血管疾病所导致的严重认知功能障碍综合征，叫血管性痴呆症，占痴呆症的20%~30%。

时常出现头痛、头晕

头痛是人类最常见的疾病之一，“烦心事儿”、鼻炎、视力问题等多种情况都会导致头痛。但是，在门诊的头痛患者中，最多见的是血管性头痛，原因来自血管问题，如头部血管舒缩功能障碍，或者因脑血管疾病如卒中所致。所以，头痛不是小问题，不同的疼痛感觉可能暗示着某种疾病，不容忽视。

头痛是脑血管疾病的常见症状

头痛	感觉	可能的疾病
胀痛	疼痛且伴有发胀的感觉	高血压、慢性脑部供血不足、脑积水等
钝痛	隐约、不太尖锐的疼痛	脑血管疾病、焦虑、血管性紧张性头痛等
跳痛	轻按痛处不觉痛，迅速抬手后，有明显痛感	感染、中毒、中暑或者头部血管疾病等
刺痛	针刺一样痛	神经血管性疾病
灼痛	疼痛有发热的感觉，且喜冷怕热	颅神经疾病
刀割样痛	疼痛剧烈，刀割样	蛛网膜下腔出血、畸形脑膜炎等早期症状
撞击痛	不连续的、好像重物敲打样的钝痛，程度较重	高血压、血管性疾病等

经常出现黑眼圈

眼睛周围的血液外漏导致眼部发黯

一个人如果不是被人打了一拳，或者没有磕磕碰碰，反而眼睛出现淤血，这就表明你眼睛周围的毛细血管有轻微破裂，血液渗出。眼部周围的皮肤相对较薄，而血液里面的血红蛋白如果发生氧化，眼周皮肤就会发黯，表现为黑眼圈。

眼部血流不畅容易色素沉着

通常熬夜或情绪不稳定，会导致眼部疲劳，加速眼部皮肤衰老，使得眼睛周围的静脉血管血流速度过于缓慢，眼部皮肤红细胞供氧不足，静脉血管中二氧化碳及代谢废物积累过多，由于慢性缺氧，血液变黯，形成滞流和眼部的色素沉着。

青色黑眼圈

尤其是生活作息不规律的人，由于微血管内血液流速缓慢，血液量增多而氧气消耗量提高，缺氧血红素大增。

茶色黑眼圈

长期日晒造成色素沉淀在眼周，久而久之就会形成黑眼圈；而肌肤过度干燥，也会导致茶色黑眼圈的形成。

消灭黑眼圈的按摩手法

❶ 将精华液或眼霜轻轻点拍在眼睛周围，先下眼睑再上眼睑，下眼睑穴位用无名指按压，上眼睑穴位用大拇指按压。

（太阳穴、承泣穴、睛明穴、攒竹穴、鱼腰穴、丝竹空穴）

❷ 用一只手的无名指从太阳穴，按照 P33 图中箭头走向 8 字按摩眼周，重复 6 次。

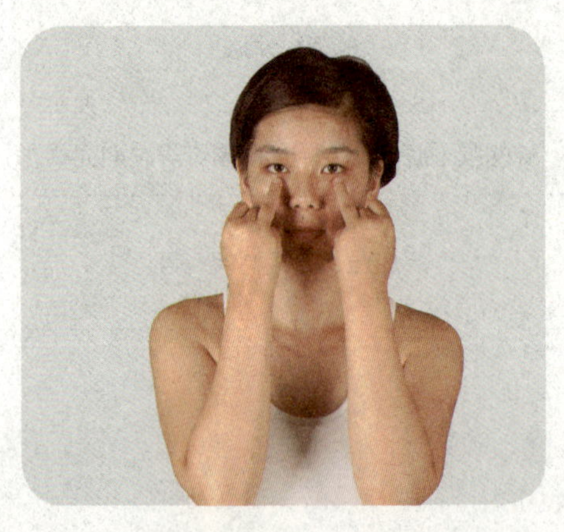

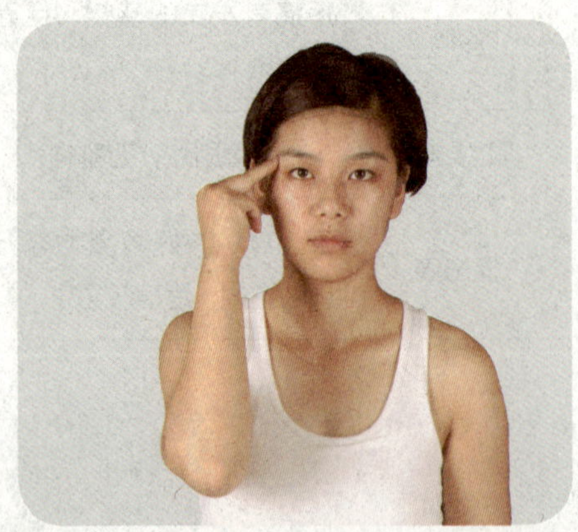

❸ 一只手的无名指撑开外眼角，另一只手的无名指按照图中箭头方向画圈按摩，按摩完换另外一边。

❹ 双手搓热后敷在眼睛上，再从内眼角拉至太阳穴，重复 3 遍。

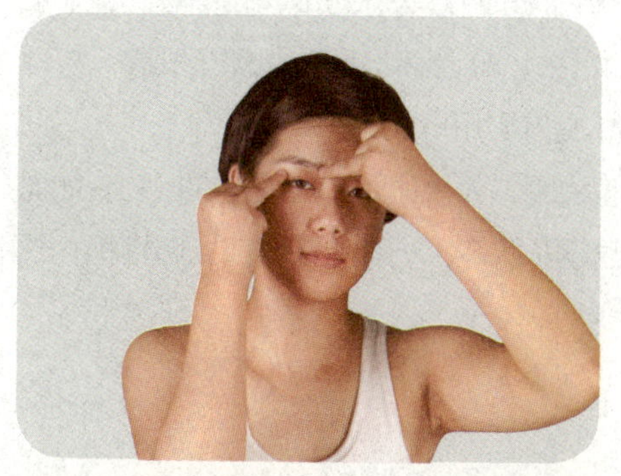

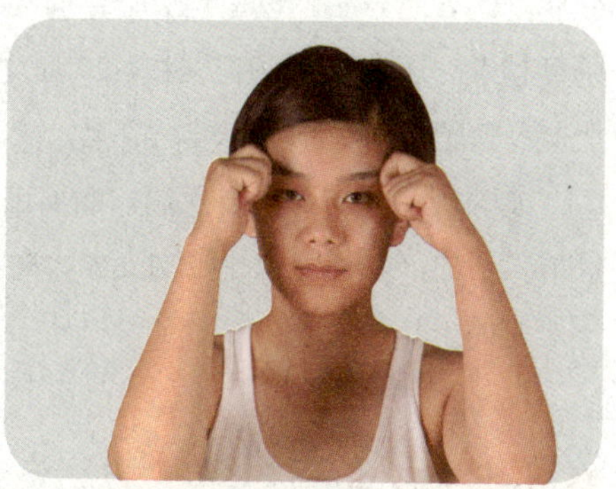

❶ 太阳穴
❷ 承泣穴
❸ 睛明穴
❹ 攒竹穴
❺ 鱼腰穴
❻ 丝竹空穴

有了肥肥的小肚子

除了体重指数（BMI）能够反映一个人的肥胖程度外，腹围的测量是检查腹部脂肪的代表性方法，也是判断肥胖程度的一个很好的方法。通常，腹部越肥胖，危险度越大。通常，腹围在男性≥ 90 厘米，女性≥ 80 厘米，即为腹部型肥胖。腹部肥胖反映腹部内脏脂肪的堆积情况，较 BMI 更有实用价值。

腹部肥胖可导致各种疾病，而反过来也说明，如果血管和血液存在问题，如血脂异常、血液黏稠、血管阻力变大、血液循环降低等，更容易让腹部脂肪堆积，长出肥肥的小肚子。

四肢麻木

血液循环不畅是麻木的直接原因。人的手和脚都处于血管的末端，营养物质和氧通常得到的较少，如果一个人的血液循环不好，那么四肢所得到的营养和氧就会更少，接着，末端的神经和细胞会表现为发麻。尤其是冬季，伴有心血管疾病的患者很容易出现手脚发麻，平时要注意预防，出现症状后及时治疗，以免给健康带来更大的危害。

心脑血管疾病导致四肢麻木一览表

病症	麻木表现
高血压	血压高可引起动脉硬化，造成局部血供不好，四肢远端更明显，进而引起四肢麻木
血脂异常	中重度血脂异常患者可表现为肢体麻木，同时伴有头晕、神疲乏力、失眠健忘
动脉粥样硬化	四肢麻木可伴有头晕、头痛、记忆力和视力减退、血压不稳定、血脂增高等；通常手脚麻木是半侧，患者年龄偏大
血栓闭塞性脉管炎	多发于青壮年，是一种周期性、节段性炎症病变，多数发生在四肢血管，尤其是下肢最为常见，发病初期手指或者脚趾发凉、发木

血液“脏了”，身体不适通知你

慢性便秘

便秘和血管之间有密切关系。便秘会导致肠道内的粪便产生腐败气体，这些气体被肠壁吸收进入血液。腐败气体中含有毒素，毒素会使血液污浊并变得黏稠、流动不畅。从而导致手足等末端的毛细血管血流循环不畅。

毛细血管具有调节体温的作用，保持身体温度在恒定的36.5℃左右。如果毛细血管长期得不到血液的灌溉，就会导致调节体温功能的失调，进而导致体温下降，当然也包括胃肠道、脏器的温度。肠道虚寒，会加重便秘，从而导致恶性循环。

多吃温性食物

食物是构成我们身体的基本材料。在重视食物与身体关系的中医学中有阴阳理论，凉性食物为阴性，温性食物为阳性。这两种食物没有优劣之分，但体质虚寒的人应吃阳性的温性食物，如糯米、韭菜、南瓜、羊肉等。

保持人体正常的生物钟

经常熬夜的人，身体的生物钟被打破，在白天由于交感神经功能障碍，原本体温应该上升，却上升不了，违背了正常的生理规律，长期下去就会导致慢性虚寒证，引发便秘，导致血液循环不畅。

在体温刚刚下降的阶段睡眠最为理想，此时不但入睡快，而且睡眠质量也会很高。觉醒时是体温回升的初始阶段。

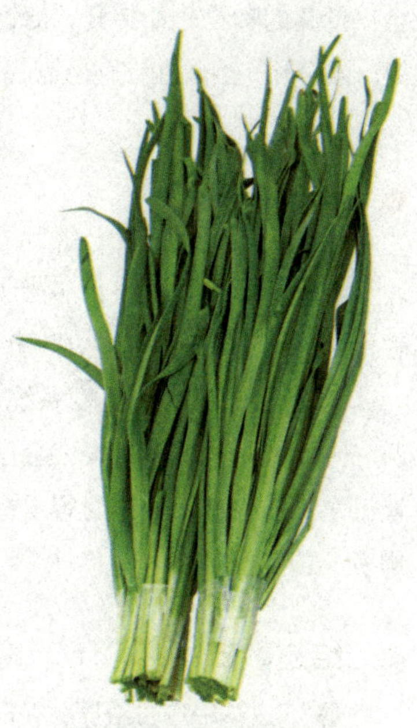

韭菜有温阳的效果，且含有的膳食纤维有助于胃肠蠕动，对便秘有一定的调理作用。

缺铁性贫血

血液的一个重要作用，就是运输氧，从而为人体提供能量。在血液中，血红蛋白就是承担着运输氧气任务的“运输工”。当血红蛋白减少时，细胞就会陷入缺氧状态，因为血红蛋白是血红素铁与球蛋白结合而成的，所以一般会表现为缺铁性贫血。

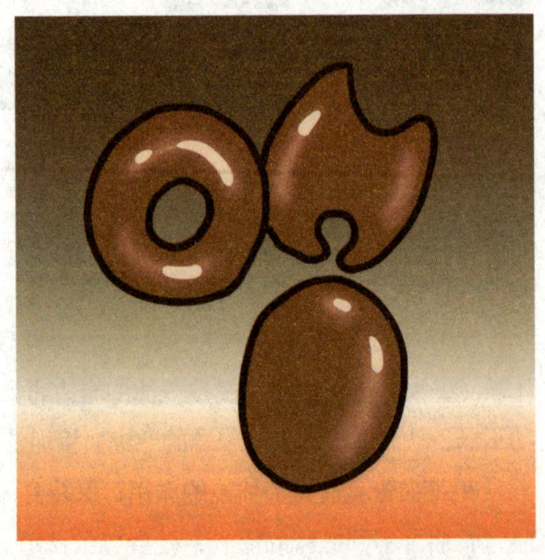
最常见的是缺铁性贫血，这种人群的红细胞会中心部变薄并凹陷下去，并且会出现椭圆形状、大小不一。

在检查贫血的人的身体时，会发现，有贫血症状的人的红细胞不正常，一般中心部变薄，并呈凹陷状态，红细胞形状也杂乱无章。

缺铁性贫血的人要注意多摄入含铁量高的食物，如猪肝、海产品等。同时补充生成红细胞必需的 B 族维生素。如有必要，可服用补铁的保健品。

过敏

过敏有很多类型，比较普遍的是花粉过敏、食物过敏，它们都是速发型的过敏，主要症状是皮肤红肿、咳嗽、打喷嚏等，过敏也和血液有关。

有些人过敏时，免疫系统会过量工作，体内的血液细胞数量会出现异常情况。比如有些过敏性鼻炎，会出现红细胞增多的情况。白细胞增多是免疫系统过量工作、产生过敏反应时容易出现的现象。出现细胞、病毒感染时，白细胞也会增多。

给过敏支几招

❶ 远离花粉等过敏原，及时清理房间灰尘，经常晾晒衣物，去除螨虫。

❷ 外出时，随身携带口罩，以备不时之需。

❸ 增加肠道内的益生菌，对改善过敏体质也非常有帮助。每天可以通过喝一杯酸奶来调整肠道环境。

手脚冰凉

那些经常感觉手脚冰凉的人，血液循环往往不畅，血液从心脏到手脚的流动时间较长，而且手脚的末梢血管很难张开，手脚血液得不到及时的灌溉，从而温度偏低。一般人体手脚的温度是 29℃左右，手脚冰凉症的人往往达不到这个温度。

特殊期的女性更容易手脚冰凉

此外，月经期、更年期和孕产期引起的女性激素变化，会影响到自主神经系统，从而导致皮下血管收缩和手脚的血液流量减少，因此容易产生手脚冰凉的症状，这就是为什么月经期、更年期女性和产妇普遍有手脚发凉的现象的原因。

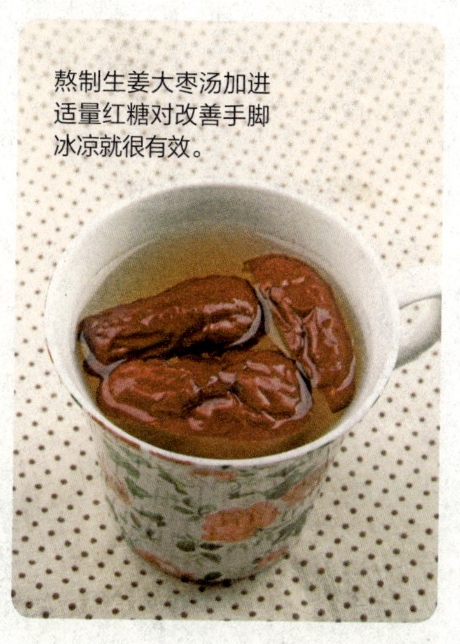

熬制生姜大枣汤加进适量红糖对改善手脚冰凉就很有效。

如何缓解手脚冰凉的症状

❶ 生姜能解表散冷，多吃生姜对预防和治疗手脚冰冷效果明显。

❷ 经常按摩足三里穴有助于血管扩张，改善血液循环，从而改善手脚冰凉。

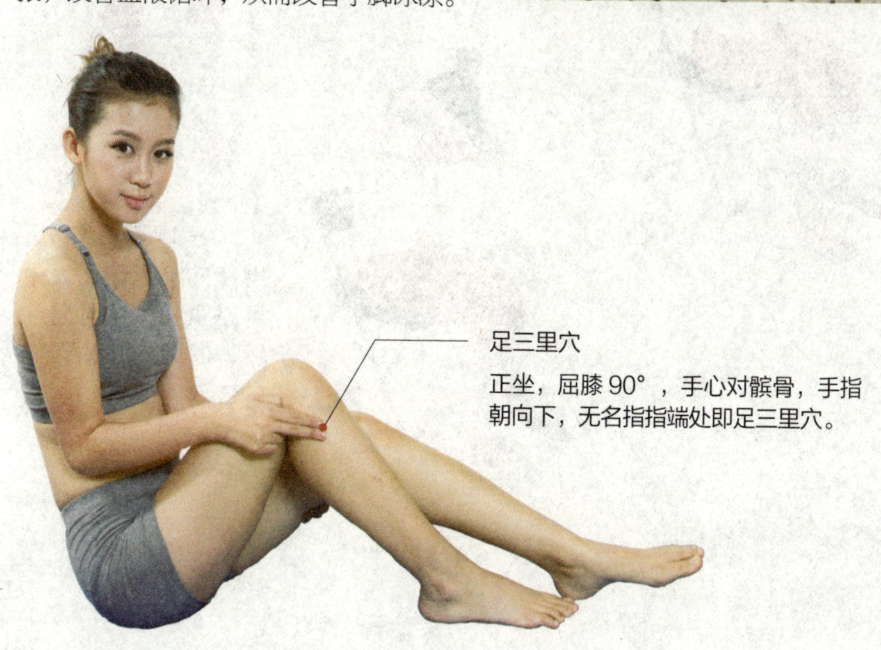

足三里穴

正坐，屈膝 90°，手心对髌骨，手指朝向下，无名指指端处即足三里穴。

肩膀酸痛

长时间保持一个姿势，就会导致颈部和肩部的肌肉紧张。此时若再缺乏活动，就会导致血管收缩、血液循环不畅，营养成分不能很好地到达肌肉，肌肉活动所必需的葡萄糖得不到完全燃烧，因此乳酸等疲劳物质就会堆积下来。

疲劳物质会产生疼痛，导致肩部和颈部的肌肉反射性地出现僵硬，加剧肌肉的紧张，结果导致疲劳物质更容易堆积，形成恶性循环。保持正常的血液循环对治疗肩膀疼痛很重要。

缓解肩膀酸痛小动作

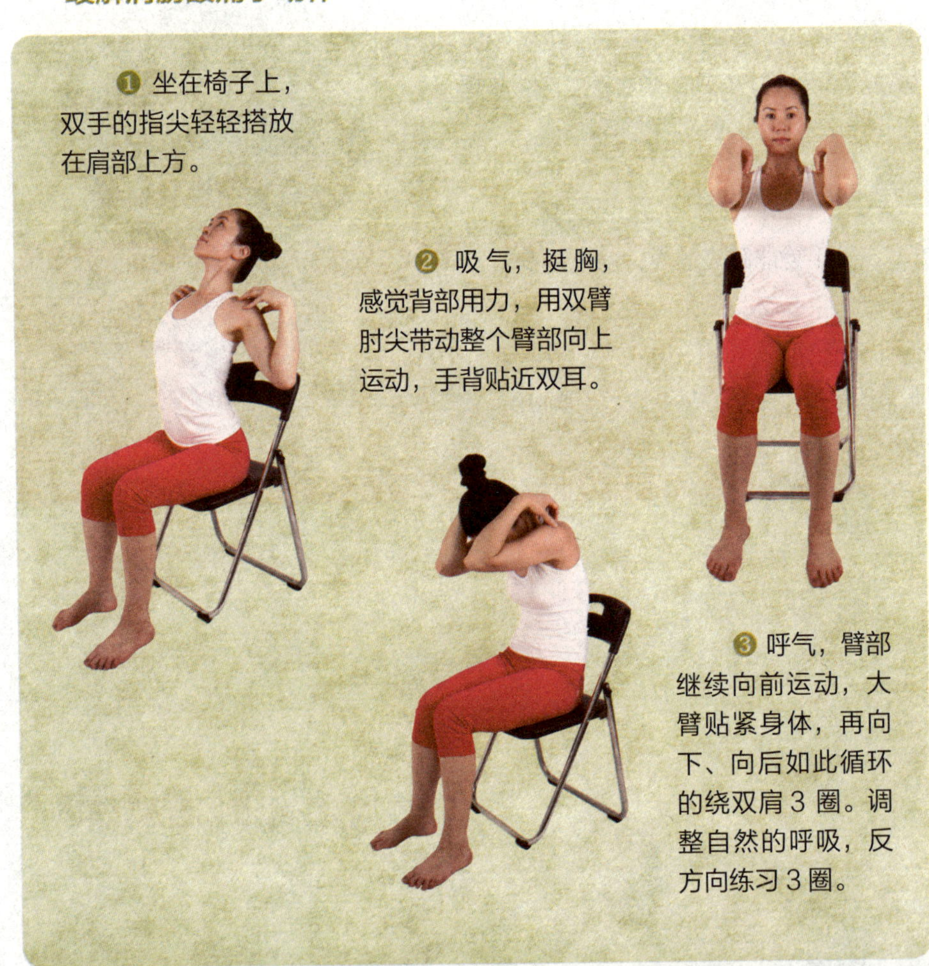

脱发

促使头发生长的是毛母细胞。当毛母细胞得到充分的氧和营养素，进行正常的细胞分裂时，长出来的头发就会有弹性和光泽。所以，血液中氧和营养素的状态会对头发的健康产生影响。

当血液被污染、血液循环处于疲劳状态时，血液很难将蛋白质、维生素、矿物质等输送到头皮的毛母细胞，就会出现头屑、头发没有光泽等烦恼。

按摩头皮，促进头部血液循环

每天起床后和睡觉前，将双手十指插入发内，从前额经头顶到后脑揉搓头皮，每次按揉 2 ~ 4 分钟，可刺激头皮，能够促进头部血液循环，帮助头发变得柔软而有光泽。

皮肤问题

血液对皮肤的影响最大，防止各种血液“污染”，保持血液的清洁对保护皮肤非常重要。不健康的饮食习惯、不规律的作息习惯、繁忙的工作、缺乏运动等，都会以各种形式，如导致血液流通缓慢、血脂异常等，“污染”血液，带来皮肤黯淡无光、松弛、雀斑等问题。

改善血液是美肤的关键

皮肤细胞可不断再生，这是由于血液为表皮深处的年轻细胞源源不断地输送营养。毛细血管是运送营养的通道，通过这个通道，新鲜的维生素 C、胶原蛋白等才能到达细胞，被细胞吸收。如果血液循环不畅，便会导致营养供给受阻，皮肤烦恼便会接踵而至。

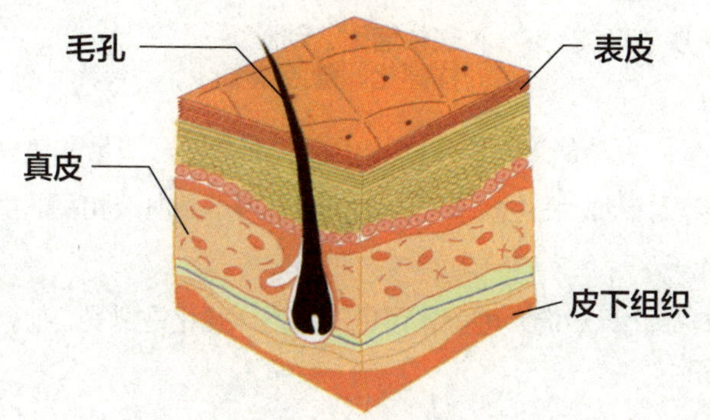

肌肤是不断代谢生长的，皮肤的表层往往会长出新的皮肤，然后促使外部的皮肤剥落。皮肤的代谢周期一般为 28 天。保持血液的清洁，促进皮肤规律的代谢对保护皮肤至关重要。

血管生病了，一定是日积月累的结果

血管变脆：可能是高血压导致，增加罹患脑出血风险

高血压对身体健康的危害是多方面的，如会让人手脚麻木、头晕、头痛、心悸、失眠等，但对血管的危害首当其冲。血管受到高压的压迫，会处于扩张状态，如果这种高压持续压迫，就会让血管失去弹性、变脆，容易破裂，增加罹患脑出血的风险。

血管壁增厚：可能是动脉粥样硬化，小心冠心病

据临床统计，90% 以上的冠心病都由动脉粥样硬化所致。严重的动脉粥样硬化就像不定时炸弹，随时都有可能引爆冠心病，如发生急性心肌梗死。

所谓粥样硬化斑块，就是一种凸向血管腔的硬化斑块，外观上像我们平时熬煮的米粥一样，造成血管狭窄甚至闭塞，如同自来水管或水壶嘴被长年逐渐堆积的水垢堵塞一样。

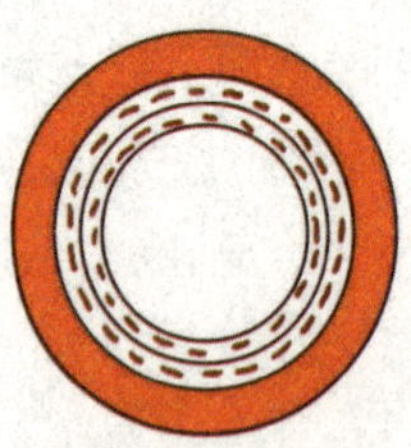

正常的冠状动脉

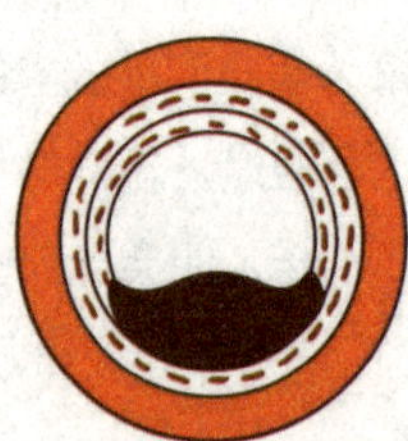

斑块的形成

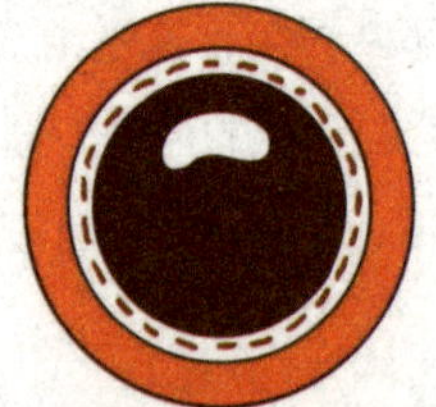

斑块增大，动脉粥样硬化，管腔狭窄

心脏不停跳动，需要大量的氧与能量源源不断地供应，而其所需能量和氧来自冠状动脉。可以想象，如果冠状动脉发生狭窄或闭塞，心肌得不到血液和氧的供应，必然会发生损伤甚至坏死。

冠心病就是冠状动脉粥样硬化导致的心脏病，可见动脉粥样硬化是引发心血管疾病的罪魁祸首。

血管变窄：血液中过多脂类沉积，谨防高脂血症

通常所说的血脂主要指甘油三酯和胆固醇，正常情况下身体对脂类物质的吸收、转化、消耗，应该维持在平衡状态。但是由于饮食结构不合理、缺乏运动等原因，会打破平衡，血脂含量不再稳定，出现脂类沉积的现象。当血液中的高密度脂蛋白胆固醇过低或者胆固醇、甘油三酯过高，就是所说的“高脂血症”。而这些过多的脂类物质，会沉积在血管壁上，久而久之血管壁就变得狭窄。

血管堵塞：血液垃圾沉积淤堵，容易发生急性梗死

健康的血管应该是畅通无阻，血流顺畅，能将养料和氧输送到全身各个组织器官，同时将代谢产生的二氧化碳和废物排出。但是，随着年龄的增长、长期不健康的生活方式会让血液中的脂质“垃圾”增多，沉积淤堵在血管壁上，将血流的通道“堵塞”，造成血流不畅，不能及时供给养料和氧，身体组织就会出现缺氧、缺血，出现高血压等相关疾病。

当血管完全被“垃圾”堵死时，血液出现断流，急性心肌梗死和急性脑梗死就会发生，一旦发生很可能就是致命性的。因此，想从根本上解决血管疾病，就要清除血管垃圾，解决血管堵塞。

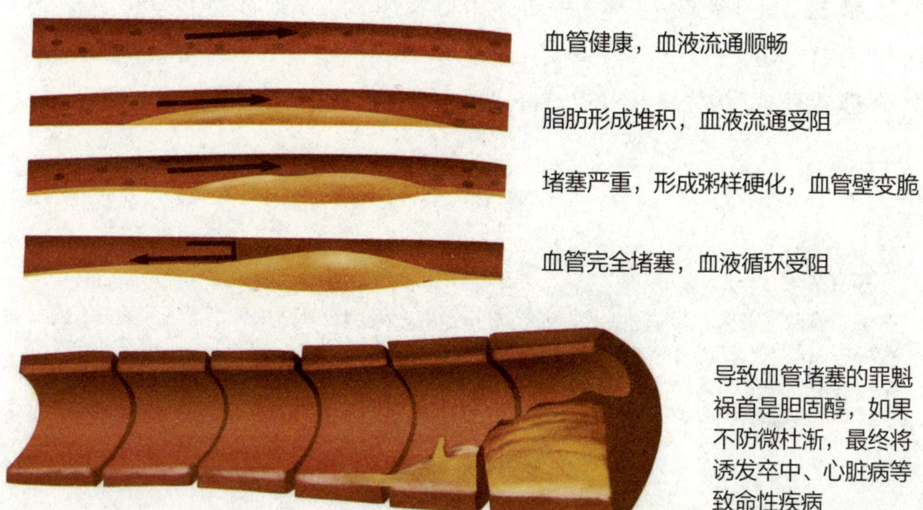

导致血管堵塞的罪魁祸首是胆固醇，如果不防微杜渐，最终将诱发卒中、心脏病等致命性疾病

血液检查
是了解血液健康的最佳方法

通过血常规检测，可发现许多全身性疾病的早期迹象，如可帮助诊断是否发生贫血，是否有血液系统疾病，还可了解骨髓的造血功能等。

血常规检查项目包括红细胞、白细胞、血红蛋白及血小板数量等。血常规化验单上的常用符号：RBC= 红细胞，WBC= 白细胞，Hb= 血红蛋白（血色素），PLT= 血小板。正常参考值在化验单的右侧都有注明，查出来的结果，除有数字外，还有符号“↑”和“↓”表示比正常参考值增高或是降低。

血常规检查注意事项

❶ 进行血常规检查前 1 周内，避免暴饮暴食、大量饮酒以及进食辛辣刺激的食物。

❷ 采血部位要清洗干净（通常为上耳垂、中指或无名指的指尖），等干燥后进行采血。如果天气寒冷，可先将局部搓热后再采血。

❸ 检查前 3 天避免重体力劳动、激烈运动和高度紧张的脑力劳动，保持心情放松，注意休息。

❹ 检查前，先休息 10~15 分钟，然后再进行检查。

知识贴

血常规检查是临床上最基础的化验检查之一。血常规用针刺法采集指血或耳垂末梢血，经稀释后滴入特制的计算盘上，再置于显微镜下计算血细胞数目。现在，血常规的检验基本是由机器检测。将采取的抗凝全血注入5毫升的真空采血管，摇匀后去掉密封上盖，将样本放到采血针下吸样，仪器显示结果后打印。

血常规检查化验单解析

检查项目	正常情况	增高	降低
红细胞	$(3.5\sim5.5)\times10^{12}/m^3$	真性红细胞增多症、严重脱水、肺源性心脏病、先天性心脏病等	贫血、出血
血红蛋白	110~160g/L		
白细胞总数	$(4\sim10)\times10^{9}/L$	各种细菌感染、炎症、严重烧伤。明显升高时应除外白血病	白细胞减少症、脾功能亢进、造血功能障碍、伤寒、病毒感染等
中性粒细胞	50%~70%	细菌感染、炎症	病毒性感染
嗜酸性粒细胞	$(0.05\sim0.5)\times10^{9}/L$	慢性粒细胞白血病及慢性溶血性贫血	急性心肌梗死、严重烧伤或大手术后
淋巴细胞	$(0.8\sim4)\times10^{9}/L$	百日咳、病毒感染、急性传染性淋巴细胞增多症等	免疫缺陷
单核细胞	$(0\sim0.8)\times10^{9}/L$	结核、伤寒、疟疾等	病毒感染
血小板	$(100\sim300)\times10^{9}/L$	原发性血小板增多症、慢性白血病、感染、炎症、恶性肿瘤、缺铁性贫血、出血等	原发性血小板减少性紫癜、弥散性血管内凝血、再生障碍性贫血等
血沉	男性：0~15 mm/h 女性：0~20mm/h	急性炎症、结缔组织病、严重贫血、恶性肿瘤、结核病	红细胞增多症、脱水等

现代人的血液为什么总黏稠

血液变得黏稠是因为它受到了污染，而让血液污浊的原因就隐藏在日常的生活当中，并不深奥。只是因为没有养成良好的饮食习惯、生活习惯，可以说血污血稠都是一口口吃出来、一点点懒出来的。

失衡的饮食结构

食物被消化、吸收后转变成营养物质滋养身体，而血液就肩负将这些营养输送到全身各组织器官的重任，血液运送的是什么样的东西，与吃什么、吃多少有很大关系。

如果饮食结构合理、饮食习惯良好，食物转化成的营养物质就会不多不少、恰到好处地被运输到全身各处，此时的血液是流畅的、干净的；如果热量过剩、膳食不均衡，就会出现血液黏稠、污浊。

测试：血液污浊危险度，关键看你有多少坏习惯

饮食习惯

- □ 两餐或者两餐以上都在外面吃
- □ 经常吃外卖或者买半成品简单加工吃
- □ 喜欢吃甜食
- □ 与白肉相比，更喜欢红肉
- □ 三餐中蔬菜比例很少甚至没有
- □ 几乎每天都不吃水果
- □ 很少吃豆类及其制品
- □ 经常吃油炸食品、烧烤
- □ 吃饭速度快
- □ 喝水少，爱喝饮料

勾选
0 项：危险系数小
1~3 项：有点危险
4~6 项：相当危险
7~9 项：非常危险
10 项：极其危险

血液中垃圾过多

通常把容易造成动脉血管堵塞、狭窄以及使血管硬化的斑块，统称为血管垃圾，如血液中的胆固醇、甘油三酯、血栓、低密度脂蛋白胆固醇等。多种原因都有可能让血管中的垃圾堆积起来。

❶ 血管壁内膜缺乏营养而破损。

❷ 紧张、抑郁、情绪波动大、内分泌紊乱等，让身体产生大量自由基。

❸ 吸烟、酗酒、熬夜等不良生活习惯。

❹ 身体抵抗力下降，血管有缺损，易黏附垃圾。

❺ 缺少钙、镁等保护血管的矿物质。

❻ 缺乏 B 族维生素，血管壁的细胞离不开 B 族维生素。

❼ 缺乏维生素 C 等抗氧化营养素，血管氧化，造成垃圾堆积。

运动不足加速血污

养成良好的运动习惯不仅是为了拥有好身材，更是为健康打基础。如果身体缺乏运动锻炼，血液流动就会变得缓慢，对身体代谢废物的处理就会延迟，因此而造成血液中垃圾增多。

精神状态不好也会反映在血液上

中医讲究修养“情志”，所谓的情志就是指一个人的精神状态。当一个人情绪波动大、紧张、压抑、暴躁，很容易让身体产生大量的自由基，使血管氧化，造成垃圾堆积，血液变得黏稠。

另外，人们很容易通过抽烟、喝酒、暴饮暴食来排解不良情绪，由此会加重血液黏稠程度。

身体内威胁血管和血液健康的毒素

随着人体的衰老和外界的刺激，人体中代谢出的毒素逐渐积累，毒素会越来越多。这些毒素如果不尽快排出，会影响人体的健康，加速人体衰老，引起疾病。

血尿酸

血尿酸是嘌呤代谢的产物。人体主要由肾脏担任排泄任务，小部分由肠道、胆道排出，一旦体内尿酸浓度升高，含量超过正常值，会引起身体不适，容易导致痛风、急性痛风性关节炎等。

高尿酸可能导致痛风。痛风是由尿酸浓度长期过高引起，主要和饮食有关。过食肥甘、主食偏少、饮酒过量等都是痛风的诱因。所以保持良好的饮食习惯是防治痛风的关键。

胆固醇

胆固醇可在人体内合成，绝大部分胆固醇由肝脏制造，另外一部分由食物经小肠吸收。胆固醇是人体一种不可缺少的物质，如可调节钙、磷代谢，促进骨骼发育。但过高的胆固醇在血管壁上累积，会大大增加心血管疾病的患病率。胆固醇升高是冠心病的致病性危险因素，没有胆固醇就没有冠心病。

胆固醇中有好胆固醇（高密度脂蛋白胆固醇，HDL-C）和坏胆固醇（低密度脂蛋白胆固醇，LDL-C）两种，增加好胆固醇水平，同时降低坏胆固醇水平，即“该高的要高，该低的要低”，人体才能维持健康。

乳酸

乳酸是人体由于长时间的运动，在产热过程中产生的废弃物，是导致人体疲劳的物质之一。过多的乳酸在体内就是一种毒素，会导致堆积乳酸的肌肉发生收缩，挤压血管，从而使血液流通缓慢，人体会呈现一种疲劳状态。乳酸和焦化葡萄糖酸在人体内不断累积，会导致血液呈酸性，不利于细胞吸收氧气，从而削弱细胞的功能。

如何消除乳酸引起的疲劳呢？可以进行慢跑、按摩、伸展等运动或小动作，或者喝柠檬汁等酸性饮品，都可以抑制乳酸的产生。此外，泡个热水澡也可以促使乳酸排出，减少乳酸对人体的损害。

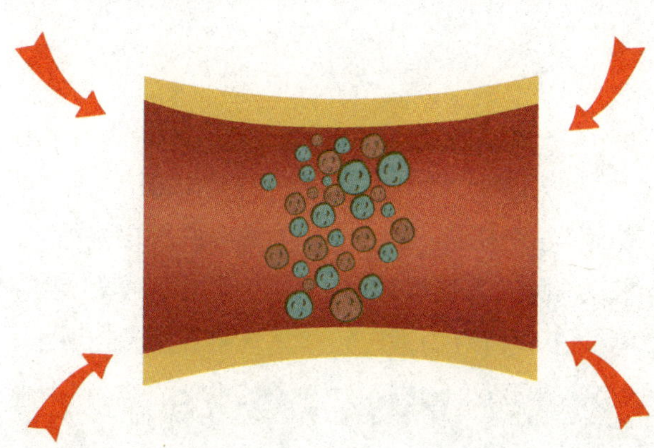

脂类物质沉积过多，会堵塞血管，使血管变窄，血流变慢，形成血栓。如果这种情况发生在心脏血管，就会引起冠心病；发生在脑部，就会引发脑卒中；发生在下肢，就会出现肢体坏死、溃烂等。

甘油三酯

甘油三酯升高在中国人中最常见，它的主要危害是导致胰腺炎，也会增加冠心病风险，但胆固醇升高为“主犯”，甘油三酯升高是“从犯”。血胆固醇升高主要是进食过多肉类、猪油、动物内脏、反式脂肪酸（固态植物油）等，而甘油三酯升高有多种原因：一是主食、甜品、油炸食品过多，二是大量饮酒，三是不运动，四是糖尿病、血糖不稳定。

降甘油三酯的药物有贝特类和鱼油。有的牛奶中添加植物甾醇，也有一定的降胆固醇作用。升高好胆固醇目前无有效药物，最好的办法是有氧运动。

没有患冠心病的一级预防，坏胆固醇（LDL-C）应保持在 2.6 毫摩尔 / 升以下；已患有冠心病，如使用过支架式搭桥手术，患过心肌梗死的患者，坏胆固醇应降至 1.8 毫摩尔 / 升以下。降胆固醇的药物主要有两类：一是减少肝脏合成胆固醇的他汀类药物，二是减少小肠吸收胆固醇的药物——依折麦布。二者小剂量合用比他汀大剂量单用更有效、更安全、更便宜。

自由基

氧是一把双刃剑，一方面维持人类的生存和健康，另一方面又以活性氧的方式促使人类衰老、生病。自由基是身体内氧化反应产生的有害物质，可损害人体组织和细胞，继而加快身体衰老的步伐，多种疾病也会随之而来。自由基有很强的氧化性，因此，一些有抗氧化作用的食物，如富含维生素C、维生素E、番茄红素的食物，可帮助机体排泄自由基。

能消除自由基的食物

番茄

含有丰富的番茄红素，是抗氧化的超强斗士。

胡萝卜

含有丰富的胡萝卜素，可以清除致人衰老的单线态氧和自由基，减缓人体衰老的过程。

山楂

含有的黄酮类物质和维生素C、胡萝卜素等能阻断并减少自由基的生成。

葡萄

含有大量多酚类物质，其中最重要的是原花青素，具有抗自由基、保护心脑血管的作用。

黄豆

含有异黄酮和黄豆皂苷，是一种天然抗氧化剂，可减少体内自由基。

大蒜

含有各种抗氧化物质如维生素A、维生素C与维生素E以及硒，能清除各种自由基，有保护心脏的作用。

鲑鱼

含有超强的Ω-3不饱和脂肪酸，有强的抗氧化功效。

茶

其有效成分茶多酚是一种抗氧化物质，不但能消除自由基，还能防止癌症的发生。

坚果

富含维生素E的坚果类食物，如腰果、核桃、榛子、花生等，能清除自由基，除了具有抗氧化功能之外，还能修护皮肤组织。

第三章

养好心血管，每个年龄段都很重要

养护心血管
要从青少年开始

预防心血管疾病的4+4 行为模式

一说到心血管疾病，大多数人都觉得是中老年人才会得的病，其实这种想法是错误的。中老年人因动脉粥样硬化等致残、致死的，病起都在青少年。如果父母有缺少运动、饮食不合理、吸烟酗酒等不健康的生活方式，青少年往往会按照这样的生活方式生活，从而在不知不觉中埋下健康隐患。所以，青少年时期就应该注意养护心血管，及早预防，减少中老年时期心血管疾病发生的概率。

患有代谢综合征的人群更容易患心血管疾病，“代谢综合征”是指血压、血脂、血糖这三项中有两项或者三项都不在健康水平。如果是儿童期或者是青少年时期存在代谢综合征，那成年后发生心血管疾病的危险性将大大增高。

所以，预防心血管疾病应该从青少年抓起，提倡健康的生活习惯，从源头上清除心血管疾病发生的危险因素。

4 个理想健康行为

- 不吸烟
- 每周保持5 天中等强度运动，如慢跑
- 保持健康饮食习惯，限盐、少油
- 多吃蔬果、杂粮
- 保持理想体重

+

4 个理想健康因素

- 不吸烟
- 不用药物控制的情况下，长期保持血压≤ 120/80 毫米汞柱
- 血浆总胆固醇≤ 5 毫摩尔 / 升
- 空腹血糖≤ 6 毫摩尔 / 升

父母要懂得从小预防心血管疾病的生活模式

❶ 父母和学校应该共同监督、管理青少年吸烟、酗酒的坏习惯。父母最好做出表率作用。

❷ 父母应该查一下孩子的爷爷奶奶、姥姥姥爷及自己在早年（男 55 岁前，女 65

岁前）是否患有冠心病，如果有，需要格外注意孩子的生活健康习惯，谨防冠心病。

❸ 保证青少年营养充足的同时还要注意热量摄入不应过度，谨防儿童肥胖。少吃动物油脂，如猪油、肥肉；少吃高胆固醇、高脂肪及油炸食品；少盐；改掉常吃零食、挑食、暴饮暴食等坏习惯。

❹ 父母要引导孩子热爱运动，至少保证每天参加 1 小时中等强度运动，积极参加家务劳动。每天看电视、玩电子游戏的时间限制在 1 小时内。

合理摄入三大产能营养素，促进成长无血管疾病隐患

儿童及少年（6~14 岁）时期是生长发育的高峰期，对能量的需求也达到了高峰，能量的来源分别为脂肪、碳水化合物和蛋白质，既不能缺乏，也不要过量，能量过剩容易造成脂肪堆积，导致肥胖，引发多种心血管疾病。

脂肪摄入量建议保持在总需求量的 25%~30%。摄入过量将增加肥胖及成年后心血管疾病、高血压等患病危险。

碳水化合物的主要来源是谷薯类，适宜摄入量应占总能量 55%~65%，保证充足的碳水化合物可以避免脂肪的过度摄入，有助于预防儿童肥胖。

蛋白质提供的能量应占总能量的 12%~14%，其中动物性食物中蛋白质含量较高且氨基酸构成好，是优质蛋白质；植物性食物中大豆是优质蛋白质的良好来源，身体吸收利用率高。

儿童能量推荐摄入量

年龄（岁）	能量摄入（千卡 / 天）	
	男生	女生
6	1700	1600
7	1800	1700
8	1900	1800
9	2000	1900
10	2100	2000
11 ~ 14	2400	2200

计算法
每天能量摄入为 1600 千卡

蛋白质（12% ~ 14%）：192 千卡 ~224 千卡

1 克蛋白质 =4 千卡能量
48 克蛋白质 =192 千卡能量
56 克蛋白质 =224 千卡能量

所以：蛋白质推荐摄入量为 48~56 克 / 天

1 克脂肪约产生 9 千卡的能量，1 克碳水化合物或蛋白质约产生 4 千卡能量，按照脂肪和碳水化合物所占总能量的比例，就能推算出脂肪和碳水化合物每天的推荐摄入量。

30 岁开始，应该为身体补充适量的一氧化氮

一氧化氮养护血管健康

调节血管紧张度

当血管被迫收缩或被阻塞的时候，血压就会升高，而一氧化氮能帮助调节血管紧张度，有利于降低血压，促进血液的正常流动。

收缩压 →	心室收缩时泵出的血液对动脉壁产生压力
舒张压 →	心室舒张使血液对血管壁产生压力

一氧化氮通过促进身体的血液循环，保护血管的平滑肌组织，防止有害血管收缩，及时保护血管内皮细胞，使血压不会太高。

阻止卒中病因

一氧化氮能防止血小板过度凝结。凝血是身体重要的生理过程，损伤皮肤出血时，血小板就会聚集黏附在一起，形成血栓堵住血管的破裂口，最后结痂愈合。但是，血管被损伤，血小板聚集在损伤部位，如果此局部形成的血栓或破裂的异常血块进入血液，会导致血液流动受阻，诱发卒中。而一氧化氮能阻止血小板聚集和细胞碎片形成，防止卒中的发生。

保持血管洁净通畅

一氧化氮有穿行于人体的组织和器官的能力，可及时修复被破坏的血管内皮细胞、清理血管内壁附着物、清理血液垃圾、舒张血管，保持血管洁净畅通，维持正常的血压水平，保证身体机能的正常运转。

小贴士

一氧化氮还能改善糖尿病症状

一氧化氮能够提升胰岛素对血糖的敏感度，加快体内血糖代谢。还能够修复血管内皮细胞，降低因血糖代谢异常引发的血管、神经病变，预防糖尿病并发症。

30 岁是一氧化氮分泌的顶峰

一氧化氮扮演着血管“清道夫”的作用，可带走血管壁上的脂肪、胆固醇，促进血液循环，保持血管洁净流畅，预防心脑血管疾病。

人体在 25 ~ 30 岁时，一氧化氮分泌量在最顶峰，随年龄增长，人体产生一氧化氮的能力减弱，加上食物摄入量减少、运动量减少，人体内的一氧化氮含量越来越不能保障身体所需。

40 岁时，机体一氧化氮分泌量严重不足的人，可能会产生明显的高血压、高血糖、血脂异常症状。所以从 30 岁开始，就应为身体补充适量的一氧化氮。

从餐桌上获取

多吃鱼肉和海产品，以及黄豆、大蒜等日常饮食中常见的食材，同时尽量少食用油炸食品、点心，都可以帮助获得一氧化氮，维护血管健康。

从有氧活动中

常见的有氧运动有步行、慢跑、爬山、游泳、骑自行车、健身操、瑜伽等，有氧运动会消耗体内的脂肪，有利于提高人体一氧化氮的含量。

每次进行有氧运动的持续时间最好在 20 ~ 60 分钟，至少也要 20 ~ 30 分钟。其中包括运动前 5 ~ 10 分钟热身运动：走路和轻微慢跑。

运动频率是按照每周运动次数而言，每周至少要进行 3 ~ 5 次的运动，每周只进行 1 ~ 2 次运动健康效率远低于 3 ~ 5 次者。

小贴士

如何选择适合自己的有氧运动?

快步走：适合各个年龄段的首选运动方式。选择一个平缓的路面，速度每分钟120步，锻炼时间从20分钟开始逐渐递增。

跑步：跑步是人体心肺功能的最佳锻炼方式。运动的前3周快步走和跑步可以先交替进行，然后逐渐增加跑步时间。

登山：有助于改善人体呼吸、心血管功能。老年人、超重者、膝关节有疾病、心脏有疾病的患者不宜选用登山这种健身方式。

游泳：提高人体的呼吸系统功能。由于游泳不承担体重，因此最适合关节病患者进行锻炼，对于骨质疏松患者或者孕妇也非常理想。

骑车：可锻炼心脏功能，使肺活量增加，对膝关节的损伤较小，适合体重较大和关节活动障碍者进行锻炼。

40 岁以后
定期检查血管健康

心血管病死亡占国人总死亡原因的比例，已处首位

人到中年，患心血管病的概率明显增大，但很多中年人却很少关注血管健康。中国心血管病报告显示，在我国 10 个省市 35 ~ 74 岁的成年受访者中，90% 的人不知道血脂异常会带来哪些危害、血脂异常和冠心病有什么关系，血脂异常的治疗率、控制率也都非常低，这是非常危险的现象。2014 年 8 月 8 日发布的《中国心血管病报告 2013》显示，心血管病死亡占国人总死亡原因的比例正在增大，已处首位。

血脂异常如同无形的杀手，如果你不重视，它就会悄悄威胁你的健康，甚至威胁你的生命安全。所以，40 岁以上的男性和绝经后的女性，建议每年做一次血脂检查。

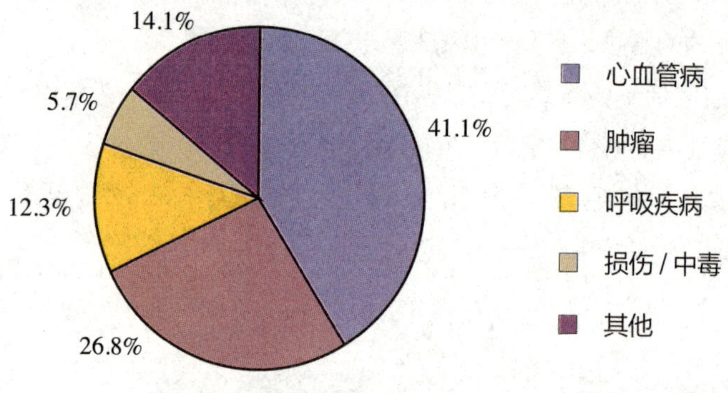

中国城市居民主要疾病死因构成比（%）

定期检查血脂，血管问题早发现

高脂血症早期发病缓慢，具有一定的隐蔽性，也没有明显症状，因此得不到重视。但时间长了，它就会损害器官，并带来诸多的不适，如头晕头痛、胸闷气短、心慌心悸、四肢乏力、肢体麻木，最终导致冠心病和卒中，甚至危及生命。

所以 40 岁以上的人每年至少检查一次血脂，血脂已出现异常情况时，更要密切关注血脂变化，在医生的指导下治疗，并定期检查治疗效果和安全性，根据病情变化调整治疗方案。40 岁以下的健康人，也要每 5 年检查一次血脂。

老年人养护心血管是高回报投资

老年人心血管疾病患者的饮食选择

老年人是心血管疾病发生的高危人群，虽然人体衰老是不可抗拒的自然力量，人到老年或多或少都会有些动脉粥样硬化的症状，但是如果在其少年时期和中年时期都做了很好的预防，到老年阶段可减少硬化斑块的形成概率。

1 控制热量摄入，保持理想体重。

2 限盐。每日用盐量宜控制在 5 克以内，血压高时应限制在 2 克以内，对血压较高或合并心衰者摄盐量应更严格限制，每日用盐量以 1 ~ 2 克为宜。

3 控制脂肪的摄入量。烹调时宜少用油，尽量选用植物油，少用动物油。忌吃油煎或油炸食物。宜选用不饱和脂肪酸、低胆固醇的食物，如全谷食物、鱼肉、低脂奶等。

4 适量多吃些新鲜蔬菜、水果等含维生素 C 较为丰富的食物。

5 忌吃得过饱。老年人消化功能减退，过饱易引起消化不良。同时，吃得过饱可使膈肌位置上移，影响心肺的正常功能和活动。另外，消化食物需要大量的血液集中到消化道，心脑供血相对减少，极易引发脑卒中。

6 忌过量饮酒。饮酒过量会促使血压升高，易发生脑卒中。可饮用少许葡萄酒，每日不超过 50 克。

宜吃食物：蔬菜、水果，尤其是深色的果蔬；适当增加海产品的摄入，如海带、紫菜、海产鱼类等

少吃/不吃食物：油炸食品、糖果、点心、甜饮料等高热量食物；酱菜、腐乳、咸鱼等盐腌食品；肥肉及各种动物性油脂，动物内脏、鱼子等高胆固醇食物

足底按摩养护心血管

足底按摩可调节大脑皮层功能，改善脑内血液循环，使微血管扩张，增加血流量，防止动脉粥样硬化。

1. 揉足底头部反射区

位置：位于双脚大脚趾末节掌面的全部。右半球大脑的反射区在左脚上；左半球大脑的反射区在右脚上。

动作：揉足底的头部反射区 2~3 分钟。

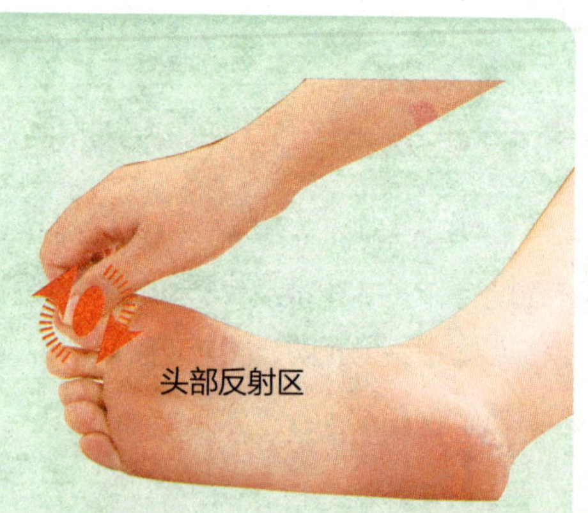

2. 按足底耳部反射区

位置：位于双脚第四脚趾与第五脚趾根部中间（包括脚底和脚背两个位置）。右耳反射区在左脚，左耳反射区在右脚。

动作：按压足底的耳部反射区 2~3 分钟。

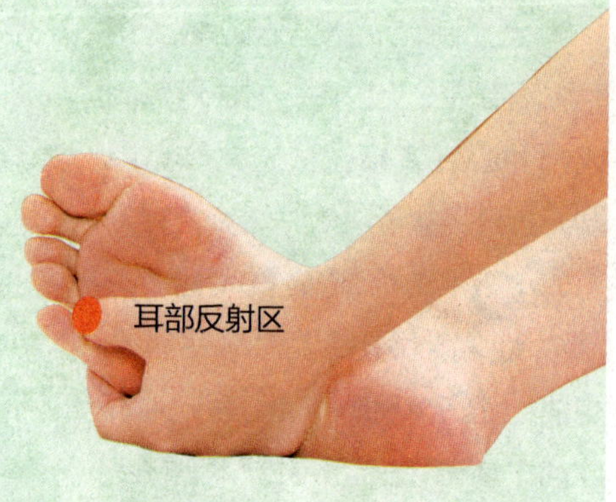

3. 推足底肾反射区

位置：位于双足足底第二、第三跖骨近端的 1/2，即足底的前中央凹陷处。

动作：推足底的肾反射区 2~3 分钟。

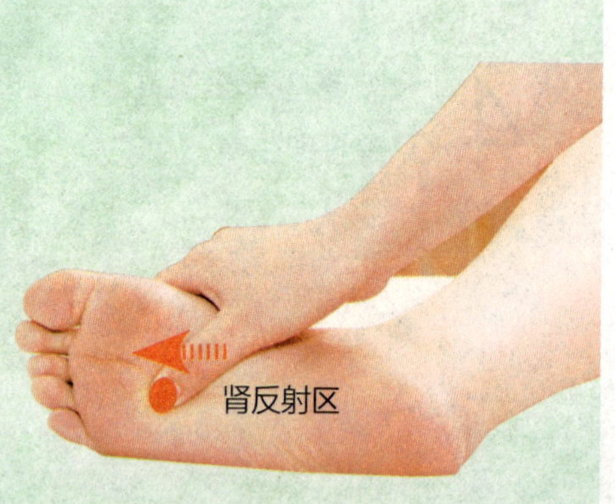

第四章

怎么吃？忌什么？掌握饮食总原则，养出年轻血管

保持血管年轻态，首先要膳食平衡

任何一种食物都不能提供人体所需的全部营养素，必须保证食物多样化，按照科学的比例来搭配膳食，才能更好地满足身体所需，而膳食宝塔可以帮助人们合理搭配食物。

膳食宝塔所推荐的每人每天的食物摄入量，是指每一类食物可食用部分的总量，如建议每天食用蔬菜300克，可以选择150克白菜和150克番茄；或者选择50克茄子、100克空心菜、60克藕和90克紫甘蓝。

宝塔第一层：谷类为主，让全谷物、杂豆、薯类走上餐桌

谷类食物是B族维生素、矿物质、膳食纤维的重要食物来源，也是中国传统的主食选择。但是，随着人们生活水平的提高，主食的结构发生了变化，动物性食物、精加工食物逐渐增多，导致能量摄入过剩，增加了心血管疾病、2型糖尿病等发病危险。所以，主食要注意增加全谷物和杂豆的摄入。

全谷物融入一日三餐

全谷物是指那些未经过精细加工，仍完整保留谷粒所具备的胚乳、胚芽、谷皮和糊粉层的谷物。与精致谷物相比，全谷物含有丰富的天然营养成分，如膳食纤维、B族维生素、维生素E、矿物质、不饱和脂肪酸、酚类等植物化合物。

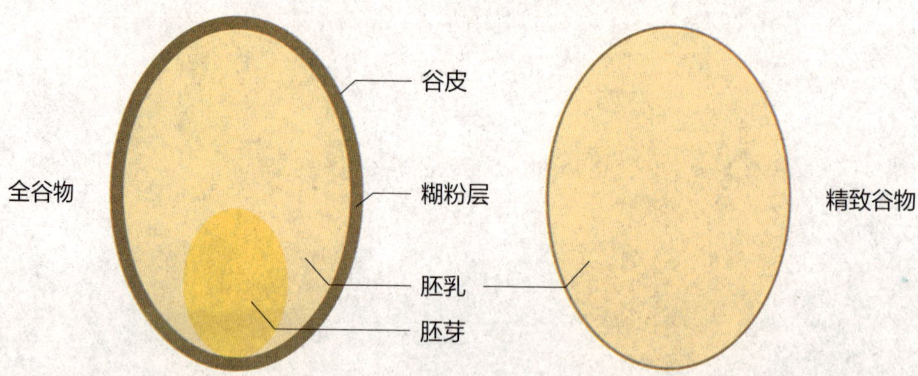

稻米、小麦、大麦、燕麦、黑米、玉米、小米、荞麦、薏米等，加工得当都是全谷物的良好来源。这些全谷物都可以和精白米面搭配，融入到一日三餐当中，如做成小米粥、玉米粥、燕麦粥、八宝粥、全麦馒头、荞麦面条，小米、糙米、燕麦、黑米、薏米和大米搭配做成二米饭。因为全谷物口感粗糙，所以和净白米面按照 1 ∶ 3 的比例搭配比较适宜，还可以加入葡萄干、大枣等提升口感。

饭里有豆提升营养

除了大豆外，红豆、绿豆、花豆、芸豆、豌豆、鹰嘴豆、蚕豆等属于杂豆，杂豆富含赖氨酸，与谷类食物搭配可以通过食物蛋白质互补，提升谷类的营养价值。

红豆、绿豆可以和大米搭配熬粥、做米饭，白面加一些杂豆粉做馒头、面条、烙饼也是不错的主食选择。还可以直接把杂豆做成豆沙馅，制作各种糕点。

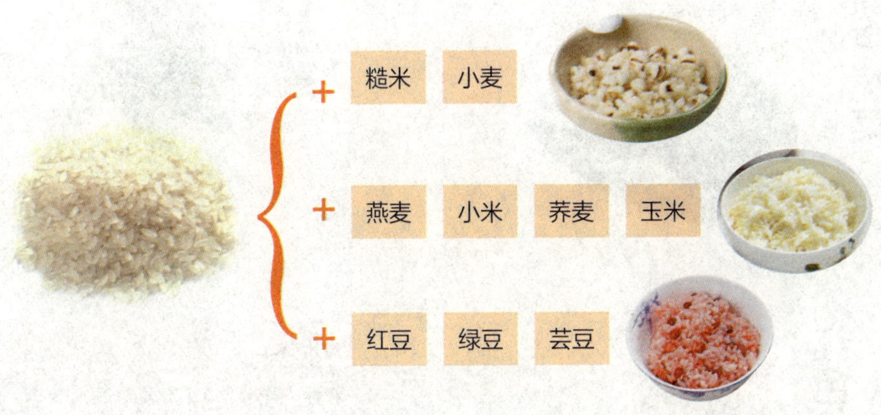

尝试让薯类当主食

土豆、红薯、山药都是常见的薯类食物，在日常饮食中经常以菜肴的角色出现在餐桌上。但是，薯类的能量比蔬菜高 3~5 倍，更接近米饭的能量，而且低脂、高膳食纤维、高钾、低钠，因此薯类完全可以作为主食直接食用。建议平均每天摄入 50~100 克薯类食物，食用薯类时要相应减少谷类的摄入。

小贴士

在烹调谷类食物时不宜加碱，避免破坏B族维生素；淘米时不宜用力搓洗，淘洗次数不宜过多。

宝塔第二层：每日一水果，餐餐有蔬菜

蔬菜水果是维生素、矿物质、膳食纤维、植物营养素的重要来源，提高蔬菜水果的摄入，有助于降低心血管疾病、肺癌、糖尿病等的发病风险。因此，推荐每天摄入蔬菜 300~500 克，水果 200~350 克。

蔬菜餐餐有，深色占一半

蔬菜中的深色蔬菜指深绿色、橘红色、紫色、红色蔬菜，更具有营养优势。它们富含 β－胡萝卜素，是维生素 A 的主要来源；富含叶绿色、叶黄素、番茄红素、花青素以及芳香物质，营养丰富，风味独特。

深绿色蔬菜

菠菜、油菜、空心菜、韭菜、西蓝花、茼蒿、芥菜、芹菜叶、莴笋叶、萝卜缨

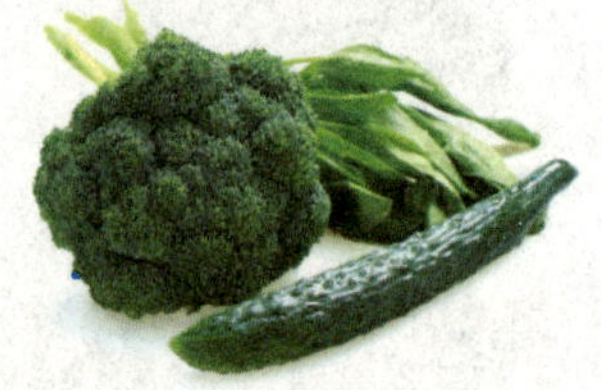

紫色蔬菜

红苋菜、紫甘蓝

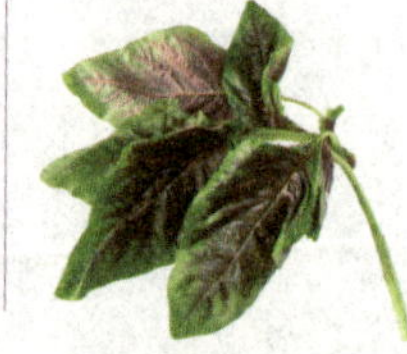

红色、橘红色蔬菜

西红柿、胡萝卜、南瓜、红辣椒

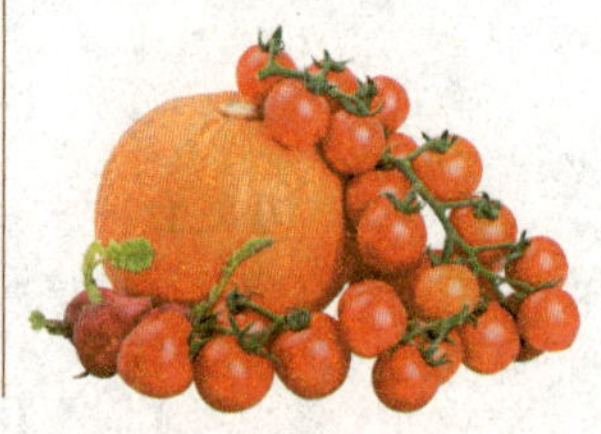

小贴士

土豆、芋头、山药、南瓜、百合、藕、荸荠、菱角等碳水化合物含量较高，因此在食用这些蔬菜时，要注意减少主食量，避免能量过剩。

水果天天有，不能用果汁代替

大多水果水分含量丰富，能占 85%~90%，而且富含维生素 C、钾、镁、膳食纤维，可以在膳食中补充蔬菜的摄入不足。应选择新鲜应季的水果，变换种类购买，不能用果汁来代替水果。因为水果榨汁后会无形中可能增加糖分摄入，维生素等流失较多，不利于健康。

胡萝卜素含量较高的水果

红色和黄色水果，如沙棘、芒果、柑橘、木瓜

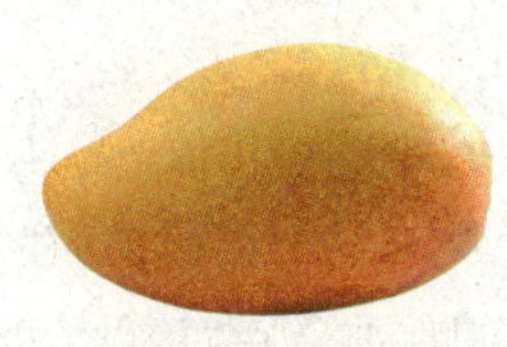

维生素C含量较高的水果

枣类、柑橘类、浆果类，如鲜枣、酸枣、沙棘、草莓、橘、柑、橙、猕猴桃

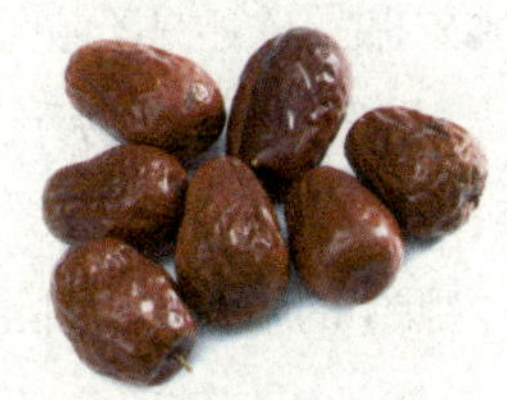

钾含量高的水果

鳄梨、枣、山楂、香蕉、樱桃

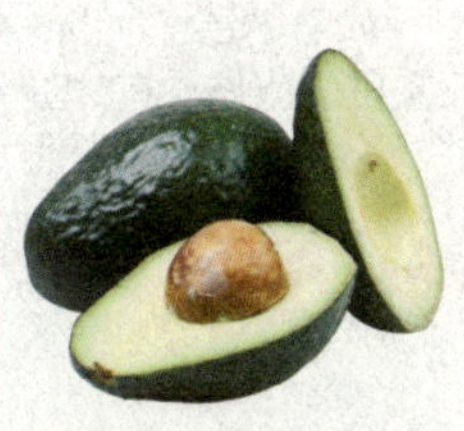

含糖量高的水果

枣、椰子肉、香蕉、雪梨、桂圆、荔枝

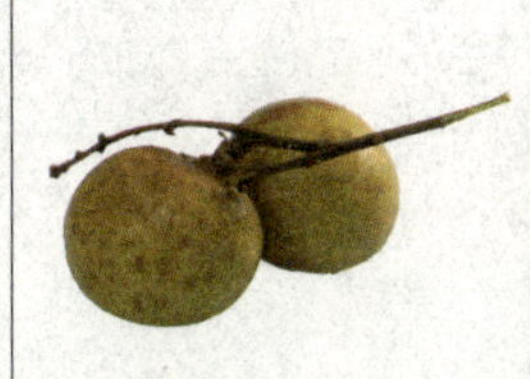

含糖量低的水果

草莓、柠檬、杨梅、桃

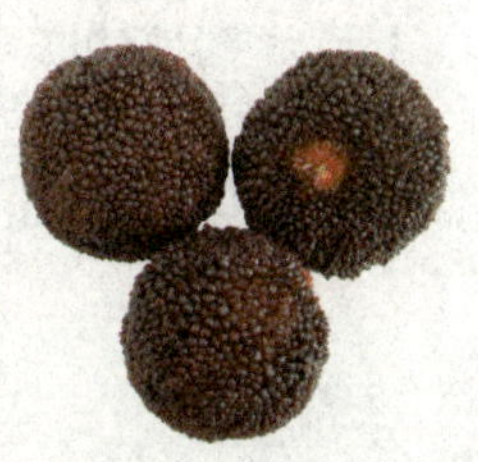

宝塔第三层：鱼禽蛋瘦肉，摄入要适量

鱼、禽、蛋、瘦肉都属于动物性食物，是身体优质蛋白质、脂溶性维生素、B族维生素、矿物质的最佳来源，但动物性食物都含有一定量的脂肪，摄入过多可能会增加患心血管疾病的风险，所以要适量摄入。

建议多摄取脂肪含量相对较低的白肉，特别是鱼肉；在选择畜肉时建议吃瘦肉，提倡降低猪肉的摄入比例。推荐摄入红肉和白肉的比例为 1 ∶ 3。红肉包括我们经常吃的猪、牛、羊肉等哺乳动物的肉；白肉包括鸡、鸭、鹅等禽肉和鱼、虾、蟹、牡蛎、蛤蜊等非哺乳动物的肉。

每天一个蛋，蛋黄别浪费

全蛋蛋白质含量为 12% 左右，蛋黄中维生素含量高而且种类较为齐全，而且是磷脂极好的来源，具有降低血液胆固醇、促进脂溶性维生素吸收的作用。建议每天吃 1 个鸡蛋，蛋黄蛋白都要吃。

吃不吃动物内脏，不同人群要不同对待

以动物内脏为材料的菜肴并不少见，如熘肝尖、爆肚、炒鸡杂、爆炒腰花，那动物内脏是吃还是不吃呢?

尽管内脏类食物听起来并不美好，但是也有自己的营养价值，总体来说，内脏类食物蛋白质、钾、铁、锌的含量较高，特别是猪肝中含有丰富的维生素A，但同时内脏中的脂肪、胆固醇含量也很高，这些都会增加心血管疾病的发病风险。

所以是否吃内脏，要看人群。对于健康人群，内脏可以适量吃；对于已经患有慢性病的人群，还是要限制这些食物的摄入。

小贴士

肉类有红白之分的说法由来已久，但区分标准各有不同。在某些标准中，时常能找到一些与标准相悖的例子。例如，常见的标准是根据生肉颜色区分，做熟前是红色的肉就属于“红肉”；做熟前是浅颜色的肉就属于“白肉”，但是三文鱼的肉做熟前也是红色的，把它归到红肉就难以让人信服。所以，我们在日常饮食中不必钻牛角尖，按照大众养生的标准区分即可。

宝塔第四层：每天一杯奶，常吃豆制品

让牛奶成为膳食组成必备食物

奶类为身体提供优质蛋白质、维生素B_1、维生素B_2和钙，而且奶中的乳糖能促进钙、铁、锌等矿物质的吸收。建议奶类的摄入量为每天300克，早上1杯牛奶（200~250毫升），中午1杯酸奶（100~125毫升），很简单就完成了一天奶的摄入量。

小贴士

对于乳糖不耐受的人，可首选酸奶或者低乳糖奶产品。另外，还可以少量多次饮用，或与其他谷物同食，从而大大减少肠鸣、嗳气、腹泻等症状的发生。

豆类食物可以按照蛋白质含量互换

大豆包括黄豆、黑豆、青豆，含有丰富的优质蛋白质，富含谷类蛋白质缺乏的赖氨酸，是“豆谷互补”的理想食物。大豆中的大豆异黄酮、植物固醇、大豆低聚糖等，对预防心血管疾病、骨质疏松，改善女性更年期症状有很好的效果。

大豆通过发酵或非发酵做成丰富的豆制品，同样具有大豆的营养价值，是很好的肉类替代品，是素食者主要的蛋白质来源。

按照蛋白质含量，豆类食物互换

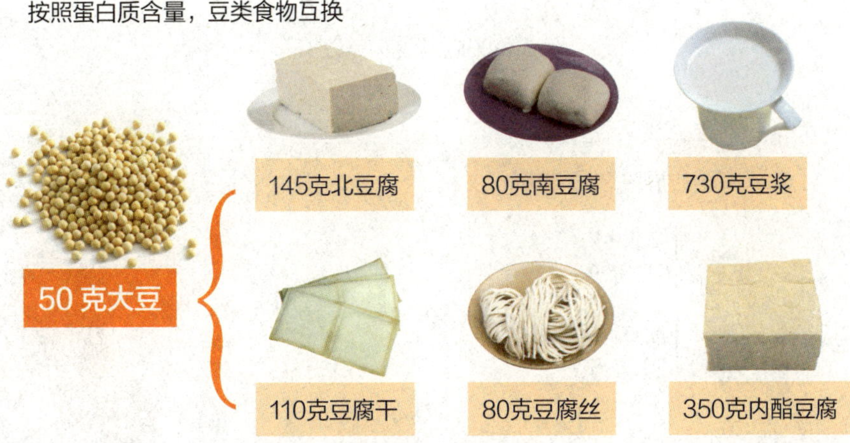

坚果能量高，不要过量吃

坚果富含多种不饱和脂肪酸、矿物质、维生素 E、B 族维生素，但是坚果富含淀粉和油脂，属于高能量食物，要适量摄入才有益于健康。建议每人每周吃 50~70 克。

最好选择原味坚果，加工过的坚果零食会加入较多的盐、糖或油脂。

三餐食物多样化建议搭配

食物类别	平均每天摄入品种数	每周至少摄入品种数
谷、薯、杂豆	3	5
蔬菜、水果	4	10
禽、畜、鱼、蛋	3	5
奶、大豆、坚果	2	5
总计	12	25

注：平均每天不重复的食物种类在 12 种以上，每周争取达到 25 种以上，分配到一日三餐：早餐 4~5 种；午餐 5~6 种；晚餐 4~5 种；零食 1~2 种。

油

每人每天应摄取 25~30 克

盐

每人每天应摄取 6 克以下

奶及奶制品

每人每天应摄取 300 毫升

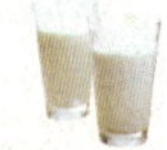

低脂牛奶
200毫升

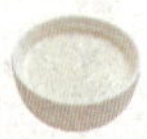

酸奶
100毫升

蔬菜类

每人每天应摄取 300~500 克

- 深色蔬菜占一半

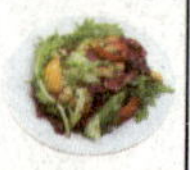

什锦拌菜
水发木耳30克+黄瓜50克+紫甘蓝20克

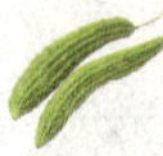

苦瓜肉片
苦瓜80克

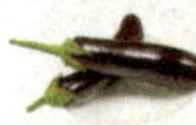

蒜泥茄子
茄子100克

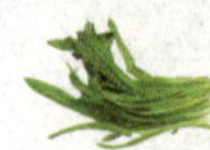

清炒油麦菜
油麦菜80克

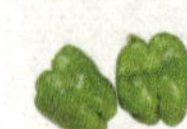

青椒炒鸡丝
青椒50克

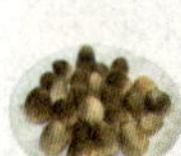

草菇盖菜
草菇10克
盖菜80克

大豆类及坚果

每人每天应摄取 25～35 克

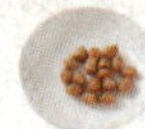
花生仁
10颗，5克

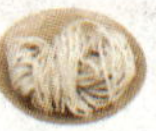
卤豆腐丝
20克

蛋类

每人每天应摄取 40～50 克

畜禽肉类

每人每天应摄取 40～75 克

鱼虾类

每人每天应摄取 40～75 克

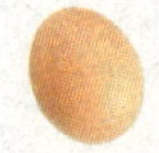
煮鸡蛋 1 个
可食部分47克

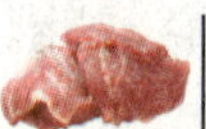
苦瓜肉片
猪瘦肉25克

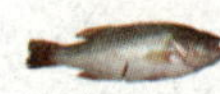
清蒸鱼
鲈鱼肉75克

水果类

每人每天应摄取 200～350 克

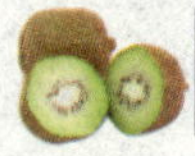
猕猴桃
2个，250克

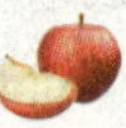
苹果
可食部分80克

谷、薯类

每人每天应摄取 250～400 克

- 能量的主要来源 / 粗细搭配
- 全谷物和杂豆 50～150 克
- 薯类 50～100 克

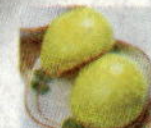
杂粮馒头
面粉50克+燕麦25克

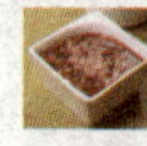
薏米红豆粥
薏米15克+红豆10克

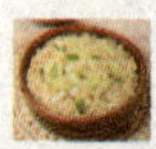
荞麦米饭
大米70克+荞麦30克

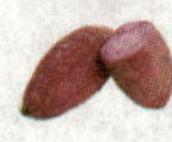
蒸紫薯
紫薯100克

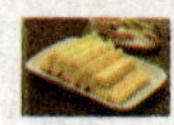
玉米面发糕
玉米面20克+白面30克

吃好三餐，血液有活力

早餐为一天打好基础

早餐是人一天中最重要的一餐，提供的热量应占全天总热量的30%，只有早餐摄取了足够的热量，人才能在一整天保持精力充沛的状态。而这其中，碳水化合物的摄取尤其重要，它能最快地转化为热量被人体利用，这对学生或者脑力工作的人来说很重要。碳水化合物快速转化成为ATP（即三磷酸腺苷，是一种高能化合物）后就能被大脑直接利用。

合理的早餐搭配

吃早餐，蛋白质、脂肪、碳水化合物三大营养素一定要齐全，以碳水化合物为主（提供葡萄糖），蛋白质、脂肪为辅，食物宜干稀搭配。

早餐几点吃最好

一般情况下， 早餐安排在6：30～8：30，7：30左右吃最佳，因为此时人的食欲最为旺盛，营养容易被消化吸收。需要注意的是，早餐并非吃得越早越好，胃肠道通常要到凌晨才渐渐进入休息状态。所以一旦吃早餐太早，就会干扰胃肠休息，使消化系统长期处于疲劳应战的状态。另外，早上起床后应先饮一杯温水，然后再开始吃早餐对健康更好。

小贴士

不吃早餐影响健康

可是，很多人不把早餐当回事儿，简单应付一下就过去了，甚至很多人很少吃或不吃早餐。这对身体健康来说是十分不利的。

消化道易出现异常：不吃早餐会影响胃酸的分泌、胆汁的排出，减弱消化系统功能，诱发胃炎、胆结石等消化系统疾病。

不能减肥反增肥：不吃早餐会使人在午饭时出现强烈的饥饿感，容易不自觉吃过多的食物，而多余的热量会转化为脂肪，在皮下堆积导致肥胖。

抵抗力下降：不吃早餐易引起营养不良，会导致机体抵抗力下降，易患感冒、心血管疾病等疾病。

午餐是“承上启下”的营养补给站

午餐为全天提供40% 的热量

午餐在一日三餐中起着承上启下的作用——既能补充一上午身体消耗的热量，帮助恢复体力，又能为下午提供足够的热量和营养补充。午餐为一整天提供的热量和营养素是最多的，一般要占到 40％，来补充一天中体力和脑力的需求。

如果午餐吃不好，不但影响下午的精力恢复，对身体健康也会埋下隐患，如出现反应迟钝、注意力不集中等现象，严重的还会导致胃肠功能受损，出现便秘、溃疡病等。

小贴士

大部分上班族的午餐都是快餐、外卖解决的，这样的话营养搭配比较难控制，但是在选择上还是可以通过一些窍门，让自己的午餐变得更健康。

有益于健康的套餐要点：①主菜尽量选择含油量少的食物，避免油炸食物。②配菜最好选择多种时蔬搭配，生食。③吃汤面时尽量少喝汤，汤上层浮油要捞掉，最好让老板多配些蔬菜在里面。尽量不要吃油煎面食，总之蒸煮的绝对比油煎的更健康。④尽量不要选奶茶或者碳酸饮料作为配餐饮料，蔬菜汤、豆浆或者矿泉水都是不错的选择。

合理的午餐搭配

一般主食占 27%，蔬菜占 32%，水果占 21%，动物性食物占 16%，大豆及其制品占 4%，以保证维生素、矿物质和膳食纤维等营养的均衡摄入。这样才能让身体各项机能高效运行，一天的工作也就能应对自如了。

晚餐宜少，让肠胃稍作休息

晚餐不要吃得过饱

晚餐如果吃得过饱，会加重消化系统的负担，使大脑保持活跃，容易导致失眠、多梦。所以，晚餐一定要适量，吃八分饱为宜，最好干稀搭配，更有利于食物的消化吸收。

合理搭配晚餐

晚餐的热量占全天的 30% 即可，主食多选富含膳食纤维的食物如糙米、全麦食物，少吃高脂肪、高蛋白的食物如猪肉、羊肉等。

限制饱和脂肪酸摄入，血液更清澈

饱和脂肪酸会导致血液黏稠

虽然饱和脂肪酸也是人体中不可或缺的重要组成成分，但是摄入量过高是导致血胆固醇、甘油三酯、低密度脂蛋白胆固醇（LDL-C）升高的主要原因，会让血液变得黏稠，继而引起动脉粥样硬化，造成心血管疾病的发生。所以，要对饱和脂肪酸的摄入量进行严格控制。

每天饱和脂肪酸摄入不超过总热量的15%

人每天脂肪的摄入量为总热量的 20% ~ 30%，而饱和脂肪酸摄入要低于脂肪摄入量的 50%，所以每天饱和脂肪酸的摄入量最好不超过总热量的 15%，摄入过量就会使血脂升高，成为血管病的主要诱因之一。但是，不管是饱和脂肪酸还是不饱和脂肪酸，摄入过多都有害健康。

饱和脂肪酸

优点：耐高温，稳定性好
缺点：摄入过多易导致血脂异常

单不饱和脂肪酸

优点：调节血脂、降血糖，减少患心血管疾病的风险
缺点：含量少

多不饱和脂肪酸

优点：含有人体必需又无法自己合成的ω-3和ω-6脂肪酸，有助于防止血栓生成，延缓衰老
缺点：稳定性不好，易氧化

站在脂肪酸的角度买食用油

一般动物油中含饱和脂肪酸较多，植物油中含不饱和脂肪酸较多，所以建议多选用植物油烹饪。饱和脂肪酸耐高温，通常使用动物油脂和饱和脂肪酸含量高的植物油做煎炸食物；单不饱和脂肪酸烟点低，适于凉拌生食；多不饱和脂肪酸高温中易氧化，适用于炒菜。因此不同的植物油选用不同的烹饪方式更利于健康。

食用油	饱和脂肪酸	单不饱和脂肪酸	多不饱和脂肪酸
棕榈油	41.5	42.4	11.6
花生油	17.7	30.9	36.6
豆油	15.2	23.6	55.8
玉米油	13.8	26.3	54.1
葵花子油	13.4	18.4	65.2
香油	13.4	37.6	44.2
菜籽油	12.6	56.2	23.7
山茶油	9.6	75.3	10.6

鱼类有助于预防血栓、心脏病的发生

鱼肉中的脂肪和畜肉脂肪不一样：畜肉中饱和脂肪酸的含量占多数，经常过多摄入容易影响血管的结构和血液的健康。而鱼肉中富含不饱和脂肪酸，特别是EPA、ALA 等，它们对降低血管炎症反应、降低血胆固醇水平以及减少动脉粥样硬化发生危险等具有很好地预防作用。

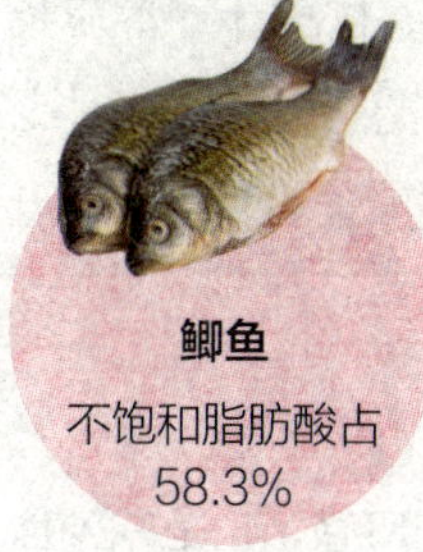
鲫鱼
不饱和脂肪酸占
58.3%

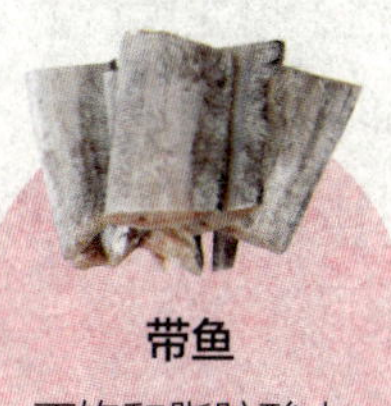
带鱼
不饱和脂肪酸占
48%

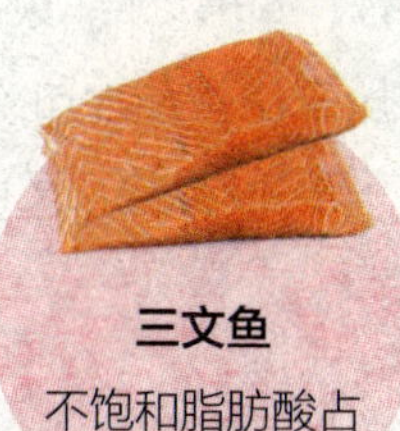
三文鱼
不饱和脂肪酸占
71%

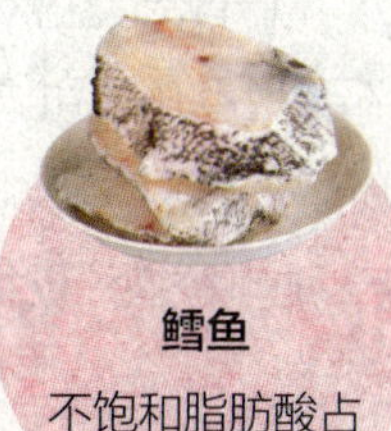
鳕鱼
不饱和脂肪酸占
80.9%

盐、油、糖，少一点血管更健康

健康人盐摄入量控制在每天少于6克

中国营养学会在《中国居民膳食宝塔》中推荐的盐摄入量是每天少于 6 克。但是这里的 6 克，除了调味料食盐之外，还包括酱油、腌制食品中所含的盐，所以要算清这些隐藏在调料中的“隐形盐”，还可以通过一些烹饪手段来达到限盐的目的。

算清隐形盐

调味品包装袋上都会有营养成分表，其中明确标明了钠的含量，我们只需要学会钠与盐的换算方法，就能比较容易掌握一天中所有盐的食用量了。

食盐与钠离子的换算关系：

如果成分表上是以毫克（mg）标出的钠的含量，换算成盐的计算公式为：钠（mg/100g）×2.5= 盐（mg/100g）

举例

从某食品营养成分表中找到每100克钠含量为200毫克，换算成盐，即200（mg/100g）×2.5=500（mg/100g），也就是说，每100 克此食品中含500 毫克的盐。

用酸味代替咸味

刚开始低盐饮食时，如果觉得口味太淡，可在饮食中用醋、柠檬汁、番茄酱（不要用番茄沙司，一般来说番茄沙司添加的调味剂较多，大家购买时，最好对比食品配料表）等调味，既可以减盐，又可以让味道更好。比如吃煎蛋的时候少放点盐，加点柠檬汁就很美味。

用咸味重的食物代替盐

如果烹饪中不放盐，而选择加入豆瓣酱、酱油来实现咸味的口感，也是减少食盐摄入的一个办法。但是咸味重的食品中也隐藏着盐分，应该根据前面教给大家的“食盐与钠离子的换算关系”，计算出隐藏的盐量，这样才能更好地将全天的食盐量控制在 6 克以内。

用味道重的调料来调味

在烹饪菜肴的时候，还可以充分利用孜然、胡椒粉等调味料来代替盐。适当加入蒜、葱、洋葱等口感较重的食物提味，也可以改良一下菜品的清淡。

每天的食用油摄入量为25~30克

烹调油是提供人们所需脂肪的重要来源，建议每人每天烹调油用量不超过 25 克或 30 克。烹调油包括植物油和动物油，大部分动物油中饱和脂肪酸的含量较高，不利于心血管健康，所以建议多食用植物油，少食用动物油。

选择植物油时可以参照不饱和脂肪酸。单一种油的脂肪酸构成不同，营养特点也不同，在不饱和脂肪酸中又分单不饱和脂肪酸和多不饱和脂肪酸，而在多不饱和脂肪酸中有重要意义的是 n−9、n−6、n−3 系脂肪酸。因此，应该经常更换烹调油的种类，食用多种植物油。

橄榄油、油茶籽油：单不饱和脂肪酸含量较高。
玉米油、葵花子油：富含亚油酸。
大豆油：富含两种必需脂肪酸——亚油酸和 α－亚麻酸。

糖的摄入要适宜，过多过少都不健康

糖其实就是碳水化合物，主要以葡萄糖、糖原和含糖复合物 3 种形式存在于人体中，以葡萄糖为主，为身体各组织器官提供能量，谷物、薯类、蔬菜、水果都是糖的天然来源。

我们都知道糖摄入过量可能会引起肥胖、高血压、血脂异常、糖尿病等，但摄入不足也会对健康不利，如肌肉疲乏又无力、头晕、心悸、脱发，同样也会引发糖尿病。因为体内长期摄入的糖不足，导致胰岛素的敏感度下降，对葡萄糖的降解功能减弱，降解不了的葡萄糖使血糖升高，糖尿病就容易发生。所以，糖的摄入要适宜，以产生的热量占全天总热量的 60% 为宜，过多过少都不健康。

让血管焕发青春的营养素

膳食纤维：打扫血液污物

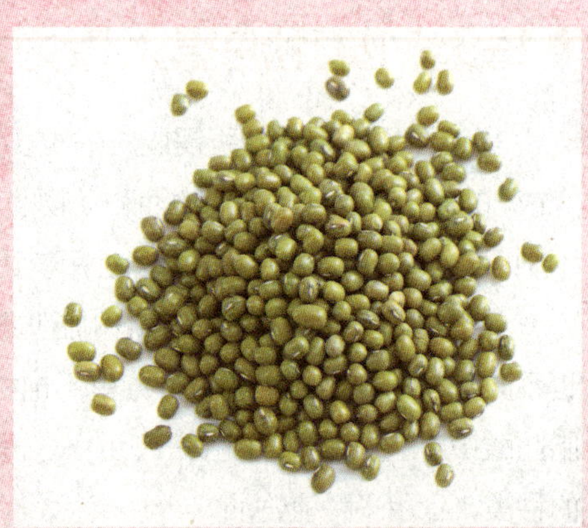

膳食纤维具有调整碳水化合物和脂类代谢的作用，能结合胆酸，避免其合成为胆固醇沉积在血管壁上升高血压。同时膳食纤维还能促进钠的排出，降低血压。

食物来源：膳食纤维一般在蔬菜、水果以及全谷类、未加工的麸质、全麦制品、海藻类、豆类、根茎菜类等食物中含量较高，如黄豆、红豆、绿豆、苋菜、菠菜、红薯等。

维生素C：降低血管脆性

维生素 C 能够促进人体合成氮氧化物，而氮氧化物具有扩张血管的作用，从而有助于降低血压，还能防止胆固醇在动脉内壁沉积，并溶解已沉积在血管内壁的动脉粥样硬化斑块。

食物来源：维生素 C 一般在蔬菜、水果中含量较丰富，如柑橘类水果、番茄、萝卜、瓜类、鲜绿叶菜、猕猴桃等。

烟酸：促进血液循环

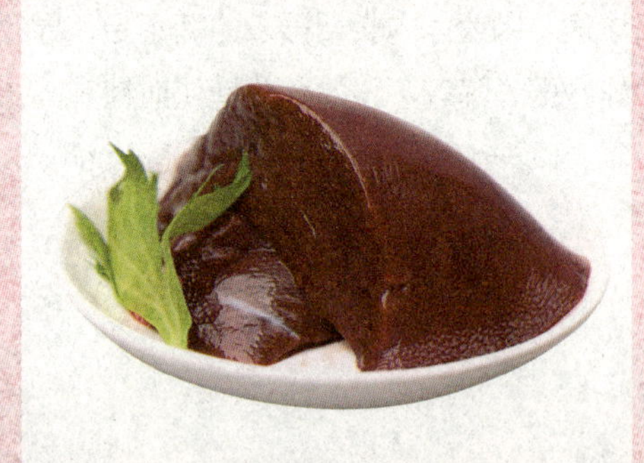

烟酸能扩张血管，降低体内胆固醇和甘油三酯含量，促进血液循环，从而起到降低血压的作用。同时，可增强肠胃功能，改善全身代谢循环，促进胆固醇的排出。

食物来源：烟酸广泛存在于动物肝脏、肾脏、瘦肉、鱼子、酵母、麦芽、全麦制品、花生、无花果等食物中。

钙：降血压、防血栓

钙能活化人体内的脂肪消化酶，有助于提高人体消化脂肪和碳水化合物的能力，避免热量囤积形成肥胖，改善血管弹性，保护心血管健康。还能增加钠的排泄，减轻钠对血压的不利影响。

食物来源：含钙丰富的食物有奶及奶制品、豆类及其制品、芝麻酱、海蜇、鱼虾等。

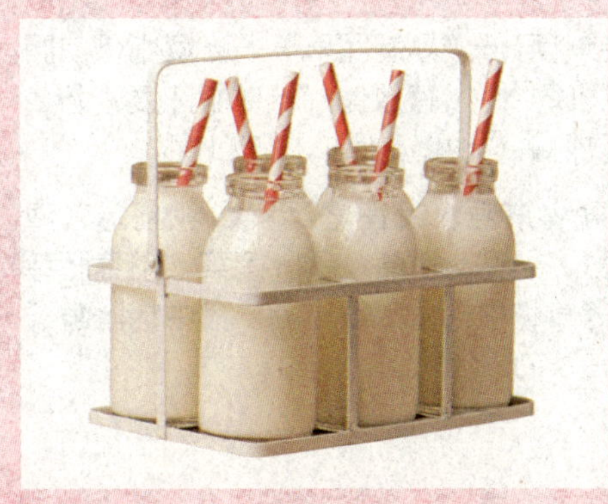

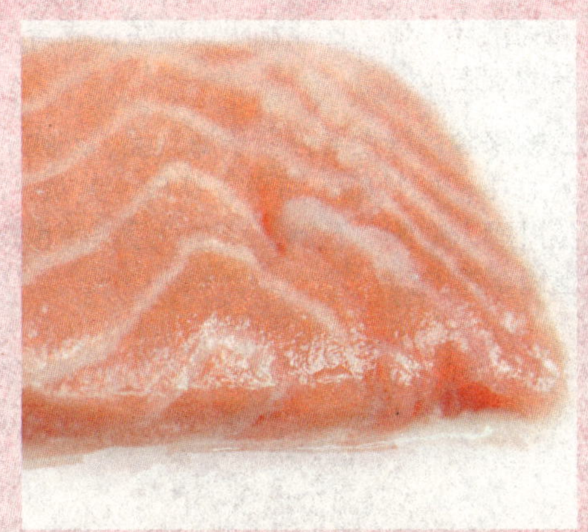

Ω-3脂肪酸：软化血管，保持血管弹性

EPA（二十碳五烯酸）和DHA（二十二碳六烯酸）是两种重要的Ω-3脂肪酸，其中EPA被誉为“血管的清道夫”，有降低血液黏稠度、预防动脉粥样硬化、改善脑供血不足等功效；DHA能使血管柔软而富有弹性，被誉为“护脑专家”。

食物来源：一些深海鱼类的鱼油是Ω-3脂肪酸的良好来源，还有橄榄油、亚麻籽油等。

钾：稳定血压护心肌

钾进入血液后和脂肪、代谢垃圾结合乳化，能有效溶解沉积在血管壁上影响血液流通的“胆固醇硬化斑块”，并将这些体内垃圾排出体外。还能调节心跳、降低血压，预防血管受损、硬化，因此可维持良好的血管环境，减少脂肪附着。

食物来源：口蘑、紫菜、黄花菜、桂圆、银耳、香菇等食物中含钾非常高。此外，水果和蔬菜中钾含量也较丰富，谷物、小麦胚芽、坚果中也含有丰富的钾。

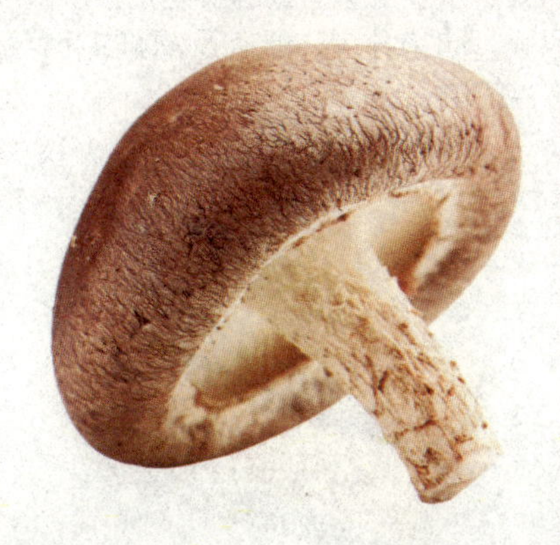

镁：疏通血管的“好帮手”

镁能降低“坏胆固醇”低密度脂蛋白胆固醇水平，有效地降低血脂浓度，防止动脉粥样硬化，保护心脑血管。

食物来源：镁在坚果类、乳制品、海鲜、黑豆、香蕉、绿叶蔬菜、小麦胚芽等食物中含量都很丰富。其中绿叶蔬菜是镁的最佳来源。

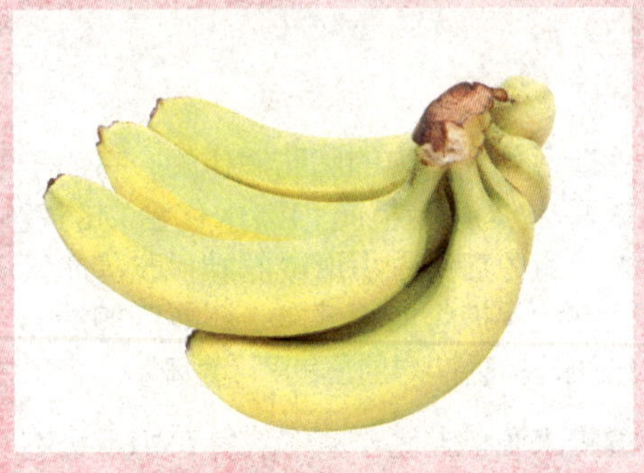

锌：预防动脉粥样硬化

锌可以加强胰岛素对血糖的作用，消除沉积的胆固醇，维持血管的弹性，防止动脉粥样硬化，还能预防或延缓血脂异常的发生。

食物来源：锌主要存在于海产品、动物内脏中，如牡蛎、海鱼、虾皮、紫菜、猪肝等，瘦肉、芝麻、花生、豆类等也含有丰富的锌。

硒：调节胆固醇代谢

硒能在细胞质中破坏过氧化物，依靠其强大的抗氧化功能，可调节体内胆固醇代谢，降低血液黏稠度，预防心血管疾病。

食物来源：谷物中含硒较多的有糙米、燕麦、小麦胚芽，蔬菜则包括大蒜、洋葱等，动物肝肾、瘦肉及海鲜中也含有丰富的硒。

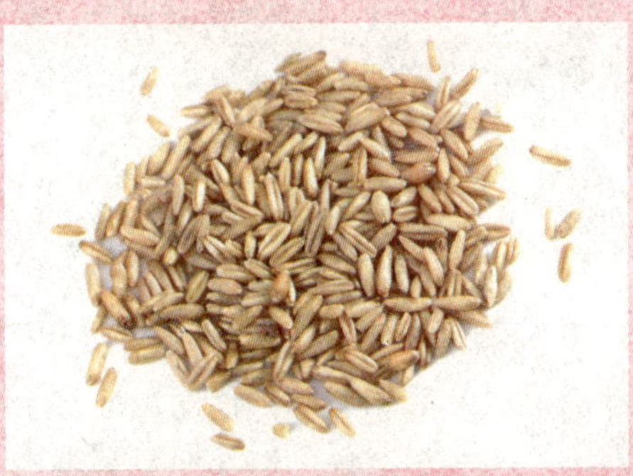

锰：降低血液黏稠度

锰关系到脂肪代谢酶和糖代谢酶的活化，可以维持二者正常代谢，有利于甘油三酯和胆固醇在人体内的转化、输送及排出。

食物来源：含锰高的食物有粗粮，如玉米、小米、荞麦、燕麦等，还有紫菜、香菇、莲子等。

铜：维持血管的弹性

铜离子是组成胆固醇和糖代谢酶的重要元素，可降低血中甘油三酯及胆固醇的浓度，并促进胶原蛋白生成，保持血管弹性；而且能发挥抗氧化作用，避免血管破损造成胆固醇附着。

食物来源：含铜丰富的食物有动物肝、肾、心，牡蛎，鱼类，瘦肉，豆类，芝麻，大白菜，虾，海蛰，蛋黄，葡萄干等。

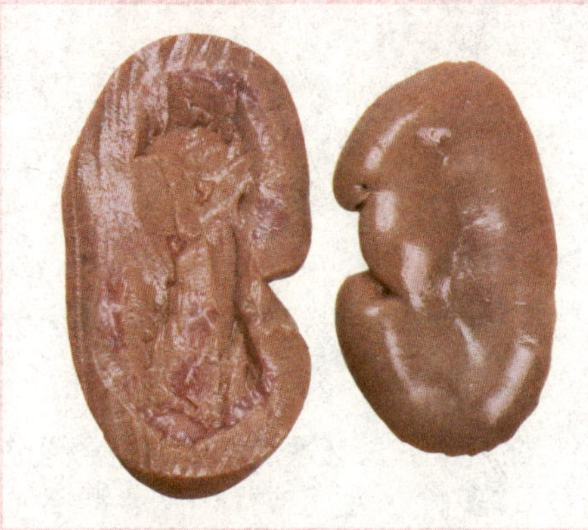

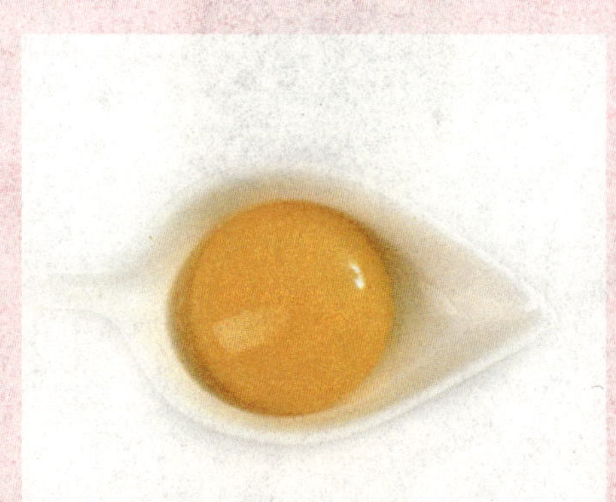

胆碱：改善脂肪的吸收、利用

胆固醇在血管内堆积会引起动脉粥样硬化，引发心脑血管疾病，而胆碱具有良好的乳化特性，可以改善脂肪的吸收、利用，阻止胆固醇在血管壁的沉积，预防心脑血管疾病的发生。

食物来源：动物肝脏、蛋黄中胆碱的含量较高，其次为红肉和奶制品，大豆制品、花生、柑橘和土豆中也含有胆碱。

维生素E：防止血栓形成

维生素 E 可降低血液黏稠度，防止血栓形成，还能促进毛细血管增长，改善微循环，减少动脉脂类过氧化物，从而预防动脉粥样硬化。

食物来源：绿叶蔬菜、蛋黄、坚果类、肉及乳制品中都含有丰富的维生素 E。

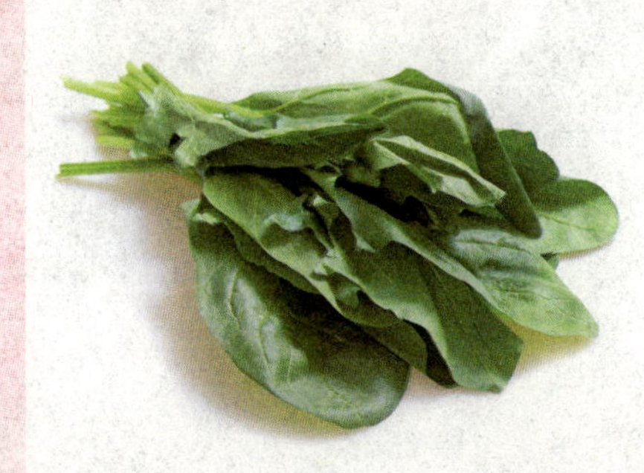

重要的事情讲三遍：这些食物少买、少吃或别吃

酸菜：含钠高

酸菜的腌制方法让最后的成品钠含量过高，过多食入会造成体内钠、钾不平衡，引发高血压等心脑血管疾病。而且在腌制过程中，白菜中的维生素 C 被大量破坏；产生大量亚硝酸盐，令红细胞失去携带氧的能力，导致组织缺氧。长期食用酸菜还可能引起泌尿系统结石。

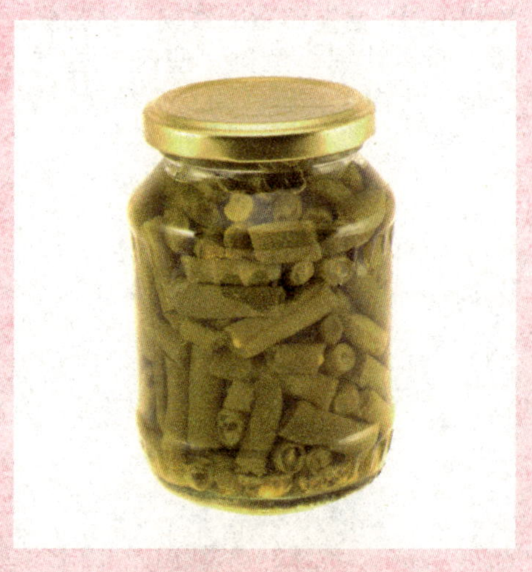

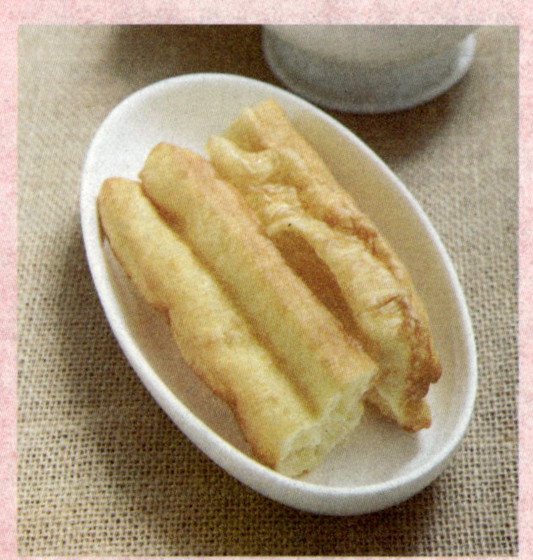

油饼、油条：脂肪含量高

油饼、油条在制作的过程中，吸收了大量油脂，热量很高，经常食用容易造成体内脂肪堆积，不利于控制血压、血脂。而且，油条、油饼中钠含量较高，综合其高油脂、高热量、含钠高的特点，是心脑血管患者不宜食用的食物之一，即使是健康人也要少吃。

方便面：高脂、高钠、高热量

方便面的面饼几乎都是油炸的，从根本上就让它变成了油脂含量高的食物，而且为了口感、长期保存等会加入大量添加剂。此外，调料包中大量含盐，酱肉包、菜包等也是腌制的，所以不管是有意还是无形当中，都让方便面变成了一个“大盐包”，经常食用容易引起血压、血脂升高。

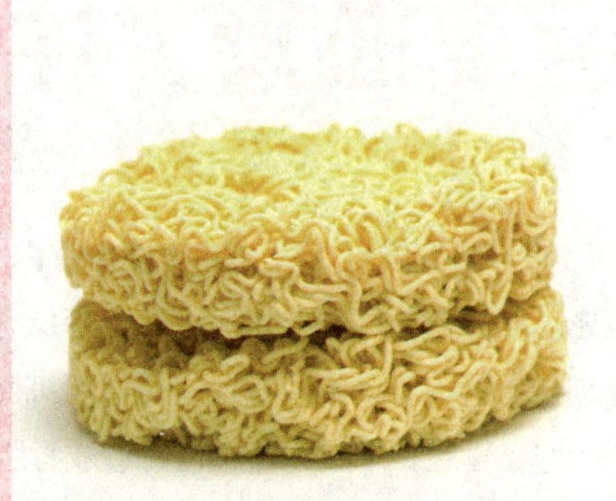

腊肉：饱和脂肪酸含量过高

肉在制成腊肉的过程中，很多维生素和微量元素都被破坏，而且腊肉中脂肪含量高，并以饱和脂肪酸为主。同时，腊肉中的钠会超过普通猪肉钠含量的 10 倍，所以高血压、高血脂患者不宜食用，健康人为了预防心血管疾病也最好少食用。

鱿鱼：易导致动脉粥样硬化

鱿鱼自身胆固醇含量高，多食容易导致动脉粥样硬化，引发心血管疾病。虽然鱿鱼中含有的牛磺酸可抑制胆固醇的含量，但是整体而言弊大于利，所以不宜多食。

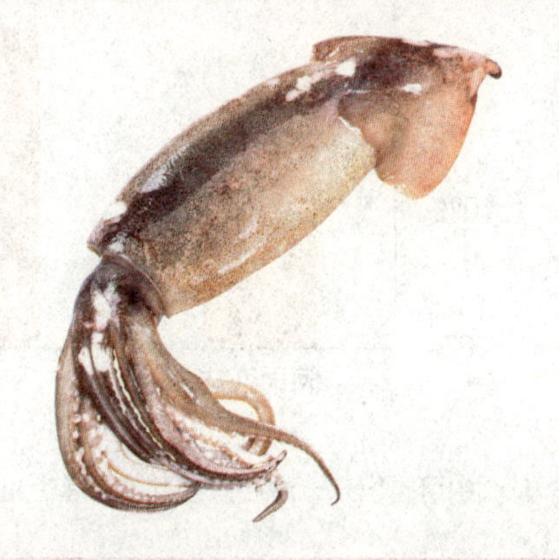

戒烟刻不容缓，远离血管“中毒”

科学研究发现，吸烟能够使血管内的低密度脂蛋白胆固醇（坏胆固醇）升高，高密度脂蛋白胆固醇（好胆固醇）降低，增加动脉粥样硬化、冠心病发病率。吸烟能损伤血管内皮细胞及其血管平滑肌细胞，从而引起周围血管及冠状动脉收缩、管壁变厚、管腔狭窄和血流缓慢，造成心肌缺血、缺氧。

长期吸烟导致的血管内皮损伤，极易导致斑块脱落，形成血栓，从而增加患冠心病、心绞痛、心肌梗死、脑梗死的概率。

远离烟草，珍爱生命

戒烟，对于血管健康意义重大。戒烟后，能够促进已损伤的血管内皮修复，清除血液中升高的脂质和凝集的血小板，让血管内皮逐渐变得光滑。血液同样也会逐渐变得更加干净，逐渐恢复正常态，对预防及治疗心脑血管疾病有重要意义。

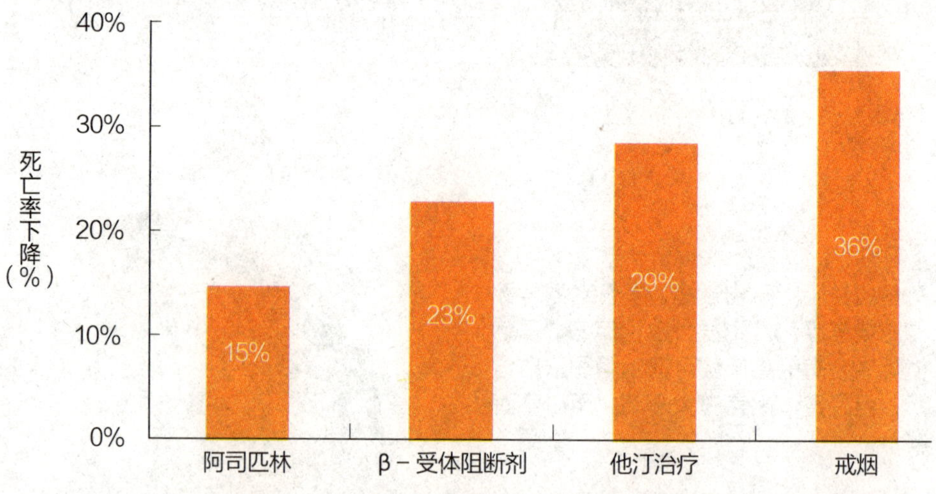

从图中可看出来，患心肌梗死的患者，戒烟是改善疾病预后、减少死亡危险最有效的方法。

二手烟容易导致家人脑卒中

丈夫有吸烟习惯的妇女是“二手烟”的最大受害者。我国学者用了 3 年时间对 6 万多名 40~70 岁的妇女进行的调查显示：丈夫每天吸 10 支烟以下，妻子患脑卒中的概率增加 28%；丈夫每天吸烟 10~20 支，妻子患脑卒中的概率增加 32%；丈夫每天如果吸烟达到 20 支以上，妻子患脑卒中的概率则增加 62%。

戒烟妙招

吸烟者为什么会很难戒掉这个习惯，即使知道吸烟的坏处仍然继续吸烟，其实这与香烟中尼古丁的药理学效应有关。根据研究，尼古丁容易上瘾的程度是酒精的 6~8 倍。所以，努力让自己的戒烟行动坚持下去，就一定能成功戒烟。

一旦决定戒烟，最好马上毁弃烟草和烟具，挺过前 10~15 天，就有可能坚持下去，这是戒烟的关键。在这约半个月的时间里，往往开始容易，越往后越需要坚强的毅力。不要受其他吸烟者的影响，如果想吸烟就吃块糖或者设法分散注意力，使戒烟得以继续。

另外，还可以辅助口服尼古丁缓释剂来逐步减少烟草的摄入量，也可以促使戒烟成功。

❶ 整理情绪，坚定自己戒烟的决心。

❷ 丢掉打火机、烟灰缸、香烟等与吸烟有关的东西；在周围做好戒烟的提示标志，如电脑桌面、卧室、手机上。

❸ 向家人、同事、朋友宣告戒烟，得到他们的协助和监督。

❹ 烟瘾上来时，喝冰糖水、绿茶、果汁或咖啡来抵抗。也可嚼口香糖。

❺ 戒烟出现压力时，将注意力集中在其他感兴趣的事情上（但不是酗酒），想象吸烟带来的害处，或到医院接受戒烟门诊指导。

小贴士

吸烟不但危害自己的健康，还会给身边的人带来更大危害。二手烟对被动吸烟者的危害一点也不比主动吸烟者轻，对少年儿童的危害尤其严重。烟草与烟雾中有数百种致癌物质，有更强的致癌性，通过呼吸进入人体，也会给心脑血管带来严重危害。

别让酗酒变成毁血管的帮凶

每天饮酒要限量，能不喝就不喝

饮酒可以说是中国的一种文化，古人饮酒作诗，现代人把酒言欢联络感情。有人说饮酒伤身，也有人说喝点酒身体好。流行病学的调查显示，少量饮酒的人，死于心血管疾病的概率要小于不饮酒的人，但是这并不是绝对的，而且现在的酒含酒精量较高，如果你确实喜欢喝酒，尽可能饮用低度酒，并控制在适当的剂量以下。

例如：

通过酒精量知道限制的饮酒量，可以用公式计算：饮用酒精量（克）= 饮酒量（毫升）× 酒度数（%）× 0.8(酒精密度)

酒精度数为 50 度的白酒，酒精量控制在 25 克，即 25= 饮酒量 ×0.5×0.8，可以得出饮酒量为 62.5 毫升。

建议成年男性每天饮酒的酒精量不超过 25 克，成年女性每天饮酒的酒精量不超过 15 克。孕妇和儿童忌饮酒。

饮酒后，饮食热量要减少

酒精饮料能够提供较多热量，特别是高纯度的白酒，每 100 毫升浓度为 50% 的白酒可产生 350 千卡的热量。虽然酒精不能直接转化成脂肪，但是它产生的热量可以替代食物中脂肪、碳水化合物、蛋白质产生的热量，如果摄入的热量大于消耗时，多余的热量会转化成脂肪提囤积在体内。

所以在喝酒后，全天的饮食总热量要相应减少。喝酒时，尽量选择低度酒。

第五章

医食同源，选对食材打造干净、强韧的血管

大米

缓解心血管压力

性味：性平，味甘
归经：归脾、胃经
每餐建议用量：75~100克

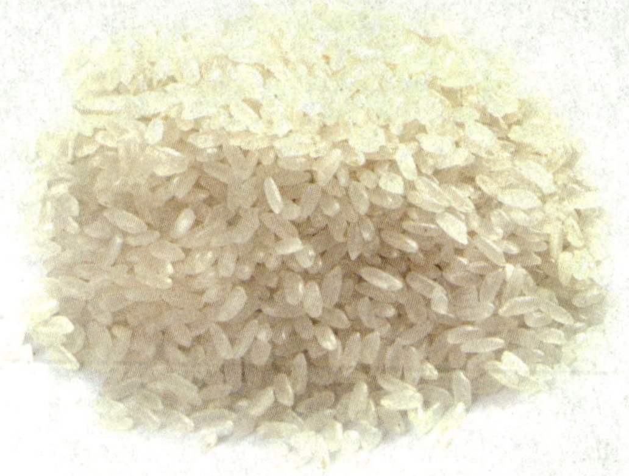

·养护血管的益处

大米可为人体提供必需的营养和能量，有利于人体的新陈代谢，可促进排尿和减轻血液对心房的压力。大米中含有的膳食纤维，可促进消化，预防动脉粥样硬化。同时，常食大米有助于调节情绪，缓解精神紧张。

·厨房小窍门

大米最好用布袋密封保存，置于阴凉干燥、通风处。为了防止米生虫，可以用纱布包一些花椒粒置于米袋中。

·其他养生功效

大米可为人体提供必需的营养和能量，而其所含丰富的膳食纤维，可将肠道内的胆汁排出体外，促进消化，预防动脉粥样硬化。

大米中B族维生素的含量很高，有维持神经系统功能、预防脚气病、维护皮肤健康等功效。

·怎么吃最养生

注意烹饪方式保护维生素

淘米次数不宜多，不宜用手用力搓米，以免所富含的B族维生素流失；做粥时，不要放碱，否则会破坏大米中的维生素B_1；做米饭要“蒸”不要“捞”，“捞饭”（即先用较多水将米煮至七八成熟，再捞出米用蒸锅隔水蒸熟）会损失掉大量维生素。

牛奶粥更健脾胃

大米煮粥至八成熟时，加入适量牛奶继续煮熟，此粥可健脾益胃，生津润肠。

·饮食宜忌

✔ 大米有补脾、和胃、清肺的功能，尤其适用于口渴、烦热之人食用。

✖ 糖尿病患者及胃酸过多者不宜多食。

大米海参粥 强健血管

材料 大米100克，发好的海参2根。

做法

1. 大米淘洗干净；发好的海参洗净，切小块。
2. 大米与海参一起放入锅内，加入适量水，煮至成粥即可。

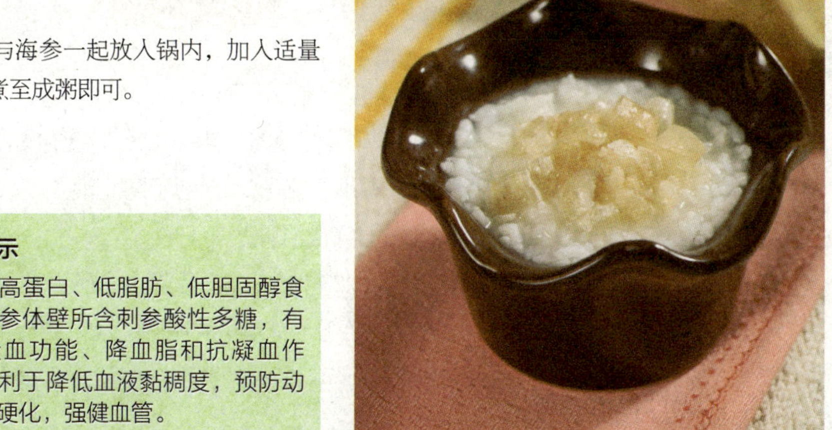

温馨提示

海参是高蛋白、低脂肪、低胆固醇食物，海参体壁所含刺参酸性多糖，有促进造血功能、降血脂和抗凝血作用，有利于降低血液黏稠度，预防动脉粥样硬化，强健血管。

大米薏米南瓜粥 促进胆固醇排出

材料 南瓜200克，薏米、大米各50克，银耳、枸杞子各适量。

做法

1. 南瓜洗净去皮，切丁；大米、薏米、枸杞子分别洗净，大米泡30分钟，薏米泡4小时；银耳充分泡软后撕成小朵。
2. 锅中倒入清水烧开，加入薏米，小火煮20分钟，加大米煮30分钟，然后放入南瓜丁和银耳，小火继续煮15分钟，放入枸杞子再煮5分钟关火。

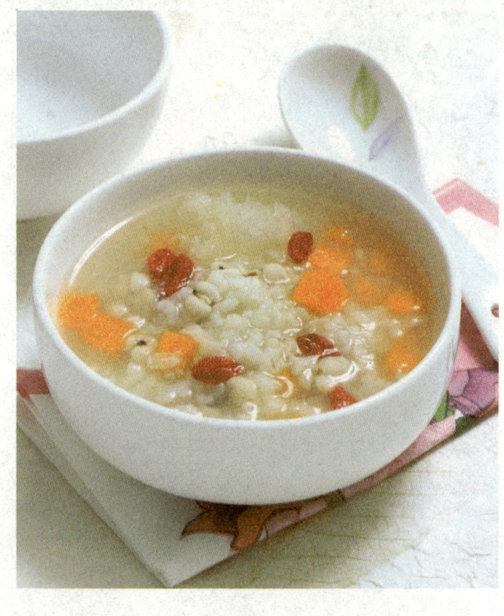

温馨提示

南瓜富含膳食纤维，薏米能够利尿除湿，大米也可促进消化，熬粥食用可促进血液中胆固醇排出，避免血脂沉积。

小米

强化、扩张动脉血管

性味：性凉，味甘、咸
归经：归肾、脾、胃经
每餐建议用量：75~100克

· 养护血管的益处

小米中丰富的维生素E，能强化、扩张动脉血管，有助于降低血压。小米中含有丰富的B族维生素，补充足量的B族维生素，可以降低同型半胱氨酸的水平，明显降低心脑血管病的发病风险。

· 厨房小窍门

小米易遭蛾类幼虫等危害，发现后可将生虫部分取出单独处理。在容器内放1袋新花椒即可防虫。

· 其他养生功效

小米膳食纤维含量丰富，还含有丰富的维生素 B_1 和维生素 B_2，有助于防止消化不良，具有很好的养胃效果。

小米富含铁、磷元素，能很好地补血、健脑；小米还含有丰富的脂肪，且主要为不饱和脂肪酸，可降低血液黏稠度，改善血液微循环 。

· 怎么吃最养生

搭配大豆、肉，提升营养

小米宜与大豆或肉类食物混合食用，这是由于小米的氨基酸中缺乏赖氨酸，而大豆的氨基酸中富含赖氨酸，可以补充小米的不足。

小米红糖调养产后体虚

小米有滋阴养血的功能，可以调养产妇虚寒的体质，产妇可用小米加红糖来煮粥食用。

· 饮食宜忌

✔ 一般人群均可食用，尤其适合失眠、体虚者以及脾胃虚弱、食不消化、反胃呕吐者食用。

✘ 气滞者及小便清长者最好不吃或少吃小米。

小米红豆粥 防止脂肪沉积

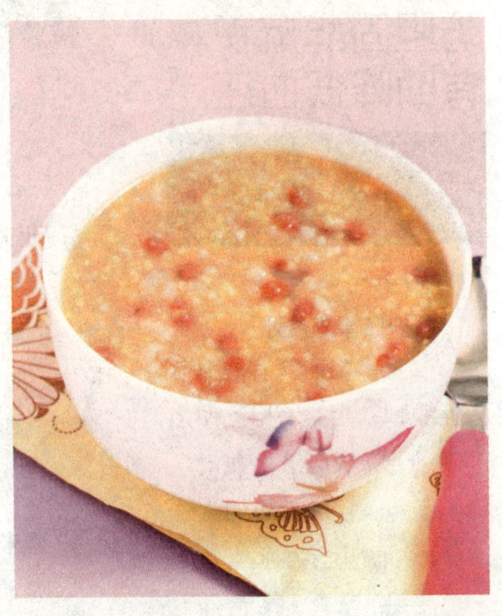

材料 红豆、小米各50克，大米30克。

调料 红糖适量。

做法

❶ 红豆洗净，用清水泡 4 小时；小米、大米分别洗净。

❷ 锅中倒入适量清水烧开，放入红豆煮软后，放入小米和大米煮沸，转小火熬成稠粥，加红糖拌匀即可。

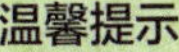

温馨提示

小米和红豆煮粥喝，煮得稠一点，可以完好地保存小米的营养成分和红豆降血脂的营养素，常食这款粥，降血脂作用显著。

小米素炒 健脑，软化血管

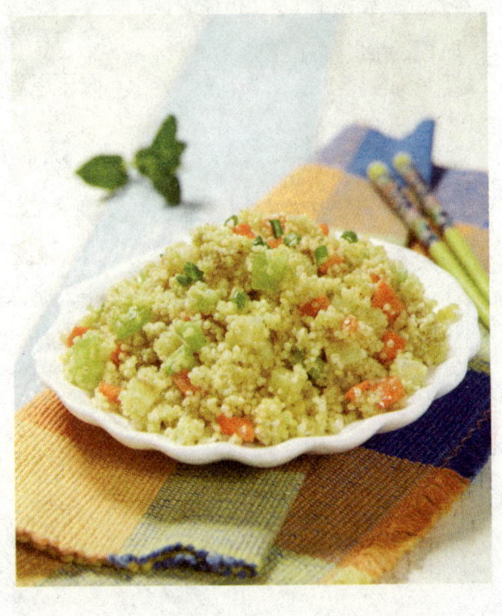

材料 小米100克，牛奶240克，胡萝卜丁、土豆丁、青笋丁各30克，鸡蛋2个。

调料 葱花、盐、植物油各适量。

做法

❶ 小米洗净，用牛奶浸泡 1 小时后，控干，放入蒸锅，上气后蒸 20 分钟，取出凉凉，搓散；取蛋黄打散。

❷ 油微热，爆香葱花后放入胡萝卜丁、土豆丁、青笋丁炒熟，倒入小米、蛋黄炒散，加盐调味即可。

温馨提示

挑选呈天然金黄色、色泽鲜艳、外观亮泽圆润、米粒完整的优质小米，炒出来的小米饭更香糯且富有营养。

薏米

防胆固醇沉积，有助降低血压

性味：性凉，味甘、淡
归经：归脾、肺、肾经
每餐建议用量：60克左右

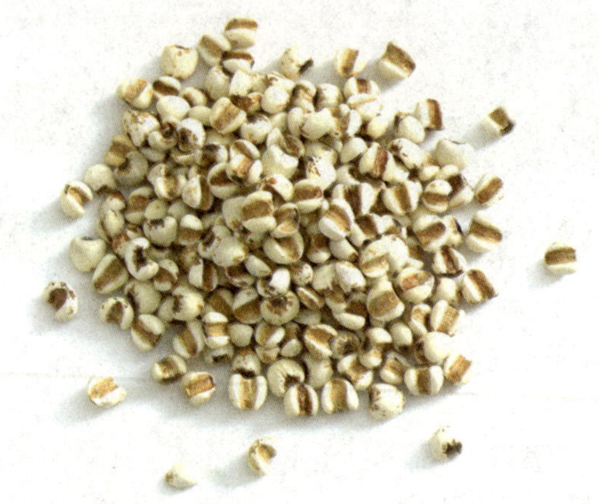

· 养护血管的益处

薏米中所含有的亚油酸和维生素E相互作用，可降低血液中血清胆固醇、甘油三酯的浓度，并防止其在血管壁上沉积；富含的水溶性膳食纤维，能够促进血液中胆固醇的排出。同时，薏米还有助于扩张血管，帮助降压。

· 厨房小窍门

薏米的米质较硬，烹调前一般需要用水浸泡，泡米用的水最好与米一起下锅同煮，避免薏米中所含的营养物质流失。

· 其他养生功效

常吃薏米可使皮肤光泽细腻，有助于消除粉刺、色斑，改善肤色，还能使身体轻盈，增强免疫力，减少肿瘤的发病几率。薏米还能辅助调养水肿、脾虚泄泻等病症。

· 怎么吃最养生

薏米搭红豆，更适合脾胃虚弱型高血压患者

薏米富含氨基酸、维生素及膳食纤维，具有较好的利水去湿、健脾养胃、清热润肺功效，适合痰湿内阻造成的脾胃虚弱型高血压患者食用。红豆属于高蛋白、低脂肪的优质植物蛋白，并且含有丰富的铁。两者同食，更适合脾胃虚弱型高血压患者。

· 饮食宜忌

✓ 多数人都可以食用，尤其适合体弱的人。

✗ 薏米会促使子宫收缩，有诱发流产的可能，所以孕妇应忌食，同时，汗少、尿多、便秘者忌食。

薏米山药粥 防止血脂沉积

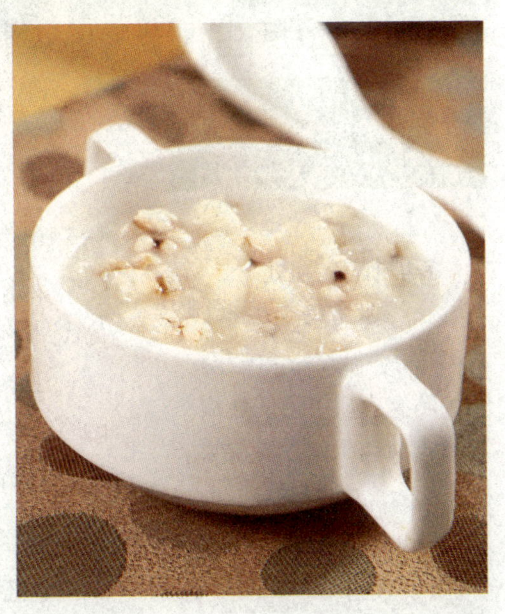

材料　薏米、大米各 50 克，山药 30 克。

做法

1. 薏米、大米分别洗净，薏米浸泡 4 小时，大米浸泡 30 分钟；山药洗净，去皮，切成丁。
2. 锅内倒清水烧开，放薏米用大火煮沸，再加入山药丁、大米，转小火熬煮至山药及米粒熟烂即可。

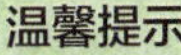

山药中所含的黏液蛋白、维生素和其他微量元素能有效阻止血脂在血管壁的沉淀。这道粥可预防高脂血症、高血压、以及心血管疾病。

南瓜薏米饭 辅助降压

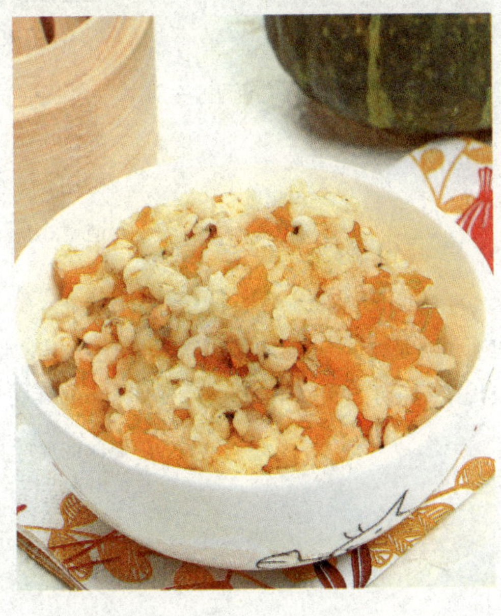

材料　薏米50克，南瓜200克，大米100克。

做法

1. 南瓜洗净，去皮、去瓤，切成颗粒；薏米洗净，拣去杂质，浸泡 3 小时；大米洗干净，浸泡半小时。
2. 将大米、薏米、南瓜粒和适量清水放入电饭锅中，摁下“煮饭”键，蒸至电饭锅提示米饭蒸好即可。

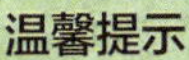

食用薏米前先炒一下，可减轻薏米的凉性，健脾效果更好。

玉米

保持血管弹性

性味：性平，味甘
归经：归胃，大肠经
每餐建议用量：70克左右

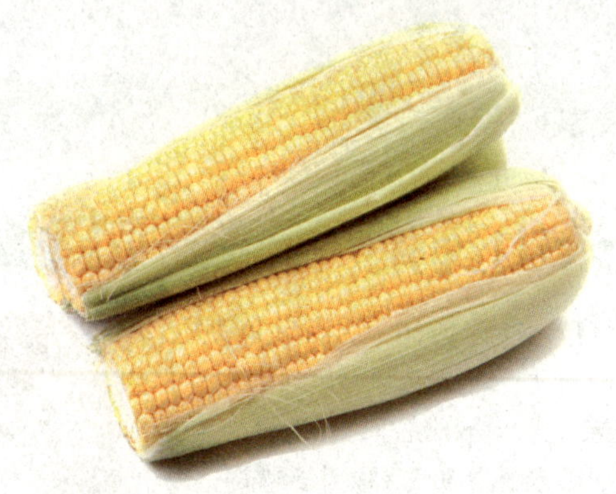

· 养护血管的益处

玉米中的维生素E有缓解动脉粥样硬化、预防高血压、降低血清胆固醇的作用；维生素B_2也有助于保护心血管，能减少冠心病和心肌梗死的发病率。

另外，玉米油中含有一种辅酶，和玉米油中的其他成分共同作用，可以阻止胆固醇在血管内形成血栓，从而防止心肌梗死的发生。

· 厨房小窍门

买回的新鲜玉米，保留内叶用保鲜膜包裹好，放入冰箱冷冻可以保鲜半年之久。

· 其他养生功效

玉米中的膳食纤维通过促进脂肪和其他营养的代谢，可以稳定餐后血糖。

玉米中含有谷胱甘肽，被誉为长寿因子，在硒的参与下，生成谷胱甘肽氧化酶，具有恢复青春、延缓衰老的功能。

· 怎么吃最养生

连胚尖一起吃

胚尖是玉米粒长在玉米棒那端、两侧透过米皮能看到的芽状物，吃玉米时要把玉米粒里的胚尖也吃掉，因为玉米中的很多营养素都集中在这里。

玉米须泡茶饮用降三高

玉米须含大量硝酸钾、维生素K、谷固醇、豆固醇和一种挥发性生物碱，有利尿、降压、平稳血糖、降低胆固醇的作用。玉米须放入砂锅加适量水煎煮，取汁饮用即可。

· 饮食宜忌

✔ 一般人均可食用，尤其适合消化不良、动脉粥样硬化、高血压、习惯性便秘、慢性肾炎水肿、肥胖症、脂肪肝、冠心病、维生素A缺乏症等患者。

✖ 玉米发霉后会产生致癌物质，所以发霉的玉米绝不能食用。

椒盐玉米段 降低胆固醇

材料 甜玉米2个。

调料 盐、黑胡椒各适量。

做法

❶ 玉米洗净，切小节，再一分为四小段。

❷ 锅热后加比平时炒菜量多的油，下玉米段不断翻炒至九分熟，用中小火盖盖焖几分钟，加椒盐再翻炒熟即可。

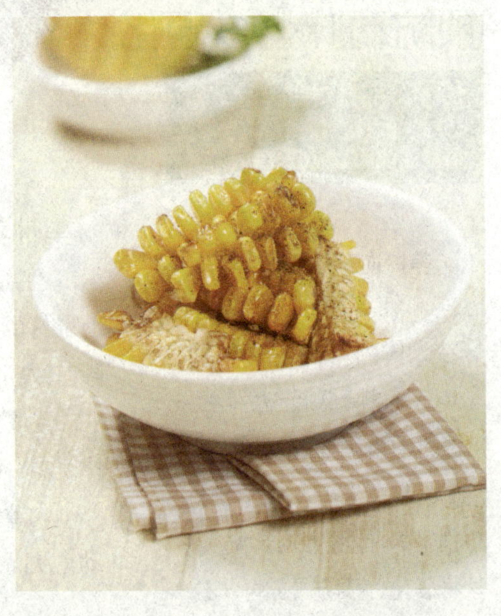

温馨提示

玉米要挑选颗粒紧密饱满的，这样的水分充足、新鲜，炒出来的口感更好。

红薯玉米粥 预防动脉粥样硬化

材料 玉米150克，红薯200克。

做法

❶ 红薯洗净，去皮，再次洗净后切大块；玉米淘洗干净，浸泡6小时。

❷ 锅置火上，放入适量清水，加入玉米，大火煮沸后放入红薯块，转小火熬煮至粥成即可。

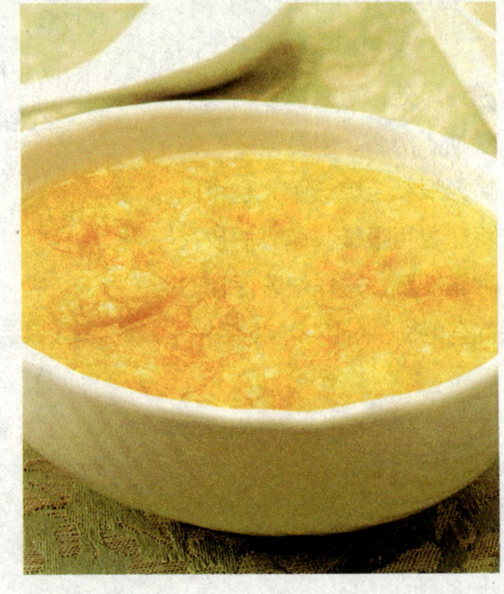

温馨提示

红薯和玉米的脂肪极少，而且富含膳食纤维，饱腹感强，非常适合减肥时食用。

红薯

预防动脉粥样硬化

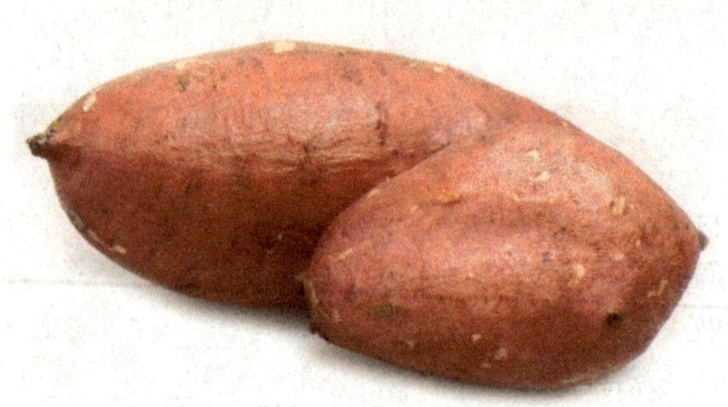

性味：性平，味甘
归经：归脾、肾经
每餐建议用量：150克左右

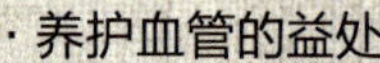

· 养护血管的益处

红薯中的胡萝卜素在人体内可转化成维生素A，能降低低密度脂蛋白胆固醇和血清总胆固醇，从而保持人体内动脉血管的弹性，防止动脉粥样硬化，预防冠心病，还有防止癌变的功能。

· 厨房小窍门

红薯用报纸包裹至于阴凉通风处，可以保存两三个星期不黑心，但是最好经常摊开报纸上晾一晾。也可以将红薯用报纸包起来后放在冰箱冷藏，这样红薯保存时间会更长，而且不会发芽。

· 其他养生功效

红薯含有膳食纤维，对预防结肠癌和乳腺癌有较好的作用；还含有丰富的胡萝卜素，能够消除有致癌作用的自由基，增强人体免疫力。

红薯中的绿原酸可抑制黑色素的产生，还可抗衰老，保持皮肤弹性。

红薯含有大量的膳食纤维，能刺激肠胃蠕动，从而起到通便排毒的作用。

· 怎么吃最养生

红薯不宜单独吃

红薯可以和米面搭配食用。另外，吃红薯容易反酸，搭配一些咸菜、咸汤食用可起到中和作用，防止胃酸分泌过多引起的胃灼热症状。

红薯叶也养生

红薯叶是红薯成熟后地上秧茎顶端的嫩叶，在南方四季可采收，有提高免疫力、降糖等保健功效。

· 饮食宜忌

✔ 适合经常被便秘困扰的人食用。

✘ 胃溃疡患者、胃酸过多者及容易胀气的人不宜多食。

红薯糙米粥 抑制胆固醇的吸收

材料 糙米 75 克，红薯 100 克。

做法

1. 糙米洗净，浸泡 3 小时；红薯去皮洗净，切丁。
2. 将糙米和适量清水放入锅中，大火煮沸后放入红薯丁，转小火熬煮至粥成即可。

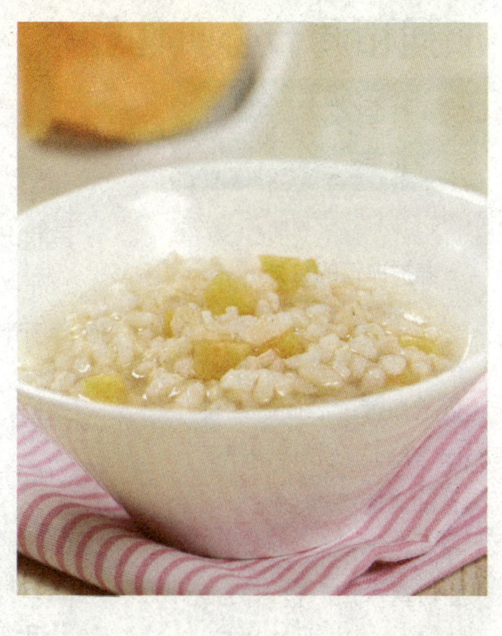

温馨提示

糙米中加入红薯有助于提升口感，预防心血管疾病。

红薯紫米红豆豆浆 预防动脉粥样硬化

材料 红薯50 克，紫米、红豆各20 克。

调料 白糖适量。

做法

1. 红豆淘洗干净，用清水浸泡 6 ~ 8 小时；紫米洗净，浸泡 2 小时；红薯去皮，洗净，切小丁。
2. 将上述食材一同倒入全自动豆浆机中，加水至上、下水位线之间，按下“豆浆”键，煮至豆浆机提示豆浆做好，过滤后依个人口味加适量白糖调味即可。

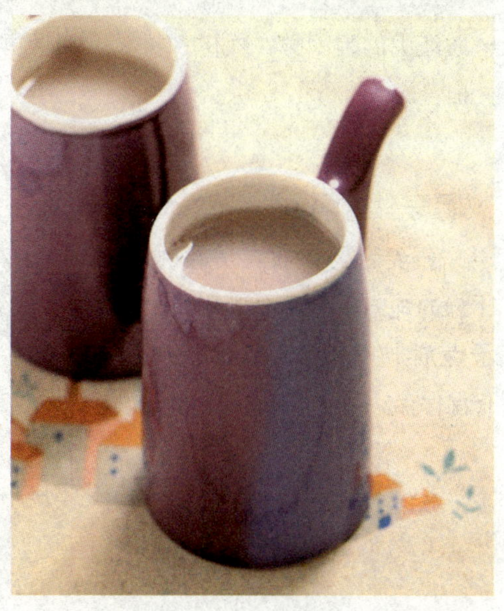

温馨提示

红豆、紫米、红薯中均含有较多的膳食纤维，具有良好的降血压、降血脂、调节血糖作用，有助预防冠状动脉硬化引起的心脏病。

荞麦

加强和调节心肌功能

性味：性凉，味甘
归经：归脾、胃、大肠经
每餐建议用量：60克左右

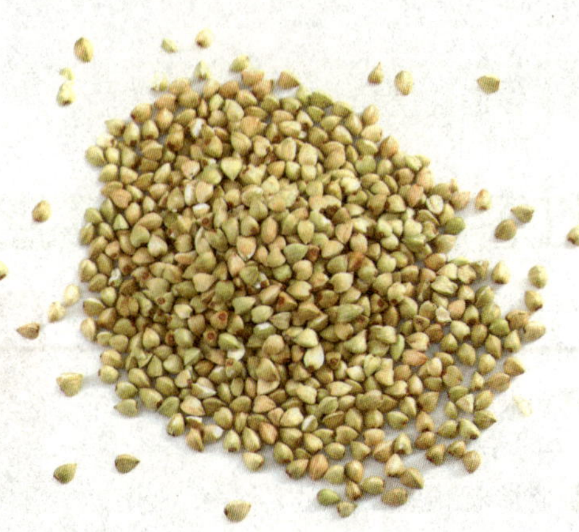

· 养护血管的益处

荞麦中含有丰富的水溶性膳食纤维，能够促进血液中胆固醇的排出，降低血清胆固醇、甘油三酯等的浓度；所含有的亚油酸和维生素E相互作用，也可降低血液中胆固醇的浓度，并防止其在血管壁上沉积；维生素P能够降低血液中的胆固醇，软化血管。

· 厨房小窍门

荞麦米要存放在常温、干燥的地方；荞麦面最好与干燥剂一齐密封在容器中，低温保存。

· 其他养生功效

荞麦中含有的镁元素，参与人体细胞能量转换，可调节心肌活动，抑制凝血酶生成，降低血清胆固醇。

荞麦富含膳食纤维，可改善糖耐量，抑制餐后血糖上升的幅度，平稳血糖，对糖尿病患者十分有益。

· 怎么吃最养生

粗细搭配口感好更营养

荞麦米口感较粗糙，烹调时宜加些大米，让其口感变得滑软一些，而且粗细粮搭配食用，可以使得营养更均衡。

由于荞麦没有延展性和弹性，在荞麦面粉中加20%~30%的面粉，可增加其嚼劲和口感，同时又有助于糖尿病患者平稳餐后血糖。

· 饮食宜忌

✔ 尤其适合糖尿病患者、高血压患者经常食用。

✘ 荞麦含有致敏物质，过敏体质者不宜食用。

✘ 荞麦一次不可食用太多，否则易造成消化不良。

荞麦饸饹 抗氧化、降血压

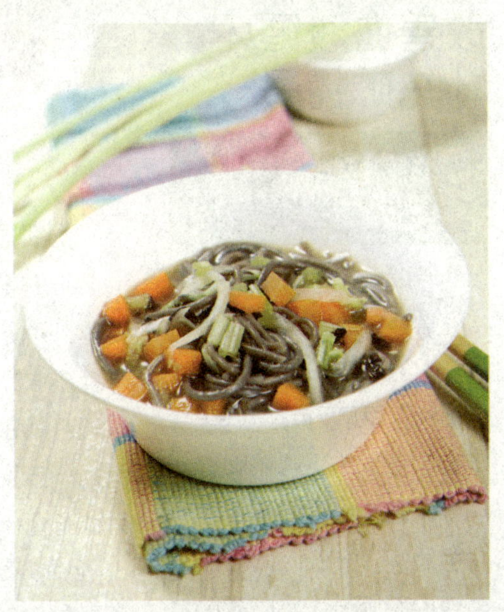

材料 荞麦面、普通面粉各 200 克，白菜、胡萝卜、芹菜各 30 克，紫菜 3 克。

调料 盐、香油、生抽各 2 克，高汤适量。

做法

1. 把两种面粉放进容器中，加盐拌匀，加入适量清水和成面团，将面团分成数个小面团，揉成长圆柱形，逐个放进压面机压成饸饹。
2. 锅内加入适量水，烧开后放入面条煮熟，捞出放入碗中。
3. 白菜、芹菜择洗干净，白菜切丝，芹菜切丁；胡萝卜洗净，去皮，切丁。
4. 另起锅，将高汤加水煮开，加入生抽、香油、紫菜、胡萝卜丁、芹菜丁、白菜丝再次煮沸，将汤汁倒入饸饹中即可。

荞麦桂圆粥 软化血管

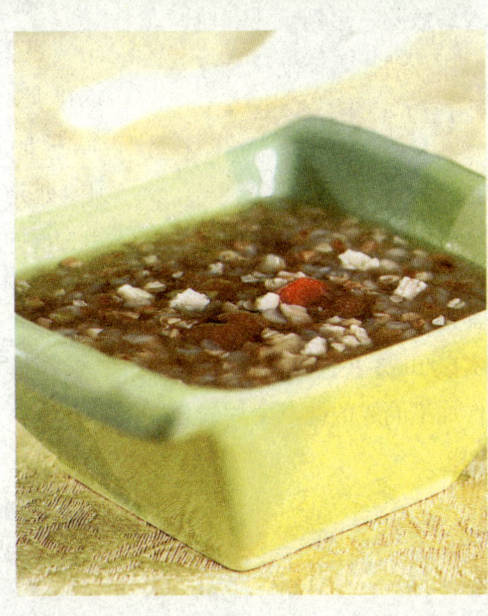

材料 荞麦80克，干桂圆肉40克，枸杞子5克。

调料 白糖适量。

做法

1. 荞麦淘洗干净，浸泡 4 小时；干桂圆肉洗净，撕碎；枸杞子洗净。
2. 锅置火上，加适量清水，放入荞麦，用大火煮沸，转小火熬煮约 20 分钟，放入桂圆肉碎、白糖、枸杞子，再煮约 10 分钟后关火，不揭盖再闷约 10 分钟。

温馨提示

这款粥有补血安神、软化血管、防止血压升高的作用。

燕麦

改善血液循环，补充矿物质

性味：性平，味甘
归经：归脾、肝经
每餐建议用量：40克左右

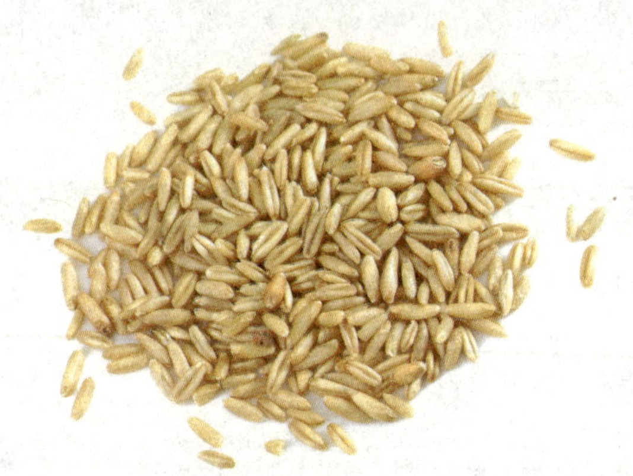

· 养护血管的益处

燕麦中的亚油酸、植物胆固醇及特有的β-葡聚糖，能阻碍胆固醇的制造，防止肠道吸附胆固醇，降低人体血液中的胆固醇，使血液中胆固醇浓度下降，因而减少动脉粥样硬化发生的危险，起到预防高血压、动脉粥样硬化及冠心病的作用。

· 厨房小窍门

速食燕麦片是很多人尤其是办公室一族的最爱。其实以100%的燕麦为原料制作加工而成的纯燕麦片最为理想。

· 其他养生功效

燕麦富含可溶性膳食纤维，能结合体内胆固醇，并使其排出体外，减肥降脂效果好，而且膳食纤维易引起饱腹感，血脂异常合并肥胖的人可长期食用。

燕麦中的维生素E、亚麻酸、铜、锌、硒、镁能清除体内的自由基，延缓衰老。

燕麦富含维生素E，可以抗氧化、美肌肤，具有很好的美容功效。

· 怎么吃最养生

充分利用燕麦麸皮可有效降脂

燕麦麸皮中的膳食纤维可增加肠道胆汁酸的排泄，降低血液中胆固醇的含量。做法是取30～50克燕麦麸皮，与大米淘洗干净后放入锅中，加适量水，做粥食用。也可以用燕麦麸皮掺到白面中烙饼或做馒头。肥胖的高脂血症患者可经常食用，效果显著。

· 饮食宜忌

✅ 一般人群均可食用，尤其适合高血压、血脂异常、动脉粥样硬化、盗汗、水肿、习惯性便秘者。

❌ 皮肤过敏者忌食。

燕麦南瓜粥 辅助降压

材料 燕麦片 50 克，大米 60 克，南瓜 100 克。

做法

❶ 将南瓜洗净，削皮，去子，切成小块；大米洗净，用清水浸泡 30 分钟。

❷ 锅置火上，将大米与清水一同放入锅中，大火煮沸后改小火煮 20 分钟。

❸ 放入南瓜块，小火煮 10 分钟，再加入燕麦片，继续用小火煮 10 分钟即可。

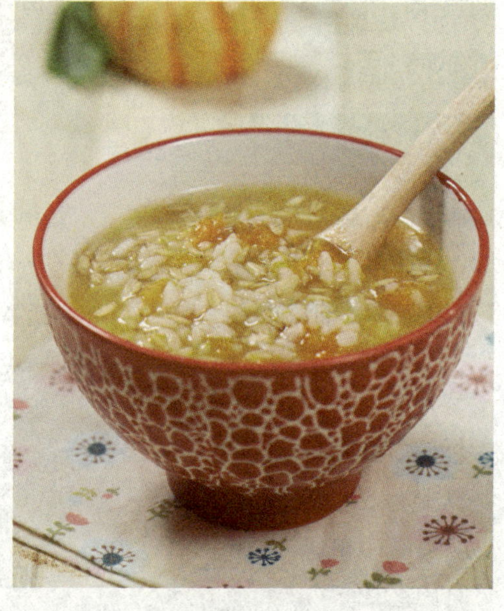

温馨提示

食用即食燕麦片时烹煮的时间不宜过久，不然会损失其营养。

凉拌燕麦面 加速肠胃蠕动

材料 燕麦面、黄瓜各100 克。

调料 盐、香油、蒜末各适量。

做法

❶ 燕麦面加适量水和成光滑的面团，饧 20 分钟后擀成一大张薄面片，将面片切成细丝后蘸燕麦面抓匀、抖开，即成燕麦手擀面。

❷ 将燕麦手擀面煮熟，捞出凉凉；黄瓜洗净，切成丝。

❸ 将黄瓜丝撒在煮好的燕麦手擀面上，加入盐、蒜末、香油调味即可。

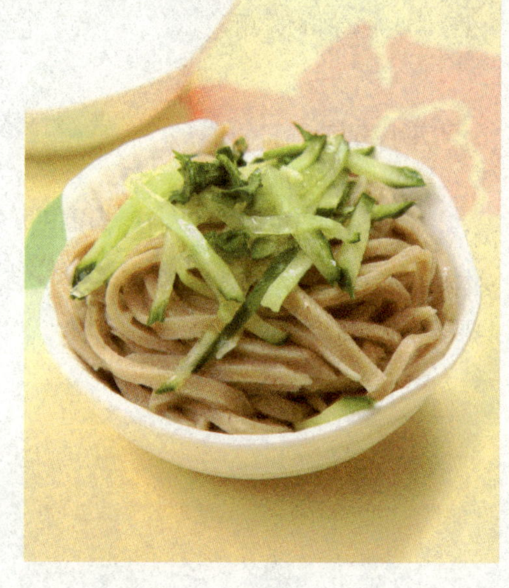

温馨提示

煮熟的燕麦面搭配其他蔬菜凉拌食用，用香油提香，减少用油量，口感清淡，降脂效果显著。

黄豆

扩张血管，使血液循环畅通

性味：性平，味甘
归经：归脾、大肠经
每餐建议用量：30克左右

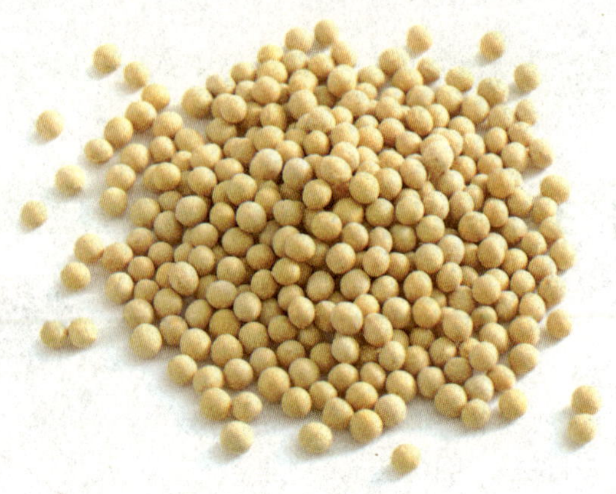

· 养护血管的益处

黄豆及其制品中的皂苷能分解胆固醇，从而使血液循环顺畅，不仅能有效降低血脂，还具有减轻和预防动脉粥样硬化的作用。

黄豆所含卵磷脂是大脑细胞组成的重要部分，常吃黄豆对增加和改善大脑功能有很好作用。

· 厨房小窍门

煮黄豆前先将黄豆用水浸泡，煮的时候放一些盐，这样会使黄豆不仅容易煮熟，也更容易入味。

· 其他养生功效

黄豆中富含皂苷、蛋白酶抑制剂、异黄酮、钼、硒等抗癌成分，对癌细胞有抑制作用。

黄豆富含铁，可预防贫血，对皮肤干燥粗糙、头发干枯也大有好处，还可提高细胞的新陈代谢，促使机体排出毒素。

· 怎么吃最养生

黄豆一定要熟透吃

特别要注意，在烹饪黄豆时一定要煮透、煮烂，食用半生不熟的黄豆，可能会出现腹胀、腹泻、呕吐、发热等症状。

· 饮食宜忌

✔ 尤其适合三高疾病患者、更年期综合征者、骨质疏松者食用。

✔ 黄豆加小米一起煮粥，可以互补提高蛋白质利用率。

✘ 黄豆易产气，食积腹胀者不宜食用，否则会加重症状。

小米黄豆粥 防止血管硬化

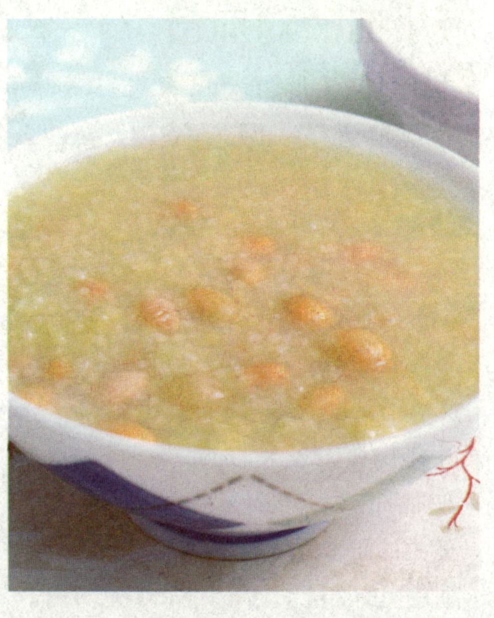

材料 小米 100 克，黄豆 50 克。

做法

1. 小米淘洗干净；黄豆淘洗干净，用水浸泡 4 小时。
2. 锅置火上，倒入适量清水烧沸，放入黄豆用大火煮沸后，改用小火煮至黄豆将酥烂，再下入小米，用小火慢慢熬煮，至粥稠即可。

温馨提示

黄豆和小米一起煮粥食用，可以较好地预防血脂异常，维护血管弹性。

焖茄豆 护血管，降血脂

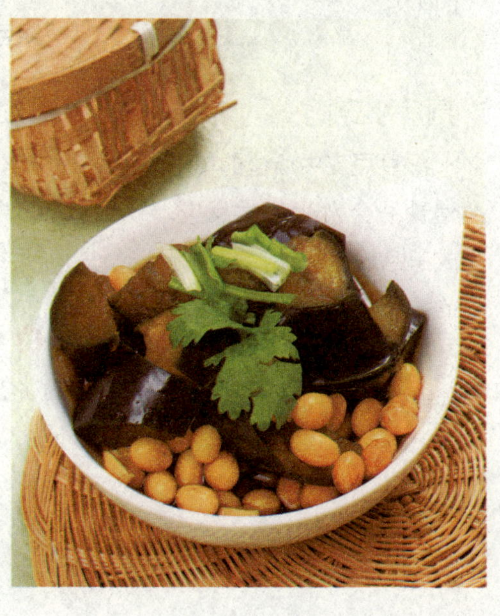

材料 黄豆100克，茄子300克。

调料 花椒粒3克，盐2克，酱油、葱丝、香菜段、香油各适量。

做法

1. 黄豆用清水浸泡一晚，洗净；茄子去蒂，洗净，切块。
2. 砂锅置火上，放入黄豆、花椒粒和没过黄豆的清水，大火烧开后转小火煮至黄豆八成熟，拣出花椒粒，放入茄子块，淋入约 250 克清水，小火烧至茄子熟透，加酱油、盐调味，淋上香油，撒上葱丝和香菜段即可。

温馨提示

茄子富含的维生素P，有软化血管、降血脂的作用。

绿豆

减小血液对血管壁的压力

性味：性寒，味甘。
归经：归心、胃经。
每餐建议用量：50克左右

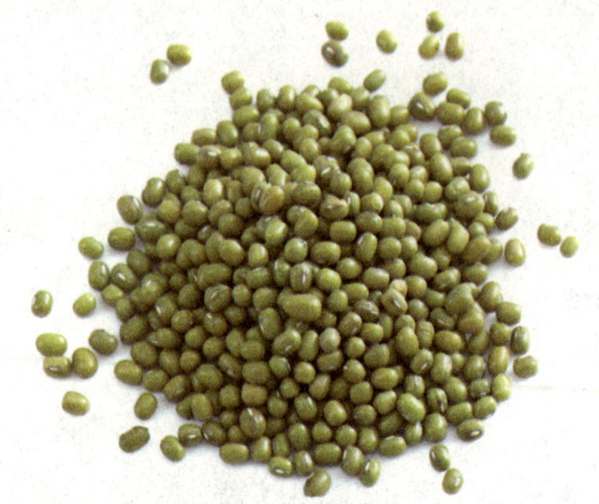

· 养护血管的益处

绿豆具有利尿的功效，可帮助人体从尿液中排出体内多余的钠，使血细胞中含水量及血管内的血容量降低，心脏输出的血量也会减少，从而减小血液对血管壁的压力，起到辅助降压的作用。

· 厨房小窍门

绿豆豆皮中所含的单宁质遇铁后会发生化学反应，生成黑色的单宁铁，并使绿豆的汤汁变为黑色，影响味道及消化吸收。因此，不要用铁锅煮绿豆粥。

· 其他养生功效

绿豆能清热解毒、活血化瘀，可用于暑天发热或自觉内热及伤于暑气的各种疾病。

绿豆利水湿，治疗各种水肿，并有抗过敏功效，可用于荨麻疹等疾病。

· 怎么吃最养生

做汤粥，消暑的不二选择

绿豆汤煮法很多，可以单纯用绿豆煮，也可以加入薏米、百合、南瓜、海带等，口味很多。绿豆粥则是以绿豆和大米或小米为原料，根绝个人喜好加入其他材料同煮而成。

绿豆搭配大米，增进食欲

绿豆可以搭配大米煮粥，能补充更多的微量元素和B族维生素，还能增进食欲。

· 饮食宜忌

✅ 尤其适合热性体质、高血压及水肿患者食用。

❌ 绿豆具有解毒的功效，体质虚弱和正在吃中药的人不要多吃。绿豆性凉，脾胃虚寒、肾气不足、腰痛的人不宜多吃。

·养护血管食疗方

小米绿豆粥 降低胆固醇

材料 小米 50 克，绿豆 20 克。

做法

❶ 将小米洗净；绿豆洗净，浸泡 4 小时，放蒸锅中蒸熟。

❷ 锅置火上，放入适量水，加入小米，大火煮沸后，小火熬烂，然后加入蒸熟的绿豆煮沸即可。

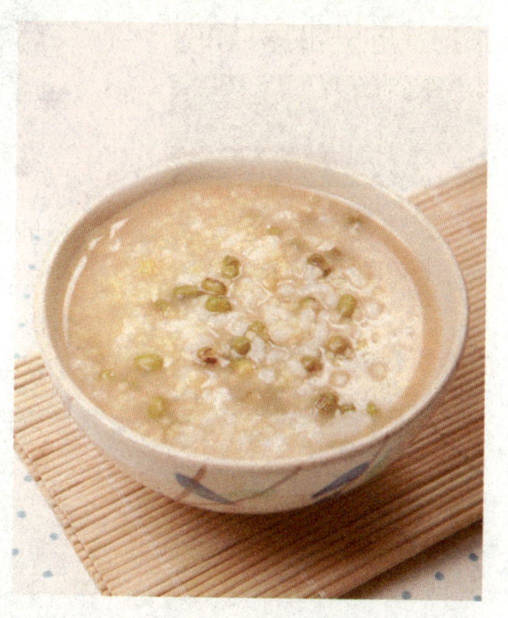

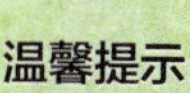

温馨提示

绿豆与小米熬粥食用有清热利尿的功能，适合血尿酸高、痛风及高血压患者。还可降低血压和胆固醇、预防动脉粥样硬化。

菠菜拌绿豆芽 降压、消暑

材料 菠菜200 克，绿豆芽100 克。

调料 盐、芥末酱、醋、芝麻油各5克，鸡精2克。

做法

❶ 菠菜择洗干净，放入沸水中焯透，捞出切段；绿豆芽掐头去根，烫熟。

❷ 芥末酱放入温水中调匀，加盖闷几分钟至出味。

❸ 将菠菜、绿豆芽盛入碗中，加入盐、芥末酱、醋、芝麻油、鸡精，拌匀即可。

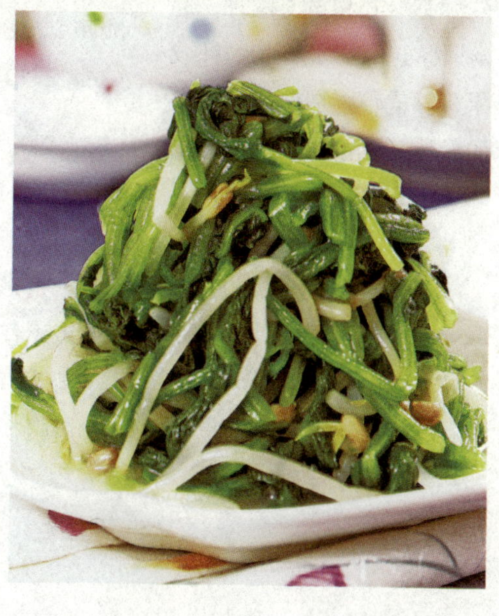

温馨提示

菠菜拌豆芽富含维生素、膳食纤维、叶酸等营养，口感清淡，适合夏季食用。

黑豆

促进胆固醇代谢

性味：性平，味甘。
归经：归脾、肾经。
每餐建议用量：40克左右

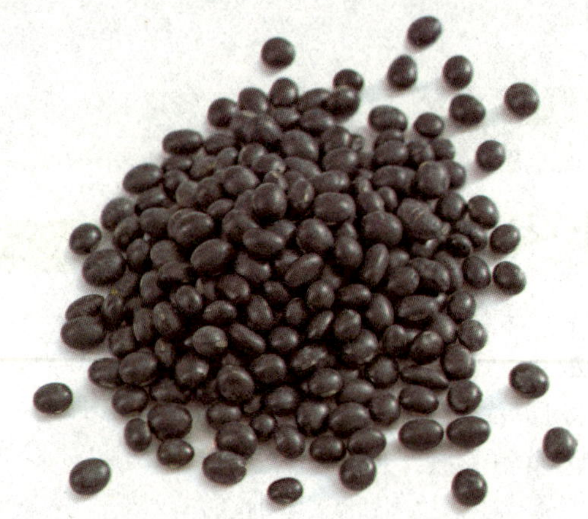

· 养护血管的益处

黑豆的油脂中主要是不饱和脂肪酸和镁等成分，均可促进血液中胆固醇的代谢、降低胆固醇，预防心脑血管疾病的发生。

· 厨房小窍门

黑豆的外皮呈黑色，内仁则有绿心和黄心两种，选购时常选绿心豆，其滋补效果好。黄心豆是从日本引进的品种，通常用于制作蜜饯。

· 其他养生功效

“黑豆乃肾之谷”，肾虚的人食用黑豆可缓解尿频、腰酸、女性白带异常及下腹阴冷等症状。

黑豆中含有丰富的 B 族维生素及维生素 E，具有很好的美容功效，并能防止白发早生。

黑豆所含的不饱和脂肪酸可在人体内转成卵磷脂，有防止大脑老化、健脑益智的作用，对预防老年性痴呆有辅助效果。

· 怎么吃最养生

带皮食用

黑豆皮呈黑色，富含花青素，花青素有很好的抗氧化功效，可以延缓衰老，清除体内自由基，因此食用黑豆时不宜去掉外皮，应带皮食用。

· 饮食宜忌

✅ 适宜脾虚水肿、脚气水肿、脱发肾虚者食用。

❌ 老年人及体质虚弱者不宜多食，尿酸过高者不宜多食。

❌ 消化功能不良者不宜多食黑豆，否则会引起腹胀。

燕麦黑豆豆浆 降低血液胆固醇

材料 燕麦片 40 克，黑豆 30 克。

做法

❶ 黑豆用清水浸泡 4 小时，洗净；燕麦片淘洗干净。

❷ 将上述材料倒入全自动豆浆机中，加水至上、下水位线之间，按下“豆浆”键，煮至豆浆机提示豆浆做好过滤即可。

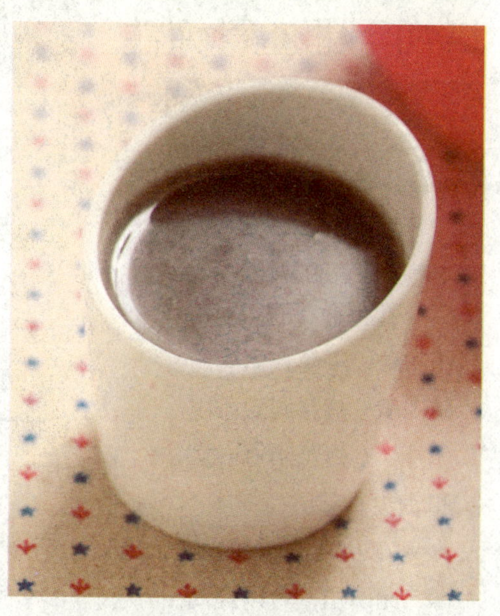

温馨提示

燕麦富含膳食纤维，可降低血液中胆固醇与甘油三酯的含量，黑豆基本不含胆固醇，又有抑制人体吸收胆固醇、降低胆固醇在血液中含量的作用，这款粥能降低血脂、软化血管。

莲藕黑豆汤 降低血液黏稠度

材料 莲藕200克，黑豆、红枣各80克，陈皮少许。

调料 姜丝、盐、清汤各适量。

做法

❶ 黑豆干炒至豆壳裂开，洗去浮皮；莲藕去皮，洗净，切片；红枣洗净；陈皮浸软。

❷ 锅中倒入适量清汤烧开，放入莲藕片、陈皮、姜丝、黑豆和红枣用大火煮开，然后转小火继续煮 1 小时，加盐调味即可。

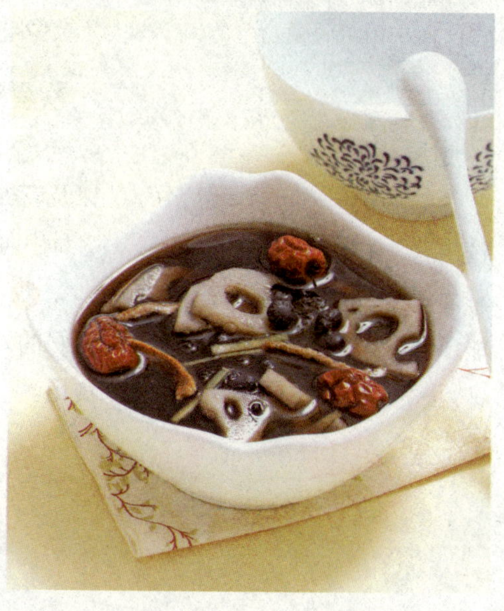

温馨提示

黑豆中所含的微量元素如锌、铜等可延缓人体衰老、降低血液黏稠度；莲藕富含铁、钙等微量元素，可补益气血。

花生

增加毛细血管弹性

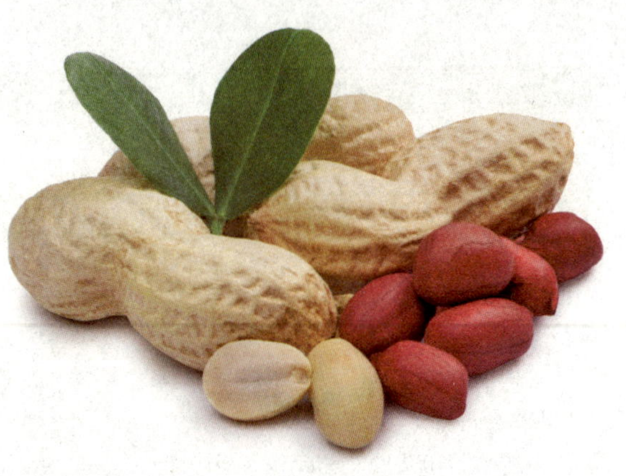

性味：性平，味甘
归经：归脾、肺经
每餐建议用量：30克左右

·养护血管的益处

花生含有的不饱和脂肪酸，可使人体内的胆固醇分解为胆酸排出体外，有效预防冠心病和动脉粥样硬化。

花生中所含的胆碱、卵磷脂，可以提高高密度脂蛋白胆固醇水平，从而降低血液中的甘油三酯，预防动脉粥样硬化和心脏病。

·厨房小窍门

选购花生米时要选择颗粒饱满，红衣皮光亮的，发霉的花生、发芽的花生都不能食用。

·其他养生功效

花生含有维生素 E 和锌，能增强记忆，抗老化，延缓脑功能衰退，滋润皮肤。

花生富含可溶性膳食纤维，能促进肠道内的有害物质排出体外，降低有害物质在体内的积存和所产生的毒性，预防肠癌的发生。

·怎么吃最养生

水煮花生不上火

花生的吃法有很多，尤以水煮食用最好。水煮花生保留了花生中原有的植物活性成分，在抗癌防病等方面效果更好，也易于消化吸收，并且不会像吃炒花生那样容易上火。

·饮食宜忌

✔ 一般人皆可食用，尤其适合孩子、老人，以及营养不良、食欲缺乏、高血压、高脂血症、各种出血性疾病患者食用。

✖ 患胆道疾病或胆囊切除以及肠胃功能不好的人，血液黏度增高、有血栓的人不宜多食用。

五谷豆浆 保护心血管

材料 黄豆30克，青豆、黑豆、豌豆、花生仁各10克。

调料 冰糖10克。

做法

❶ 黄豆、黑豆、青豆、豌豆用清水浸泡4小时，洗净；花生仁洗净。

❷ 将上述食材一同倒入豆浆机中，加适量水，按下“豆浆”键，煮至豆浆机提示做好，过滤后加冰糖搅拌至化开即可。

温馨提示

黑豆能软化血管，并能滋补肾阴，改善老年人体虚乏力的状况。花生仁中的不饱和脂肪酸可以保护心血管。这款豆浆能保护心血管、延缓衰老。

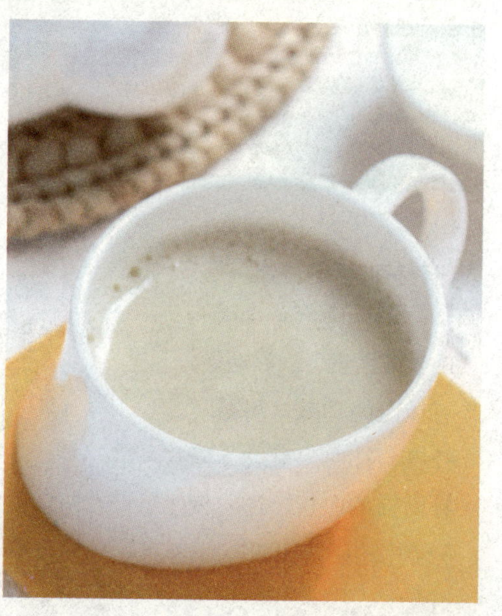

双仁拌茼蒿 降血压、降血脂

材料 茼蒿250克，松子仁、花生仁各25克。

调料 盐、香油各适量。

做法

❶ 将茼蒿择洗干净，下入沸水中焯1分钟，捞出，凉凉，沥干水分，切段；松子仁和花生仁挑去杂质。

❷ 炒锅置火上烧热，分别放入松子仁和花生仁炒熟，取出，凉凉。

❸ 取盘，放入茼蒿、盐和香油并拌匀，撒上松子仁和花生仁即可。

温馨提示

茼蒿矿物质含量丰富，可润肺消痰、养心清血；双仁和茼蒿凉拌食用可降低血液中胆固醇和甘油三酯，并能降血压。

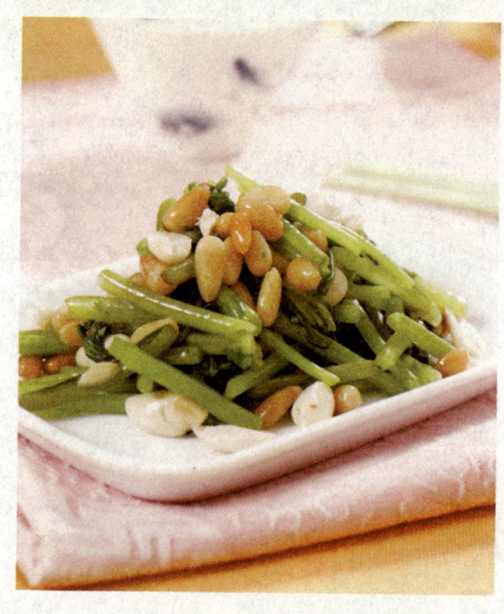

鸡肉

舒张血管

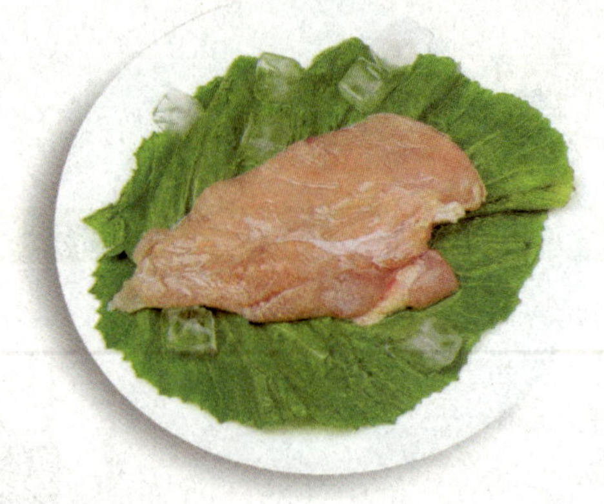

性味：性温，味甘
归经：归脾、胃经
每餐建议用量：50克左右

·养护血管的益处

鸡肉中含有丰富的B族维生素、铁和烟酸，有造血的功效，可益气补虚、补血，有助于修补破损的血管，还可使肝脏中的脂肪加速排出，避免形成肥胖及脂肪肝。

·厨房小窍门

识别注水鸡：注过水的鸡，皮上有红色针点，周围呈乌黑色，用手指在鸡的皮层下一掐，会明显感到打滑。用手摸会感觉表面高低不平，而未注水的鸡摸起来很平滑。

·其他养生功效

鸡肉有温中益气、补虚填精、健脾胃、强筋骨等功效，对营养不良、畏寒怕冷、乏力疲劳、月经不调等症有很好的食疗作用。

鸡胸肉中富含B族维生素，可消除疲劳、保护皮肤；鸡腿肉中含有较多的铁，可改善缺铁性贫血。

·怎么吃最养生

这些部位尽量不要吃

鸡屁股里聚集着病菌、病毒、致癌物等有害物质，最好不吃。

鸡脖子是血管和排毒腺体集中的部位，最好剥下鸡皮，去掉颈部的皮下脂肪再食用。

鸡皮中脂肪和胆固醇含量较高，污染物含量也较高，烹饪或食用时最好去掉。

·饮食宜忌

✅ 一般人群均可食用，尤其是老人、病人、产妇、气血不足和体弱者。

❌ 急性肾炎、肾功能不全、胆石症、胆囊炎、胃溃疡、痛风病患者不宜喝鸡汤。

竹笋炒鸡丝 减少胆固醇沉积

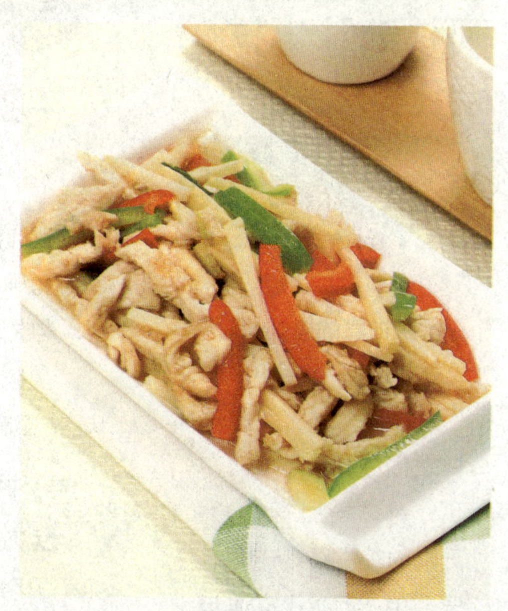

材料 鸡胸肉250克，竹笋100克，青椒、红椒各30克。

调料 葱段、姜片、料酒、水淀粉、盐、老抽各适量。

做法

1. 鸡胸肉洗净，切丝，加盐、料酒、老抽、水淀粉拌匀腌渍待用。
2. 竹笋洗净，切丝，焯水；青椒、红椒去蒂、去子，洗净切丝。
3. 油烧热，爆香葱段、姜片，放入鸡丝炒散，加笋丝、青椒丝、红椒丝翻炒，加适量水盖锅盖焖至将熟，加盐炒匀即可。

白斩鸡 降低甘油三酯

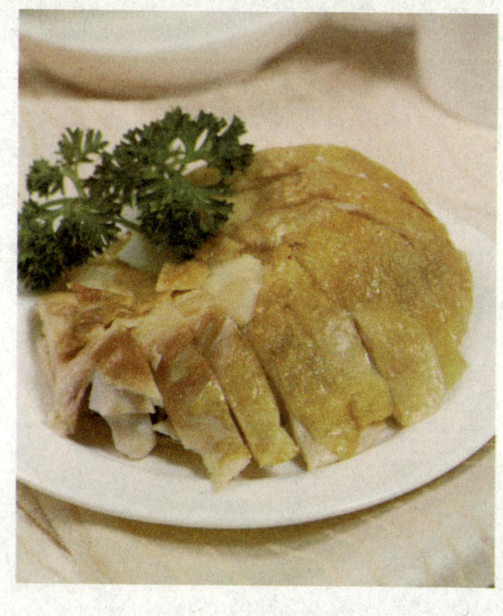

材料 净膛三黄鸡1只（约600克），法香适量。

调料 葱段、姜片各15克，盐、草果各5克，香叶3克，八角1个，丁香2克，花雕酒25克。

做法

1. 净膛三黄鸡焯水。
2. 取小桶，加适量清水、盐、葱段、姜片、草果、香叶、八角、丁香、花雕酒烧沸，放三黄鸡，等汤再次煮沸改小火煨5分钟后关火，闷10～15分钟。
3. 取出鸡，用冰水浸泡，取出，切片，用法香点缀即可。

兔肉

预防动脉粥样硬化的发生

性味：性凉，味甘
归经：入肝、大肠经
每餐建议用量：50克左右

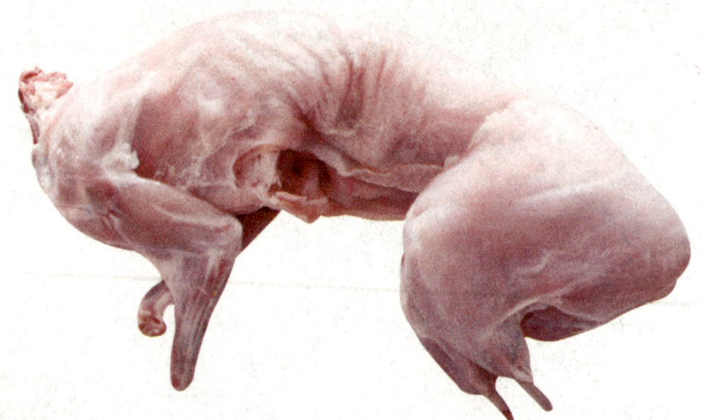

· 养护血管的益处

兔肉中的卵磷脂有保护血管、预防动脉粥样硬化及血栓形成的作用，对维持血管畅通、大脑的正常活动起着重要作用，可减少高血脂并发心脑血管疾病。

· 厨房小窍门

兔肉顺着纹路切，加热后才能保持菜肴的形态，肉味更加鲜嫩，若切法不当，兔肉加热后会变成粒屑状，而且不易煮烂。

· 其他养生功效

兔肉含有多种维生素和 8 种人体必需的氨基酸，常吃兔肉可让儿童健康成长、老人延年益寿。

兔肉对糖尿病患者出现的口渴、尿频等症状能起到较好的改善作用。

· 怎么吃最养生

兔肉搭配大蒜，提高维生素 B_1 的吸收利用率

兔肉与大蒜同食可延长维生素 B_1 在人体内的停留时间，提高其吸收利用率。

与蔬菜凉拌

兔肉可以煮熟后和茼蒿、黄瓜等蔬菜凉拌，口味鲜香、爽口，有补血润燥、补中益气的作用，更适合血脂异常人群食用。

· 饮食宜忌

✔ 适宜痛风、糖尿病、高血压、动脉粥样硬化、冠心病、肥胖症、缺铁性贫血等患者食用。

✘ 脾胃虚寒、腹泻便溏者慎食。

芝麻兔肉 预防动脉粥样硬化

材料 黑芝麻10克，兔肉75克。

调料 香油2克，葱段、姜片、盐各适量。

做法

❶ 黑芝麻洗净，炒香备用；兔肉去皮，洗净，放入锅内，加适量水烧开。

❷ 放入葱段、姜片，焯去血水，撇沫，捞出兔肉。

❸ 锅内再放入清水，放兔肉用小火煮1小时，捞出凉凉，剁块装盘。

❹ 碗内放香油、盐调匀，边搅边将黑芝麻撒入，最后浇在兔肉上即可。

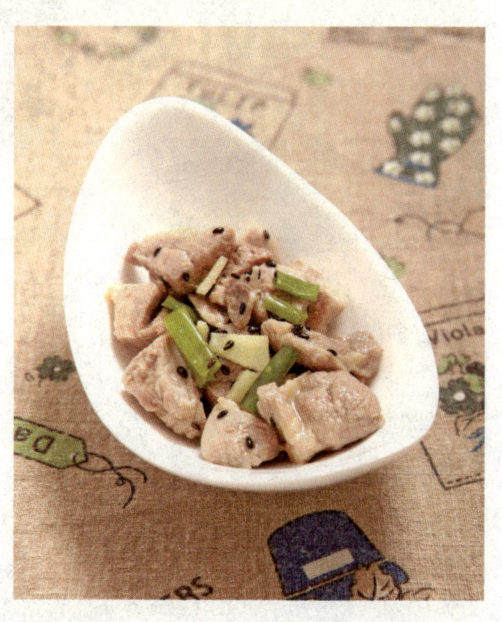

陈皮兔肉 保持血管弹性

材料 兔肉250克，陈皮10克。

调料 盐、料酒、花椒、葱花、姜片、红干辣椒、白糖、老抽、鸡汤、醋、香油、植物油各适量。

做法

❶ 兔肉洗净，切成2厘米见方的小丁，加盐、植物油、料酒、葱花、姜片拌匀腌渍；红干辣椒去子，切成节；陈皮用温水浸泡10分钟，切成小方块，加白糖、老抽、鸡汤兑成调味汁。

❷ 油烧至七成熟，放干辣椒炸至棕黄色时，下入兔肉炒至发白，加陈皮、花椒、姜片、葱花，继续炒至兔肉干酥，淋入调味汁、醋，待汁干并呈深棕红色时，起锅入盘，拣去姜、葱，淋上香油即可。

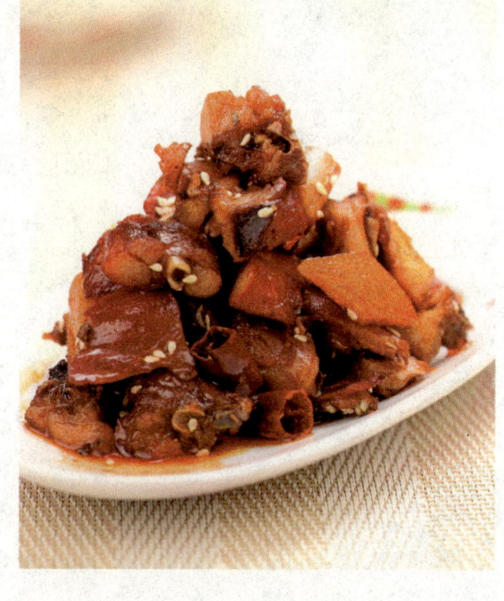

牛肉

促进血液循环、降脂降压

性味：性平，味甘
归经：归脾、肾经
每餐建议用量：50克左右

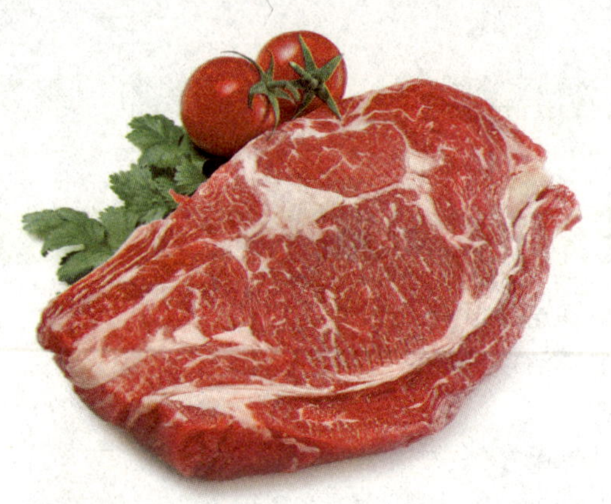

·养护血管的益处

牛肉中的亚油酸，能降低血液胆固醇，预防动脉粥样硬化，具有软化心脑血管、促进血液循环、降脂降压、促进新陈代谢、调节内分泌和减缓衰老等作用。牛瘦肉中含有的钾对心脑血管系统有着防病作用。

·厨房小窍门

牛分黄牛、水牛、牦牛、乳牛4种，其中以黄牛肉为最佳。黄牛肉的颜色一般呈棕红色或黯红色，脂肪为黄色，肌肉纤维较粗，肌肉间无脂肪夹杂。

·其他养生功效

牛肉富含的肌氨酸被称作“肌肉燃料之源”，吸收后能在人体内迅速转化为能量，增强气力，并能增长肌肉。

牛肉富含蛋白质，能提高机体抗病能力，更适合患者补血养血、修复组织。寒冬食用牛肉可暖胃，是冬季的补益佳品。

牛肉中丰富的肌氨酸能提供脑细胞活动所需要的能量，有益于大脑。

·怎么吃最养生

牛肉配土豆可补脾

红肉是铁元素的重要来源，而牛肉中血红素铁含量尤其丰富，同时牛肉中蛋白质和锌的含量也较高，而脂肪含量低，是补铁的很好选择。牛肉最适宜搭配土豆，增加补脾功效。

·饮食宜忌

✔ 一般人皆可食用，尤其适合孕产妇、病后体虚者以及学生食用。

✘ 牛肉较硬，咀嚼有困难者不宜食用大块牛肉。

土豆烧牛肉 软化血管、健脾胃

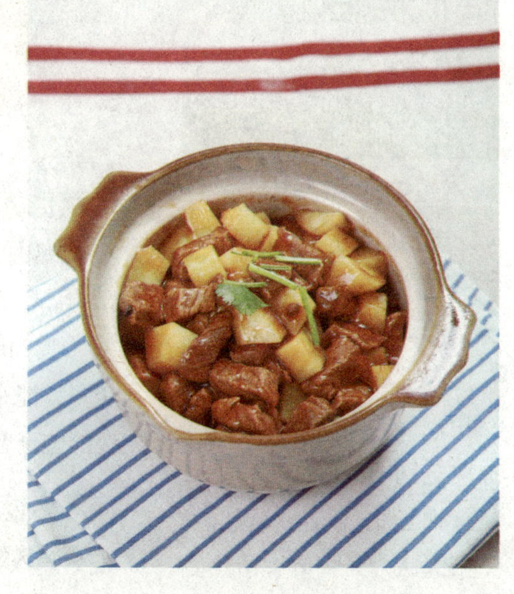

材料 牛肉300克，土豆块250克。

调料 料酒、酱油、醋各15克，葱末、姜片各10克，香菜段、白糖、盐各5克，花椒2克，植物油适量。

做法

❶ 牛肉洗净、切块，焯烫。

❷ 锅内倒油烧至六成热，爆香葱末、姜片、花椒，放牛肉块、酱油、料酒、白糖、盐翻炒，倒入砂锅中，加清水，大火烧开后转小火炖50分钟，加土豆继续炖至熟软，放醋拌匀，收汁，撒香菜段即可。

萝卜炖牛腩 维护血管韧性

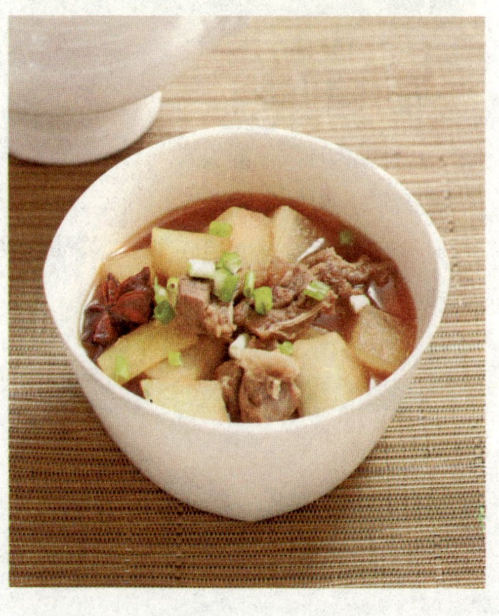

材料 牛腩400克，白萝卜块250克。

调料 料酒、酱油各15克，葱末、姜片各10克，盐5克，八角、胡椒粉各4克，鸡精少许。

做法

❶ 牛腩洗净、切块，焯烫，捞出。

❷ 砂锅置火上，放入牛腩、酱油、料酒、姜片、八角和适量清水，大火烧沸后转小火炖2小时。

❸ 加入白胡萝卜块，继续炖至熟烂，放入盐、胡椒粉、鸡精拌匀，撒上葱末即可。

鸭肉

降低胆固醇

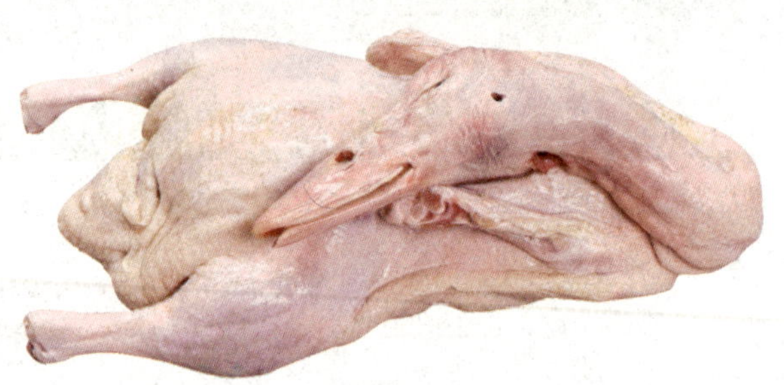

性味：性寒，味甘、咸
归经：归肺、脾、胃、肾经
每餐建议用量：50克左右

·养护血管的益处

鸭肉中含有较为丰富的烟酸，对心肌梗死等心脏病患者有保护作用；鸭肉中的钾能有效对抗钠的升压作用，维持血压的稳定。另外，中医认为，鸭肉有清热润燥的功效，能缓解血压升高引起的头晕目眩等症状。

·厨房小窍门

可把鸭肉放入保鲜袋内，入冰箱冷冻室内冷冻保存。一般情况下，保存温度越低，保存时间越长。

·其他养生功效

鸭肉富含维生素 D 和磷质，有强健骨骼、预防骨质疏松的作用。

鸭肉所含 B 族维生素和维生素 E 较其他肉类多，能有效抵抗脚气病、神经炎和多种炎症，还能抗衰老。

·怎么吃最养生

鸭肉配山药，变得滋阴补肺

鸭肉既可补充人体水分，又有补阴效果，山药的补阴效果更强，两者搭配食用，不仅可以消除油腻，还能很好地滋阴补肺。

·饮食宜忌

✔ 一般人皆可食用，尤其适合产妇、糖尿病患者常吃。

✖ 鸭肉性寒凉，体虚寒、受凉引起的胃部冷痛，腹泻清稀，腰痛及寒性痛经的人不宜食用。

山药炖鸭 滋阴补肺

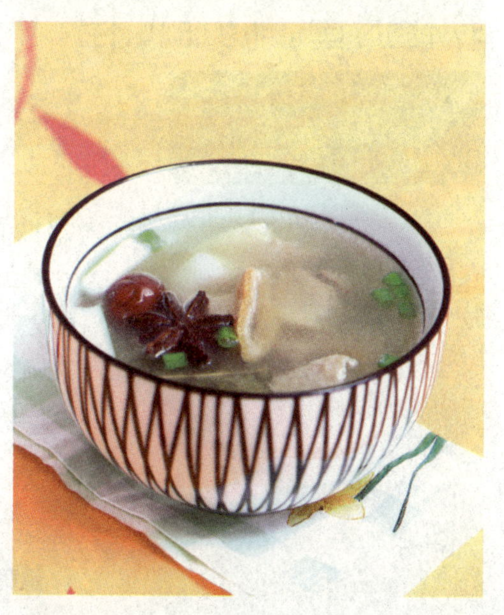

材料 鸭子半只（约 400 克），山药 200 克，红枣 10 克。

调料 盐4 克，葱段、姜片、八角、花椒、香叶、陈皮、黄酒各适量，葱花、胡椒粉各少许。

做法

1. 将鸭子收拾干净后切块，入冷水中煮开，关火捞出鸭块，用水反复冲洗两三次；山药洗净，去皮，切块。
2. 锅中加冷水，放入鸭块、葱段、姜片、八角、花椒、香叶、陈皮，大火烧开后放黄酒、红枣，转中小火炖 50 分钟，加盐调味，放山药块再炖 15 分钟，出锅前加胡椒粉和葱花即可。

啤酒鸭 预防动脉粥样硬化

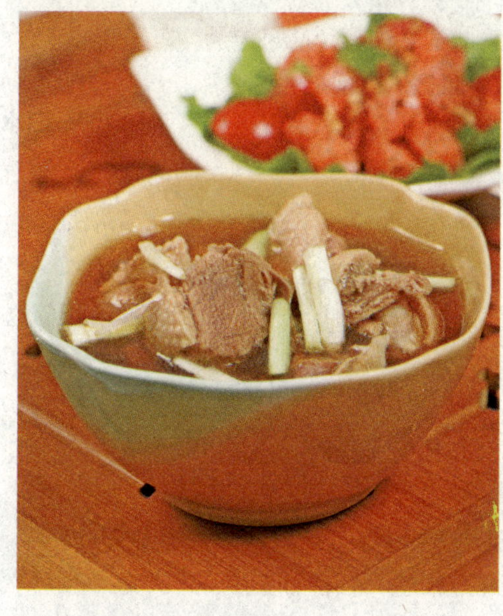

材料 鸭子半只，啤酒500克。

调料 葱段、姜片、蒜瓣各3克，白糖、生抽各10克，老抽、干辣椒、八角各2克，盐5克。

做法

1. 将鸭子洗净剁成块。
2. 锅置火上，倒油烧至五成热，下姜片、蒜瓣、干辣椒、八角炒香，下鸭肉块炒至水分收干，加盐、生抽、老抽、白糖继续翻炒，倒入啤酒，大火烧开后，改成中小火焖煮 40 分钟。
3. 加入葱段炒匀即可。

鸡蛋

软化血管，防止血栓

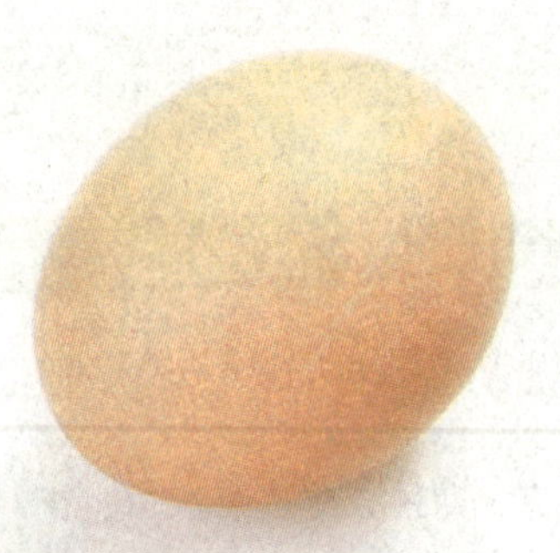

性味：性平，味甘
归经：入脾、胃经
每餐建议用量：1个/天

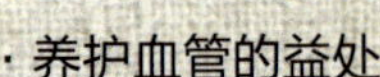

·养护血管的益处

鸡蛋中含有的亚油酸具有软化血管、防止动脉粥样硬化的功效；卵磷脂可以抑制血小板聚焦，防止形成血栓，保护心血管。

熟鸡蛋中的蛋白质可以被胃部和小肠中的酶催化转换，产生具有抑制血管紧张素转换酶活性能力的多肽，使其不能转换为血管紧张素Ⅱ，从而改善血液循环和血压状态。

·厨房小窍门

如果随买随吃，鸡蛋放在阴凉干燥通风处保存即可，并且最好大头朝上竖着放，这样不易变质。如果想长时间存放，则可以将其放入冰箱冷藏室。

·其他养生功效

鸡蛋中富含DHA和卵磷脂，对神经系统和身体发育有很好作用，能健脑益智，改善记忆力。

鸡蛋几乎含有人体所需的全部营养物质。不少长寿老人的延年益寿经验之一就是每天吃1个鸡蛋。

·怎么吃最养生

蛋黄别浪费

全蛋蛋白质含量为12%左右，蛋黄中维生素含量高而且种类较为齐全，而且蛋黄是磷脂极好的来源，具有降低血液胆固醇、促进脂溶性维生素吸收的作用。建议每天吃1个鸡蛋，蛋黄蛋白都要吃。

白水煮蛋最营养

就鸡蛋营养的吸收和消化率来看，煮蛋、蒸蛋是100%，炒蛋是97%，嫩炸是98%，老炸是81%，开水冲蛋是92%，生吃30%。尽管炸的营养价值也不低，但同时也增加了脂肪含量，所以蒸、煮、炒蛋最可取。

·饮食宜忌

✔ 一般人皆可食用，老幼皆宜。

✘ 鸡蛋黄中胆固醇含量较高，肝胆疾病患者不宜多食。

蛤蜊蒸蛋 防止血栓形成

材料 蛤蜊 12 只，鸡蛋 2 个。

调料 姜片、盐、香葱末各5克，料酒10克。

做法

1. 蛤蜊用盐水浸泡，使其吐净泥沙，放入加姜片和料酒的沸水中烫至壳开，捞出。
2. 将鸡蛋磕开，打散，鸡蛋液加水搅匀，加蛤蜊蒸 10 分钟，撒上香葱末和盐即可。

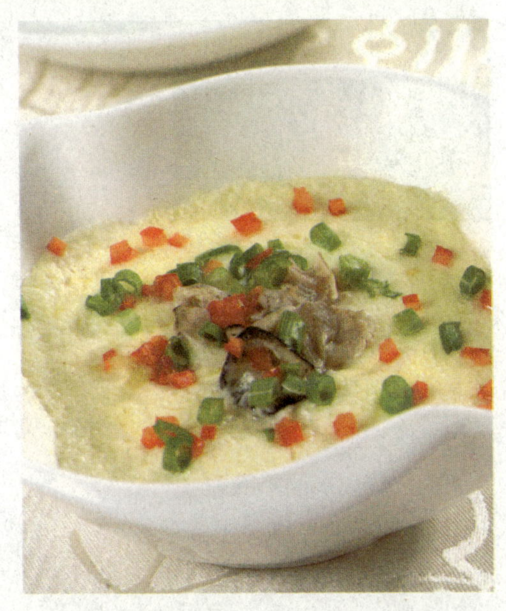

鸡蛋炒丝瓜 减少油脂摄入

材料 丝瓜200克，鸡蛋100克。

调料 盐3克，葱段5克，植物油适量。

做法

1. 丝瓜去皮洗净，切成滚刀片，放入开水中焯一下；鸡蛋打散，炒熟后盛出。
2. 锅内用油爆香葱段，加入焯过水的丝瓜，加盐翻炒 30 秒，加入备好的炒蛋，翻炒均匀即可。

温馨提示

丝瓜用水焯过再炒，会减少用油量，从而减少痛风患者油脂的摄入，有利于血管健康。

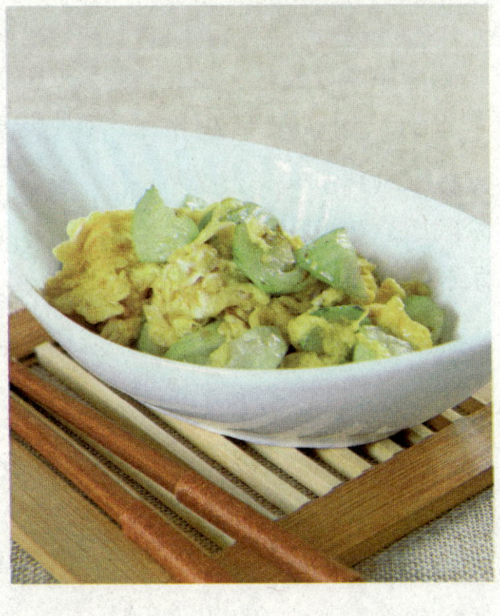

鹌鹑蛋

天然补脑丸

性味：性微寒，味甘、咸
归经：入脾、胃、肺、肾经
每餐建议用量：30克左右/天，一周不超过3次

· 养护血管的益处

鹌鹑蛋中的维生素 B_2，可促进脂肪的代谢，保护血管，防止脂肪的沉积，从而降低血脂，预防动脉粥样硬化。鹌鹑蛋中还含有能减低血压的维生素 P 等物质，是心血管疾病患者的滋补佳品。

· 厨房小窍门

常温下鹌鹑蛋可保鲜 10 天左右，如果把鹌鹑蛋放入冰箱内冷藏保鲜，一般可以保鲜 1 个月不变质。

· 其他养生功效

鹌鹑蛋含有丰富的卵磷脂，卵磷脂是大脑神经活动不可缺少的营养物质，经常食用有很好的健脑、补脑效果，而且鹌鹑蛋还含丰富的维生素 D，有助于骨骼健康。

鹌鹑蛋容易被人体吸收、利用，学生多吃可提高脑力，老年人适当食用可防止记忆力衰退。

· 怎么吃最养生

补肾、补血、健脑的银耳与鹌鹑蛋同食，强精补肾、益气养血、健脑强身的功效更为显著。对贫血、营养不良、神经衰弱、血管硬化、心脏病等患者，均有补益作用。常吃还能预防老年性疾病。

· 饮食宜忌

✔ 一般人群皆可食用。最适合体质虚弱，营养不良，尤为适合气血不足者、少年儿童生长发育者和心血管病患者食用。

✖ 鹌鹑蛋含胆固醇的比例最高，动脉粥样硬化者不宜多吃。

香菇烧鹌鹑蛋 养精益血

材料 水发香菇250克，熟鹌鹑蛋10个。

调料 酱油、水淀粉、料酒、鲜汤、姜粉、香油各适量。

做法

1. 香菇洗净，切四半，在开水中焯熟；鹌鹑蛋剥皮，加酱油腌好。
2. 锅中倒入鲜汤、鹌鹑蛋、酱油、料酒、姜粉、香菇片烧开，改小火烧入味，中火收汁，用水淀粉勾芡，淋上香油炒匀即可。

温馨提示

浸泡后的水最好不要倒掉，因为里面溶解了很多香菇的营养物质，可以将其倒入锅中烧煮，味道也会更鲜美。

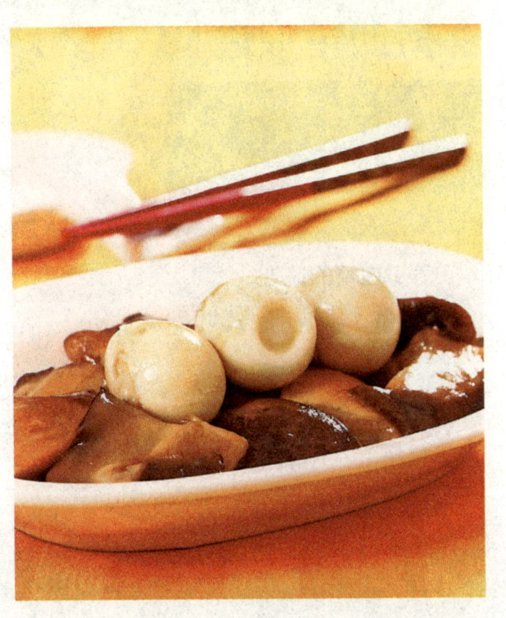

鹌鹑蛋烧豆腐 防止血栓形成

材料 豆腐350克，鹌鹑蛋5个，猪瘦肉80克。

调料 郫县豆瓣酱20克，姜末、蒜末、葱花各10克，料酒15克，淀粉、生抽各5克，盐、鸡精、水淀粉各少许。

做法

1. 鹌鹑蛋煮熟剥壳；瘦肉切末，加入少许淀粉抓匀；豆腐洗净，切成块，放沸水中加盐煮2分钟，捞出沥干；郫县豆瓣酱碾碎。
2. 热锅放油，放入肉末炒至变色，下入郫县豆瓣酱与姜末、蒜末，炒出红油后淋料酒炒匀，加入适量的水，再下入豆腐与鹌鹑蛋，盖上锅盖，烧3分钟，加入盐，用锅铲推匀，再加入鸡精、生抽、葱花推匀，最后倒入水淀粉即可。

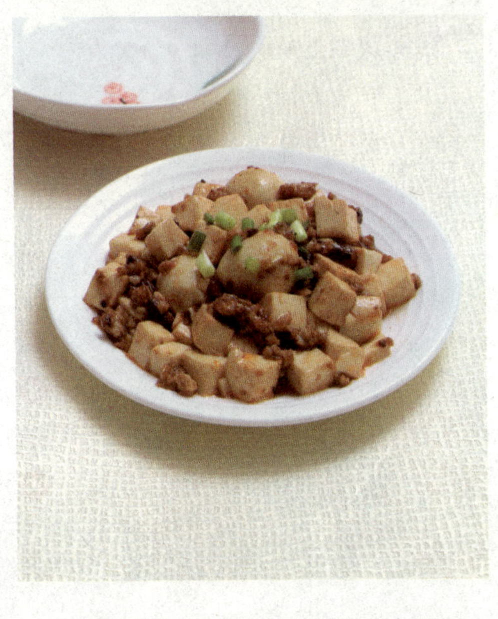

洋葱

保持血管弹性

性味：性温，味辛、甘
归经：归肺、胃、肝经
每餐建议用量：50克左右

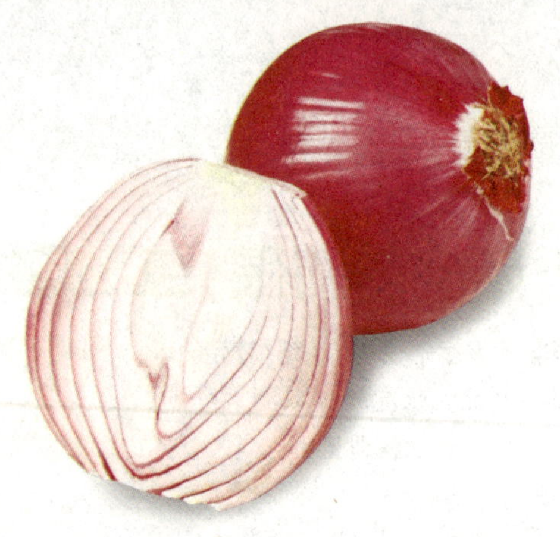

· 养护血管的益处

洋葱是目前所知的唯一含有前列腺素的植物，这种物质能降低血液黏稠度，增加冠状动脉血流量，降低血脂和预防血栓形成。洋葱中含有的硫化物能刺激血溶纤维蛋白活性，能够扩张血管，降低外周血管和心脏冠状动脉的阻力；槲皮素有益于降低血脂、软化血管，从而预防动脉粥样硬化和冠心病。

· 厨房小窍门

洋葱的外皮容易残留污染物或发霉。处理时，先去除外皮、切除头尾两端，对剖成半，再切块或切丝。

· 其他养生功效

洋葱精油中含有可降低胆固醇的含硫化合物，可用于辅助治疗消化不良、食欲缺乏、食积内停等症。

洋葱含有天然抗癌物质槲皮素，能抑制癌细胞的生长；其所含微量元素硒则能增强细胞的活力和代谢能力，同样具有防癌抗衰的功效。

· 怎么吃最养生

不同颜色、不同烹调方式

常见的洋葱分为紫皮和白皮两种。白皮洋葱肉质柔嫩，水分和甜度皆高，烹煮后有甜味，比较适合鲜食、烘烤或炖煮；紫皮洋葱肉质微红，辛辣味强，适合炒食。紫皮洋葱营养更好一些。同时，烹调洋葱时不宜加热过久，以嫩脆有一些微辣为佳，以免影响味道、口感及营养。

· 饮食宜忌

✔ 一般人群均可食用，尤其适合高血压、糖尿病、心血管疾病患者。

✖ 皮肤瘙痒性疾病、眼疾、胃病患者和容易胀气的人不宜食用。

✖ 洋葱一次不宜吃得过多，否则会出现腹胀、排气过多等不适感。

洋葱炒鸡蛋 通畅血管

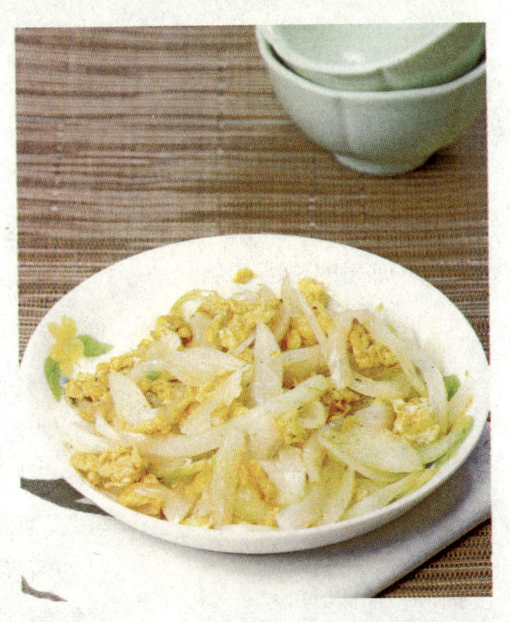

材料 洋葱1个，鸡蛋2个。

调料 盐3克，白糖5克，五香粉少许。

做法

1. 洋葱去老皮和蒂，洗净，切丝；鸡蛋磕开，打散，搅匀。
2. 炒锅置火上，倒油烧热，倒入鸡蛋液炒成块，盛出。
3. 锅底留油，烧热，放入洋葱丝炒熟，倒入鸡蛋翻匀，调入盐、白糖、五香粉即可。

温馨提示

洋葱含前列腺素A，能通畅血管；鸡蛋做熟后，其中的蛋白质可以被酶催化，产生多肽。二者搭配食用，可抑制血管紧张，改善血液循环和血压。

猪肝炒洋葱 促进人体血液新陈代谢

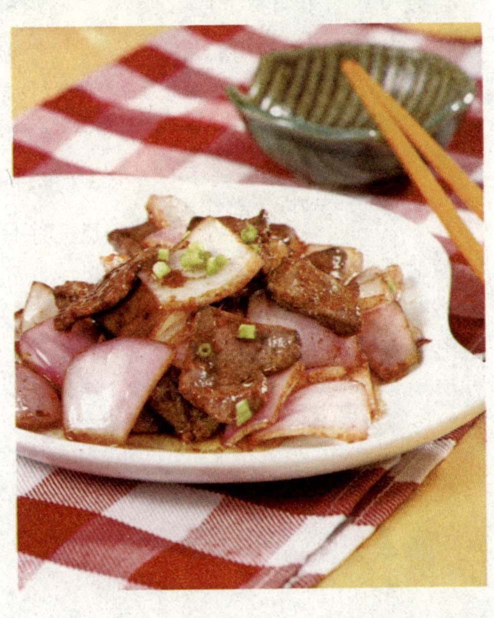

材料 洋葱100克，猪肝50克。

调料 料酒、水淀粉、葱花、花椒粉、盐、植物油各适量。

做法

1. 猪肝去净筋膜，洗净，切片，用料酒和水淀粉腌渍15分钟；洋葱去老膜，去蒂，洗净，切方片。
2. 油烧至七成热，加葱花、花椒粉炒香，放入猪肝片滑熟。
3. 放入切好的洋葱片炒熟，用盐调味即可。

温馨提示

洋葱能提高纤溶活性，达到清血作用，猪肝中铁质丰富，是补血食品中最常用的食物，食用这道菜可促进人体血液的新陈代谢。

西蓝花

保持血管洁净

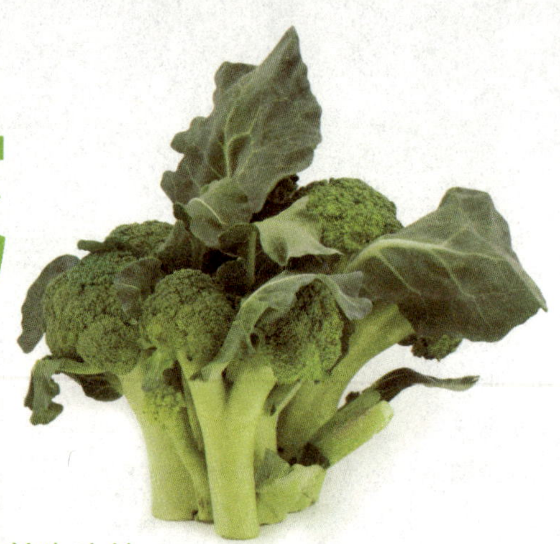

性味：性凉，味甘
归经：归肺、大肠经
每餐建议用量：50克

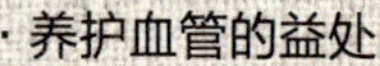

· 养护血管的益处

西蓝花是含类黄酮最多的食物之一，类黄酮除了能防止感染，还是最好的血管清理剂，能阻止胆固醇氧化，防止血小板凝结，减少心脏病与卒中危险。

西蓝花含有丰富的维生素C，对高血压、心脏病等糖尿病并发症有调节和预防的功用。

· 厨房小窍门

食用西蓝花之前应将其放在盐水中浸泡几分钟，可以去除残留农药，诱使菜虫出来。

· 其他养生功效

西蓝花有增强机体免疫力的功能，其中的维生素C含量极高，孕妈妈食用不但可增强免疫力，还能促进肝脏解毒，增强人的体质。

西蓝花所含的萝卜硫素有助于排除体内有害的自由基，具有防癌抗癌的作用，尤其在预防胃癌、乳腺癌方面效果更好。

西蓝花富含膳食纤维，能有效降低肠胃对葡萄糖的吸收，有助于控制血糖水平。

· 怎么吃最养生

根部不要扔

西蓝花的根部也是很好的食材，含有大量的膳食纤维，能刺激肠胃消化。在挑选西蓝花的时候，要选花球鲜嫩的，根部也会相对不那么老。可以炒食，还可将花球和花菜根部焯水后凉拌，烹饪时不宜加热过久，以防有效成分损失。

· 饮食宜忌

✔ 火气大、便秘、近视、免疫力较弱及容易感冒的人可常吃。

✘ 凝血功能不佳者、肾脏功能异常者不宜多吃。

蒜蓉西蓝花 减少心血管疾病发生

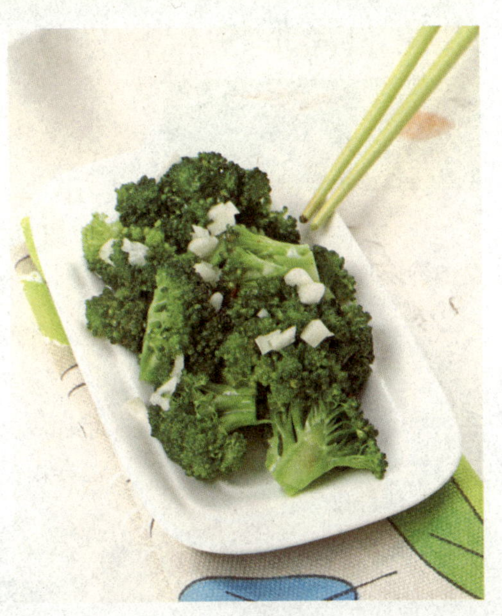

材料 西蓝花300克，蒜蓉20克。

调料 盐3克，白糖5克，鸡精、香油、植物油各少许。

做法

1. 西蓝花洗净，去柄，掰成小朵。
2. 锅置火上，倒入清水烧沸，将西蓝花下锅焯一下捞出。
3. 锅内放油，烧至六成热，将蒜蓉下锅爆香，倒入西蓝花，加盐、白糖翻炒至熟，点鸡精、香油调味即可。

温馨提示

西蓝花中含有丰富的维生素K和类黄酮化合物，可以预防血管壁因脆性大而破裂，减少心血管疾病的发生。

西蓝花核桃鸡丁 血管清洁剂

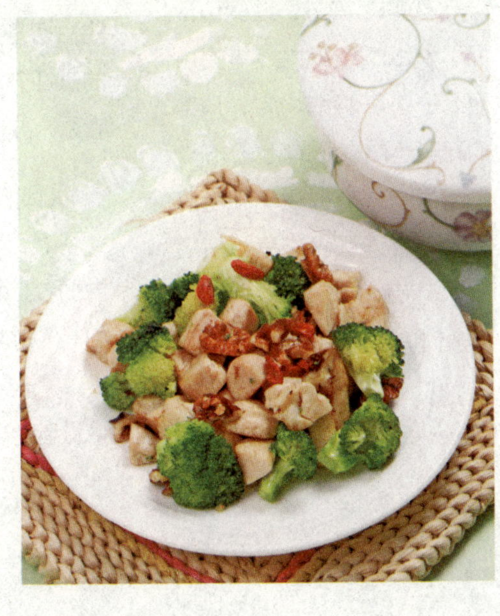

材料 鸡胸肉200克，核桃仁30克，西蓝花100克。

调料 料酒10克，盐3克。

做法

1. 鸡胸肉去皮，洗净，切丁，加少许料酒、盐，拌匀后腌15分钟左右；核桃仁烤热，放凉待用；西蓝花洗净，切小朵，用开水焯烫备用。
2. 炒锅置火上，倒入植物油烧热，下腌渍后的鸡胸肉炒至变色，放入核桃仁、西蓝花，加盐炒匀即可。

温馨提示

核桃能够增强血管弹性，预防动脉粥样硬化，食用这道菜可有效减少心脏病与中风的发病风险。

芦笋

维持血管弹性

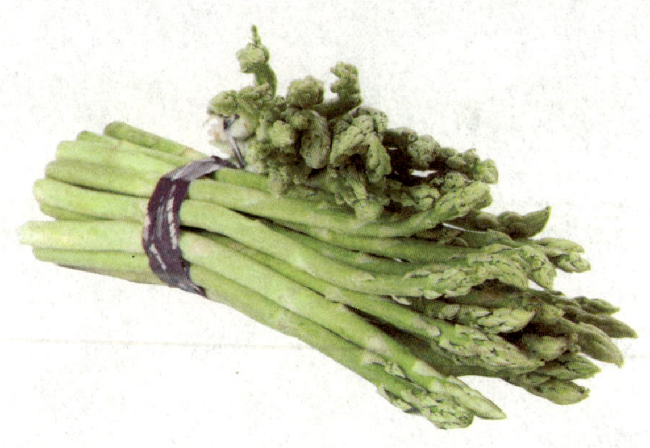

性味：性寒，味甘
归经：归肺、胃经
每餐建议用量：50克左右

· 养护血管的益处

芦笋含有大量的维生素P，可以维持血管弹性，降低其通透性，减少血管脆性等。芦笋皂苷能使纤维蛋白质活性下降，抗凝血，从而抑制动脉粥样硬化的形成。

· 厨房小窍门

选购芦笋时，以颜色翠绿、长20厘米左右、粗约1厘米、上下粗细均匀、顶部的花苞还没有开的为好。

芦笋保存时避免阳光照射，可放进保鲜袋里，然后放冰箱保鲜，但要尽快食用，存放时间不宜超过1周。

· 其他养生功效

芦笋是低糖、低脂肪、高膳食纤维和高维生素的食材，常吃有瘦身的效果。

芦笋中的天冬酰胺可扩张末梢血管，所含的槲皮黄酮有增强毛细血管弹性、抗血小板凝集等作用，从而达到降血压的效果。

· 怎么吃最养生

避免高温烹煮

芦笋中叶酸和维生素C、B族维生素等水溶性维生素的含量丰富，如过度烹煮会导致这些维生素的流失。为了保证营养和口感，最好遵循先洗后切、急火快炒、炒好即食的原则。比较适宜的烹饪方法有焯水后清炒、凉拌，也可以清蒸或者用微波炉小功率热熟。

· 饮食宜忌

✔ 血管硬化、高血压、心脏病患者，免疫力弱者，膀胱癌、肺癌、皮肤癌等肿瘤患者，孕妇等人群均可食用。

✘ 芦笋不宜生吃，痛风和泌尿道结石患者尽量避免食用。

芦笋鲫鱼汤 增强心血管功能

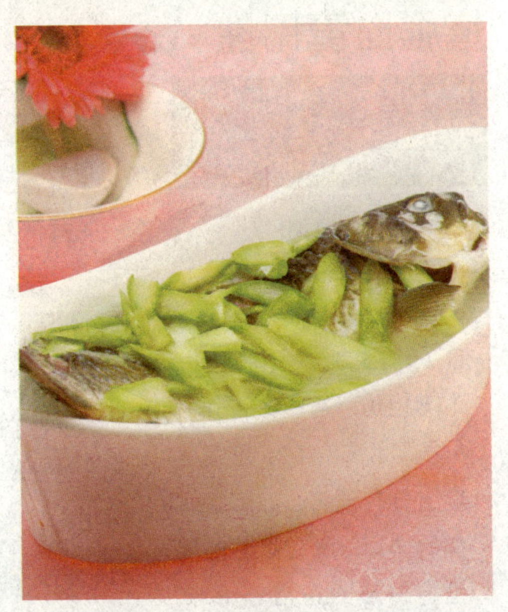

材料 鲫鱼 300 克，芦笋 30 克。

调料 盐适量。

做法

❶ 将鲫鱼去鳞及内脏，洗净；芦笋洗净，切片。

❷ 将鲫鱼、芦笋片放入锅内，加入适量清水，以大火烧开，撇净浮沫，改用小火慢煮至鲫鱼、芦笋熟，出锅前加适量盐调味即可。

温馨提示

鲫鱼含有大量的维生素A和不饱和脂肪酸等，可改善心脑血管功能，降低血液黏稠度，促进血液循环。芦笋与鲫鱼炖汤食用可有效增强心血管功能。

芦笋扒冬瓜 降低血脂

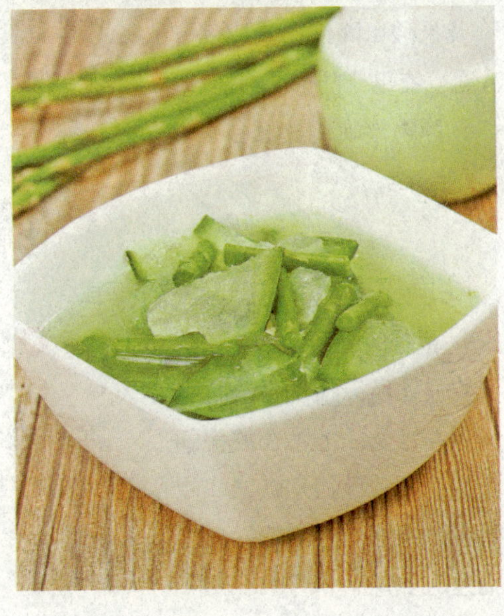

材料 芦笋200克，冬瓜300克。

调料 姜丝、葱末、盐、水淀粉各适量。

做法

❶ 芦笋洗净，切丁；冬瓜去皮、切丁，分别放入沸水焯一下，捞入冷水浸凉，沥干。

❷ 将芦笋丁、冬瓜丁放入锅中，加入盐、葱末、姜丝，加水适量，炖 30 分钟，用水淀粉勾芡即可。

温馨提示

冬瓜富含膳食纤维，有利于利尿排湿，与芦笋一起食用能降低体内胆固醇，降血脂，防止动脉粥样硬化。

番茄

增强血管韧性

性味：性微寒，味甘、酸
归经：归肺、胃经
每餐建议用量：100~150克

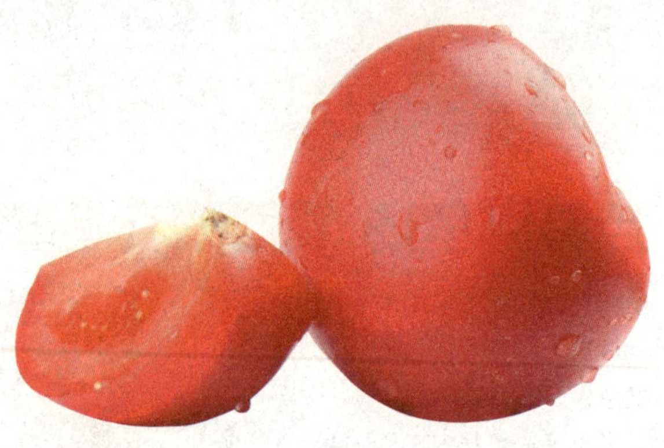

·养护血管的益处

番茄中的番茄红素在人体内的作用和胡萝卜素相仿，是一种较强的抗氧化剂，在一定程度上具有预防心血管疾病的作用；所含烟酸能维持胃液的正常分泌，保护红细胞的形成，有利于保护血管壁的弹性；所含维生素C、维生素P及果酸可降低血清胆固醇，有助于防治高血压、动脉粥样硬化及冠心病的发生。

·厨房小窍门

番茄汁中饱含水分和营养物质，所以在切番茄时尽量保存汁水。把番茄的蒂朝上放正再依照纹理切，能使番茄的种子与果肉不分离，而且不会流汁。

·其他养生功效

番茄含苹果酸、柠檬酸等有机酸，能增加胃酸浓度，调整胃肠功能；其所含膳食纤维则可预防便秘。

番茄所含的钾，有降压、利尿、消肿等作用。

常吃番茄，有祛雀斑、抗衰老、护肌肤的作用。

·怎么吃最养生

生吃补维生素，熟吃补番茄红素

番茄富含维生素C和番茄红素，这两种营养物质都有润泽肌肤、防晒、抗氧化的效果，但是吃法各有侧重。生吃可更好吸收维生素C，熟吃则可使人体更好吸收番茄红素，因为番茄中的番茄红素是脂溶性的，经油炒后能更好被吸收利用。

·饮食宜忌

✔ 肥胖者、高胆固醇者、前列腺癌患者宜食。

✖ 脾胃虚寒者忌食。

✖ 番茄不宜空腹食用，因为番茄含大量胶质、柿胶酚等成分，易与胃酸发生化学反应，引起腹痛、腹胀等症状。

番茄苦瓜汁 降低血压

材料 番茄 200 克，苦瓜 50 克。

调料 柠檬汁适量。

做法

1. 番茄洗净，去皮，切小块。
2. 苦瓜洗净，去瓤、去子，切丁。
3. 将上述食材放入果汁机中，加入适量饮用水搅打，打好后调入柠檬汁即可。

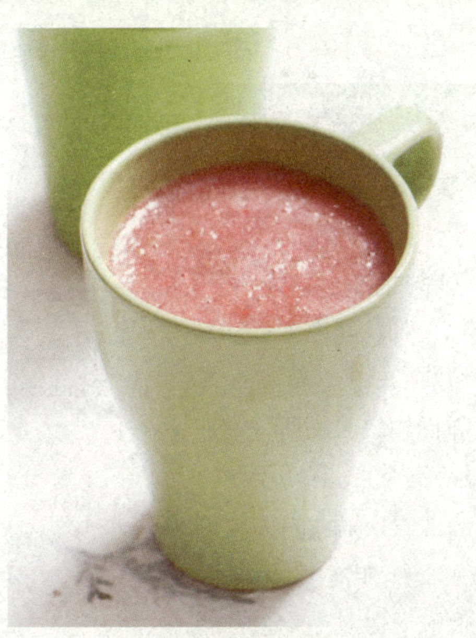

温馨提示

苦瓜有利尿的作用；番茄含番茄红素，也有利尿作用，番茄红素还具有较强的抗氧化作用，可以清除自由基，抑制脂质过氧化的形成而降低血脂。二者搭配能辅助降低血压、血脂。

番茄炒土豆片 预防动脉粥样硬化

材料 土豆300克，番茄100克。

调料 香菜段10克，蒜片20克，盐2克。

做法

1. 土豆去皮，切成薄片，放入清水中浸泡 5 分钟。
2. 番茄洗净后去蒂，切成块。
3. 锅置火上，放油加一半蒜片烧至出香味后，放土豆片翻炒至透明色，放番茄块、盐翻炒均匀，关火后放香菜段，和另一半蒜片炒匀出锅即可。

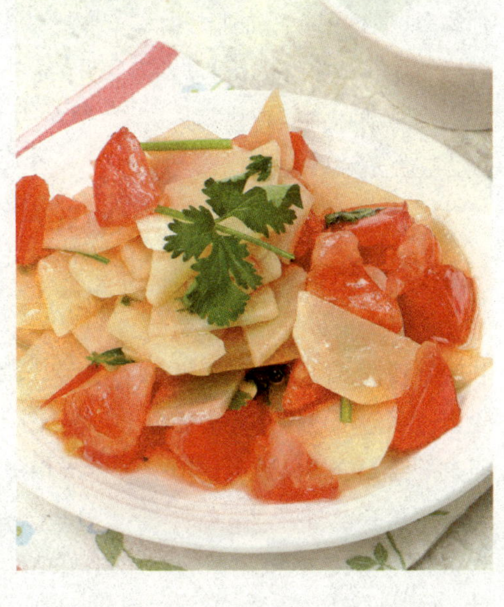

温馨提示

土豆能供给人体大量有特殊保护作用的黏液蛋白，可预防心血管系统的脂肪沉积，保持血管的弹性，有利于预防动脉粥样硬化的发生。

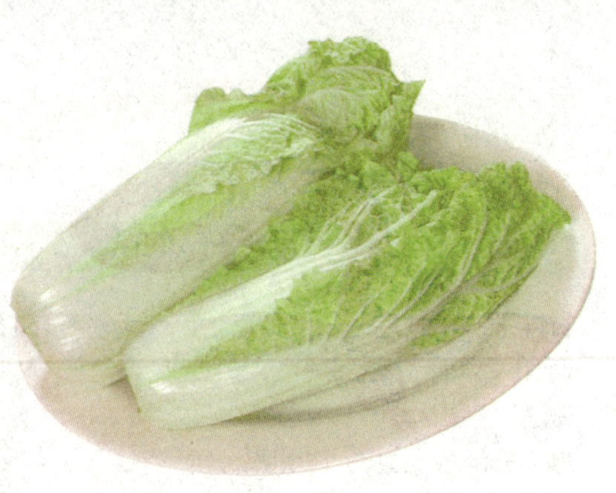

白菜

排出身体多余胆固醇

性味：性微寒，味甘
归经：归肺、胃、膀胱、大肠经
每餐建议用量：100克左右

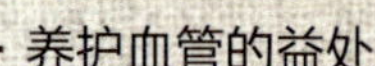

· 养护血管的益处

白菜富含维生素C，可清热祛火、养胃生津，降低体内胆固醇，增加血管弹性，有益于预防心血管疾病。白菜中的膳食纤维能润肠排毒，促进人体对动物蛋白的吸收，而粗纤维能促进胃肠蠕动，将肠内的脂肪与有害物质迅速排出体外，从而降低血脂、稳定血压；所含的锌具有预防动脉粥样硬化等心脑血管疾病的功效。

· 厨房小窍门

烹饪时，大白菜应避免长时间浸泡，以免水溶性维生素过多溶于水中，而失去原有的营养价值。避免使用铜制锅具煮食白菜，以免所含的维生素C被铜离子破坏，降低营养价值。

· 其他养生功效

白菜含有丰富的膳食纤维，能润肠通便、促进排毒，还能刺激肠胃蠕动，帮助消化，对预防肠癌有良好作用。

白菜所含的维生素C具有很好的护肤养颜功效。

白菜所含的微量元素硒能抑制人体对亚硝胺的吸收和合成，起到防癌抗癌的作用。

· 怎么吃最养生

顺丝切、加点醋

白菜中维生素和膳食纤维含量高，切的时候宜顺其纹理切，这样可减少维生素和膳食纤维的损失，并且相对易熟。烹调的时候加点醋，可减少白菜中维生素C的损失。

不吃隔夜熟白菜

隔夜的熟白菜会产生亚硝酸盐，亚硝酸盐在人体内会转化为一种名为亚硝胺的致癌物质，因此隔夜的熟白菜不宜再食用。

· 饮食宜忌

✅ 一般人群均可食用，尤其是心血管疾病患者适合多食。

❌ 寒性体质、肠胃不佳者、慢性肠胃炎患者应适量食用。

白菜拌海蜇皮 有助于控制血压

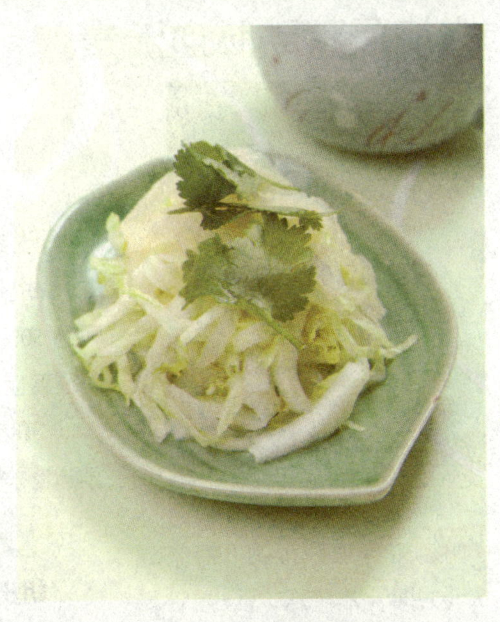

材料 海蜇皮 100 克，白菜 200 克。

调料 蒜泥、醋各8克，盐1克，香菜段、香油各适量。

做法

❶ 海蜇皮浸泡半天，放入开水中烫后再浸泡 2 小时，捞出控净水，切成丝。

❷ 白菜洗净，切细丝，放入海蜇皮中，加盐、醋、蒜泥、香油和香菜段拌匀即可。

温馨提示

海蜇所含的乙酰胆碱能增强心肌收缩力，有效控制血压。

豆腐干炒白菜 调节血脂

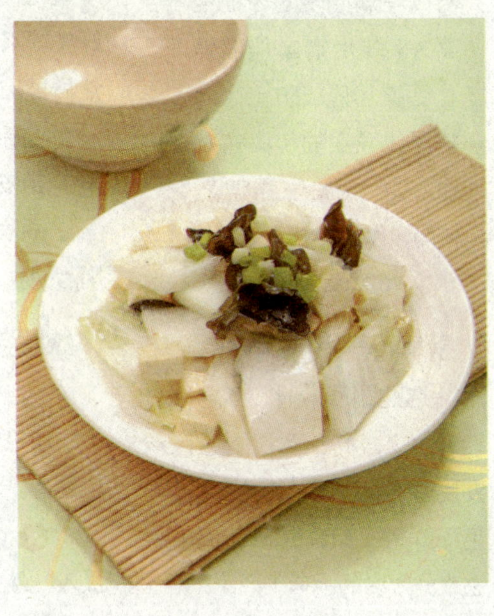

材料 白菜150克，豆腐干50克，水发木耳25克。

调料 葱花、蒜末各适量，盐、鸡精各2克，植物油3克。

做法

❶ 白菜择洗干净，切片，用沸水焯烫一下；豆腐干洗净，切丁；木耳择洗干净，撕成小朵。

❷ 锅置火上，倒入植物油烧至七成热，加葱花炒香，放入豆腐干丁和木耳翻炒均匀。

❸ 倒入白菜片烧熟，用蒜末、盐和鸡精调味即可。

胡萝卜

增加冠状动脉血流量

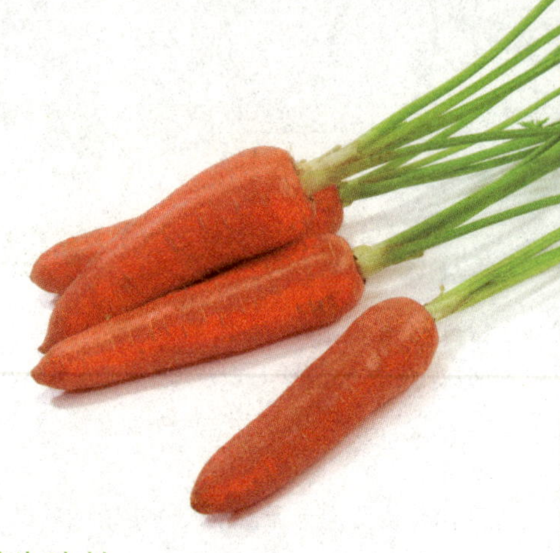

性味：性平，味甘
归经：归肺、脾经
每餐建议用量：70~100克

· 养护血管的益处

胡萝卜中含有丰富的胡萝卜素、B族维生素，能改善人体的血脂水平，具有预防动脉粥样硬化、冠心病、血脂异常等作用。临床实践证明，常吃胡萝卜有降压、强心，预防心血管疾病的食疗效果。另外，胡萝卜素可以在体内转变为维生素A，维生素A能够强化黏膜功能，防止体内病原体导致的传染病对血液的“污染”，起到血液净化作用。

· 厨房小窍门

选购胡萝卜时，不要挑选过大的，中等偏小的最好。要挑选外表光滑、没有裂痕、色泽鲜嫩、匀称直挺，掐上去水分很多的胡萝卜。

· 其他养生功效

胡萝卜含有大量胡萝卜素，进入机体后，大约50%可转变成维生素A，可补肝明目，预防夜盲症，还有助于增强机体免疫力。

常吃胡萝卜不仅有利于平稳血糖，还有利于预防糖尿病并发症，如高血压、视网膜损伤等。

· 怎么吃最养生

胡萝卜素的吸收离不开油脂

β－胡萝卜素是脂溶性物质，需要油脂才能更好释放。所以胡萝卜最好不要生吃，可用油炒或与肉类一同烹调；如果要凉拌胡萝卜，最好先焯水，热处理能促进β－胡萝卜素的释放，然后再加入适量香油拌。总之要摄入胡萝卜素，没有油脂是不行的。

带皮吃

胡萝卜带皮吃才营养。吃胡萝卜最好不削皮，因为胡萝卜素主要存在于胡萝卜皮中。

· 饮食宜忌

✔ 一般人均可食用，尤其适合夜盲症患者、干眼症患者、冠心病患者、高血压患者以及皮肤粗糙者。

✘ 饮酒后者避免使用；育龄妇女不宜超量摄入，避免引起闭经或抑制卵巢的正常排卵功能。

莴笋炒胡萝卜 调节血压

材料 胡萝卜 250 克，莴笋 150 克。

调料 胡椒粉1克，白糖10克，盐4克，植物油适量。

做法

❶ 将莴笋去皮、去叶，洗净，切菱形片。

❷ 胡萝卜洗净，切菱形片。

❸ 锅置火上，放油烧热，放入莴笋片、胡萝卜片炒至断生，再放入盐、胡椒粉炒匀，加白糖调味即可。

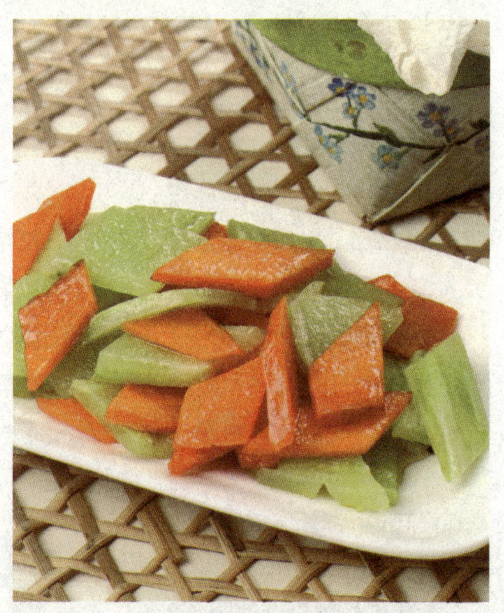

温馨提示

莴笋含钾丰富而含钠较少；胡萝卜含槲皮素、山柰酚等，能促进肾上腺素的合成。二者搭配食用，具有调节血压的作用。

胡萝卜炒木耳 抗血栓、抗血凝

材料 胡萝卜250克，水发黑木耳50克。

调料 葱花适量，盐2克。

做法

❶ 胡萝卜洗净，切丝；水发黑木耳择洗干净，撕成小朵。

❷ 炒锅置火上，倒入适量植物油，待油烧至七成热，加葱花炒出香味，放入胡萝卜丝翻炒均匀。

❸ 加木耳和适量清水烧至胡萝卜丝熟透，用盐调味即可。

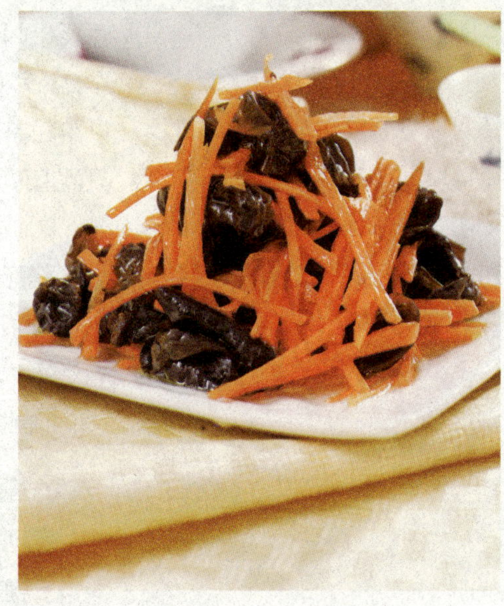

温馨提示

胡萝卜存放前将顶部切掉，然后放入冰箱冷藏即可。这样可避免胡萝卜的顶部吸收本身的水分，能延长保存时间。

芹菜

清除附着在血管壁上的胆固醇

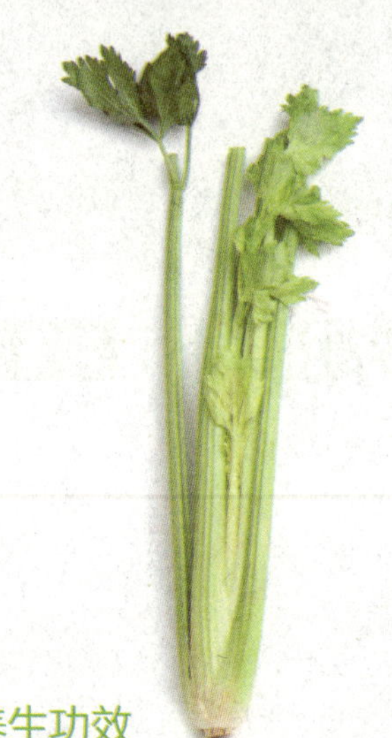

性味：性凉，味甘、辛、微苦
归经：归肺、胃、肝经
每餐建议用量：120～150克

· 养护血管的益处

芹菜中的芹菜素能保护小血管；钾可排除体内多余的钠，帮助降低血压。同时，芹菜中的挥发油具有降压的作用。所以常吃芹菜有助于预防心血管疾病的发生。

· 厨房小窍门

芹菜以颜色翠绿为好，还可以观察芹菜的颈部，如果纹路凹凸且断面狭窄，则说明其很水嫩；储存芹菜时可用报纸包裹，然后直立放在阴凉干燥处。

· 其他养生功效

芹菜叶柄肥嫩，含有丰富的矿物质、维生素和甘露醇，能增进食欲，降压健脑。

芹菜含有大量的膳食纤维，可刺激肠胃蠕动、促进排便，有清肠的作用，是减肥、美容的佳品。

芹菜还可减少致癌物与结肠黏膜的接触，达到预防结肠癌的目的。

· 怎么吃最养生

芹菜叶营养更丰富

一般人吃芹菜，多只食用茎部、叶柄，其实芹菜叶中所含的维生素C等营养素比茎、柄还要丰富，芹菜叶可以和豆腐干等一起炒着吃，也可以单独凉拌食用。凉拌芹菜叶的做法十分简单，只需把芹菜叶焯烫一下，然后加调料拌匀就可以了，有清热、通便的功效。

搭配坚果更营养

芹菜适宜和坚果一起搭配食用。坚果可以补充芹菜欠缺的脂肪，同时由于芹菜富含膳食纤维，又能抑制摄入过量油脂，避免加重肠胃负担。

· 饮食宜忌

✅ 一般人群均可食用，尤其是高血压患者。

❌ 脾胃虚寒者及婚育期的男士不宜食用。

香干炒芹菜 降压健脑

材料 芹菜250克，香干300克。

调料 葱末5克，盐3克，料酒10克，香油4克，植物油适量。

做法

❶ 芹菜择洗干净，先剖细，再切长段；香干洗净，切条。

❷ 锅置火上，倒油烧至七成热，用葱末炝锅，下芹菜煸炒，再放入香干、料酒、盐炒拌均匀，出锅前淋上香油拌匀即可。

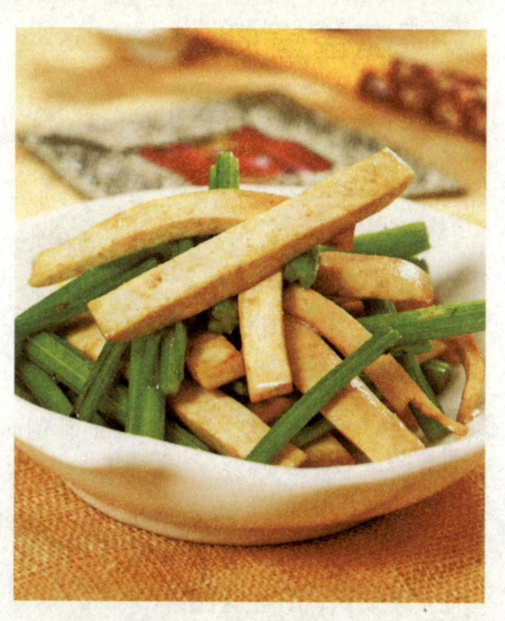

温馨提示

芹菜含铁、膳食纤维，香干富含蛋白质，二者同吃能辅助降压、补血、健脑、抗衰老。

什锦芹菜 阻止血栓形成

材料 芹菜150克，胡萝卜100克，香菇20克，冬笋50克。

调料 姜末、香油各适量，盐2克。

做法

❶ 将芹菜择洗干净，入沸水焯熟，过凉，捞出沥干，切斜段；香菇泡发，去蒂，洗净，切丝；冬笋去壳、削去老硬部分，洗净切丝；胡萝卜洗净，切丝；将胡萝卜丝、香菇丝、冬笋丝分别放入沸水中焯透，捞出沥干。

❷ 将芹菜段、胡萝卜丝、香菇丝、冬笋丝放入盘中，加入姜末、盐、香油拌匀即可。

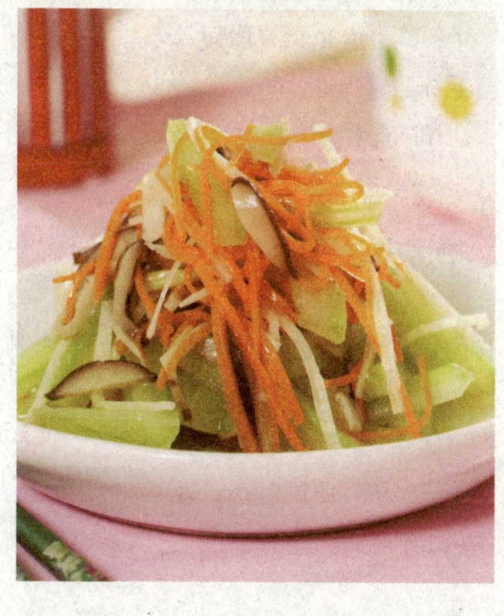

茄子

保持血管壁弹性

性味：性微寒，味甘
归经：归胃、大肠经
每餐建议用量：150克

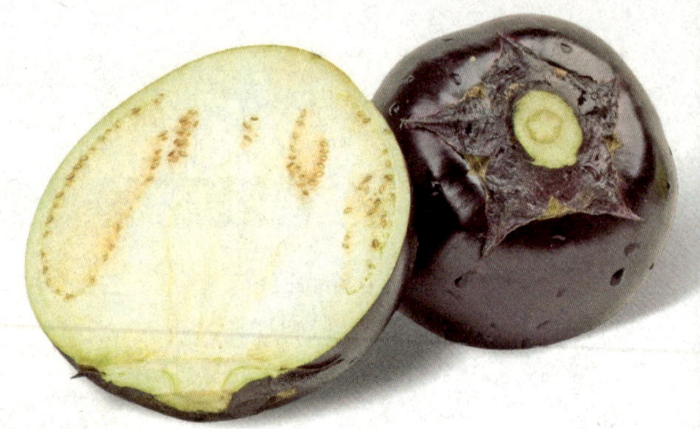

· 养护血管的益处

茄子中含有的维生素P，可增强血管弹性，降低毛细血管通透性，防止毛细血管破裂，增强细胞间的黏着力及防止出血，有利于心血管病的防治；所含皂苷具有降低胆固醇的功效，可预防高血压、动脉粥样硬化、冠心病、脑卒中；维生素E具有增强毛细血管弹性，防止出血和抗衰老的作用。

· 厨房小窍门

在茄子的萼片与果实连接的地方，有一白色略带淡绿色的带状环，被称为茄子的“眼睛”。眼睛越大，表示茄子越嫩；眼睛越小，表示茄子越老。

· 其他养生功效

茄子性凉，味甘，有清热止血、消肿止痛、祛风通络、宽肠利气等功效。

茄子富含膳食纤维，可避免胆固醇沉积在血管壁而造成血压升高，同时还能促进钠的排出，降低血压。其所含有的钙，能减轻钠对血压的不利影响。

· 怎么吃最养生

避免油炸，不要去皮

食用茄子，最好不要用油炸的方式烹调，以免造成维生素P的大量流失。维生素P最密集的地方是茄子的紫色表皮与茄肉相接之处。事实上，茄皮除了维生素P，还含有很多其他的营养素，不但能够促进伤口愈合，还具有保护心血管的功效，所以食用茄子不宜去皮。

· 饮食宜忌

✔ 一般人群皆可食用，尤其适合胃癌及直肠癌患者、心血管疾病患者，有贫血、淤血症状及血液循环不良的人，胆固醇过高或高血压人群。

✖ 茄子生食茄碱含量高，食用过量易引起恶心、呕吐、腹泻等；秋后的老茄子茄碱含量最多，不宜多食。

蒜泥茄子 保护血管

材料 茄子 400 克。

调料 大蒜2瓣，香菜2棵，盐、白糖、香油、酱油、味精各适量。

做法

1. 大蒜去皮，拍碎，加少许盐，捣成蒜泥，放入碗内，加入白糖、盐、香油、酱油和味精拌匀制成调味汁；香菜洗净，切末。
2. 茄子去蒂，切片，放入蒸锅中蒸熟，取出凉凉，淋上调味汁，撒上香菜末拌匀即可。

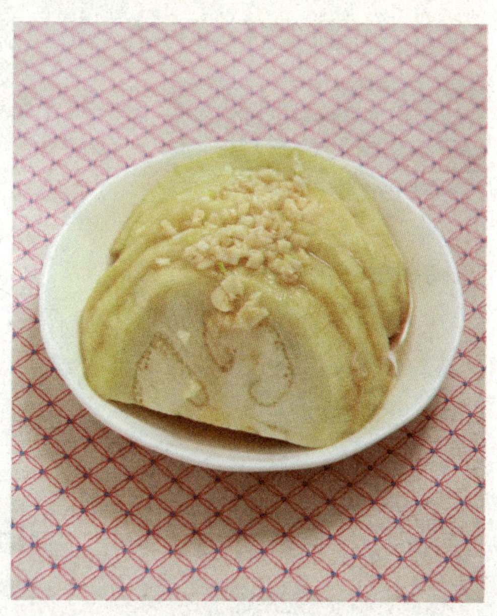

温馨提示

也可以将调味汁浇在生茄子上放入烤箱，预热后180℃烤10~20分钟，也很美味。

炒茄丁 改善血管弹性

材料 茄子300克，番茄100克。

调料 植物油、盐、鸡精、醋、蒜末各适量。

做法

1. 将茄子洗净后切丁；番茄洗净后切成小块备用。
2. 炒锅中放油，油热后加入蒜末爆香，再加入茄子煸炒，改小火加盖焖 3 分钟。
3. 待茄子变软时，放入适量盐、醋，并倒入番茄丁，翻炒至熟时，放入适量鸡精调味即可。

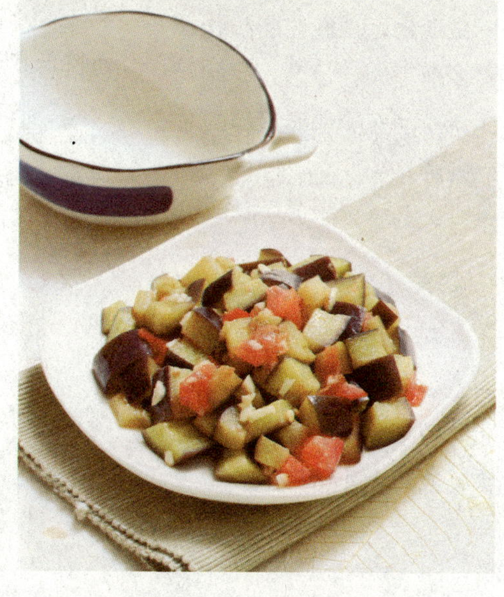

温馨提示

番茄与茄子同炒，并加入醋，有利于保护茄子所含的维生素C 和多酚类，营养丰富又能增强茄子降脂之效，可以预防动脉粥样硬化、冠心病。

苦瓜

防止动脉粥样硬化

性味：性寒，味苦
归经：归心、肝经
每餐建议用量：80克

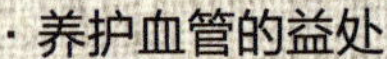

· 养护血管的益处

科学研究发现，苦瓜的新鲜汁液含有苦瓜苷，可防止血液黏稠；苦瓜的维生素C含量很高，具有预防坏血病、保护细胞膜、防止动脉粥样硬化、提高机体应激能力、保护心脏等作用。

苦瓜中的苦瓜素可以促使肠细胞孔网发生变化，拦截住脂肪和多糖等大分子进入，切断甘油三酯和胆固醇的来源。

· 厨房小窍门

苦瓜要挑果瘤大、果形直立、颜色翠绿的。另外，重量在200克左右的最好，太轻或者太重都不太好。

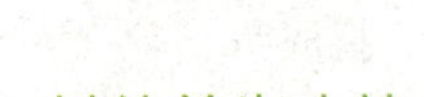

· 其他养生功效

苦瓜中的苦瓜皂苷被称为“植物胰岛素”，有明显的降血糖作用，不仅可以减轻人体胰腺的负担，有利于胰岛 β 细胞功能的恢复，还可延缓糖尿病继发白内障的出现。

· 怎么吃最养生

做前先焯水

烹调前最好用沸水焯一下，避免草酸与食物中的钙结合，影响人体对钙质的吸收。烹调苦瓜以大火快炒为宜，因为烹调的时间长，水溶性维生素会释出而流入菜汁中，或者随着加热的蒸汽挥发，不但影响口感，还会造成营养成分流失，而降低其营养价值。

· 饮食宜忌

✔ 适合肿瘤患者，易长痤疮、疹子及火气大的人食用，尤其适合夏季容易中暑者食用。

✖ 经期的女性有虚寒乏力及下腹冷痛症状者，肾虚寒、易拉肚子的人和瘦弱者应少吃。

✖ 苦瓜性寒，不能空腹食用，并且一次不要吃得过多，否则容易损伤脾胃。

凉拌苦瓜 去心火、保护心脏

材料 苦瓜 500 克。

调料 干红辣椒5克，盐3 克，香油5克，花椒少许。

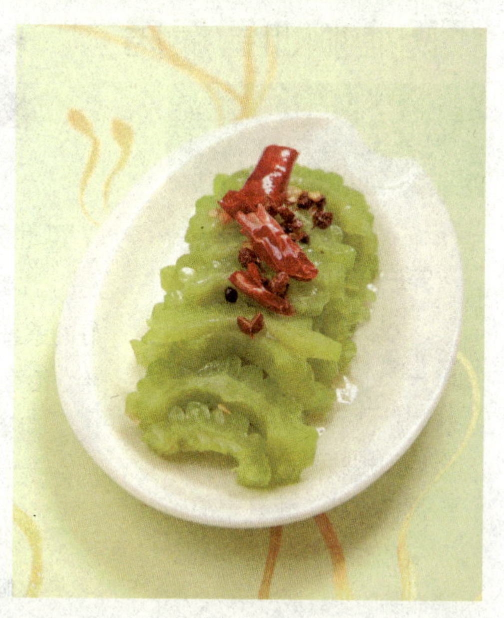

做法

1. 苦瓜洗净，去瓤和子，切片，放凉水中泡 30 分钟，捞出，沸水焯熟，捞出，沥干；干红辣椒洗净，切段。
2. 油烧热，爆香干红辣椒、花椒，将油淋在苦瓜上，加盐、香油拌匀即可。

温馨提示

炎热的夏季食用苦瓜十分适宜。苦瓜中的奎宁能够通过抑制神经中枢过度兴奋，调节体温，凉拌食用，可以保留较多的奎宁，不使其流失，起到去心火、保护心脏的作用。

蒜蓉苦瓜 降低血脂

材料 苦瓜250克，红椒80克，大蒜20克。

调料 白糖、盐各适量。

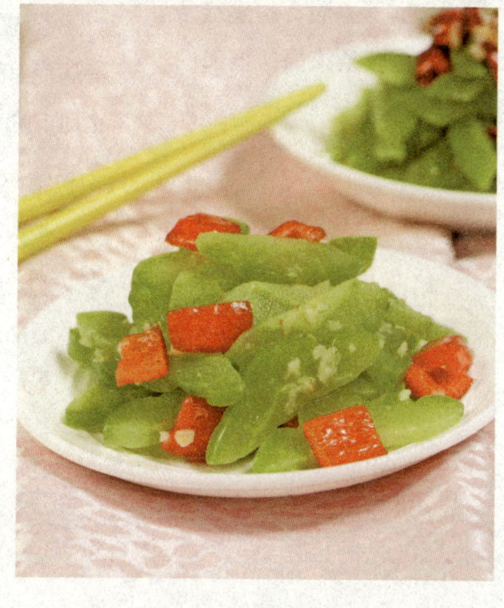

做法

1. 苦瓜洗净，对半剖开，去瓤，将苦瓜斜切成片，放入盐水泡 5 分钟以去苦味。
2. 红椒洗净，去蒂及子，切块；大蒜去皮，洗净，剁成末。
3. 锅置火上，放油烧热，放入苦瓜和红椒，翻炒几下，放白糖、盐，炒至苦瓜渐软关火，放入蒜蓉拌匀即可。

温馨提示

苦瓜中的苦瓜素可以切断甘油三酯和胆固醇的来源，和具有抑制胆固醇形成的大蒜一起食用，降血脂效果倍增。

蒜薹

预防心脑血管疾病

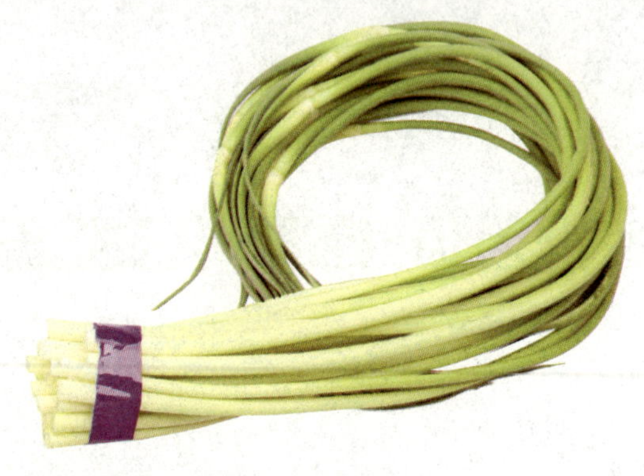

性味：性温，味辛
归经：归脾、胃、肺经
每餐建议用量：60克

· 养护血管的益处

蒜薹中含有丰富的维生素C，具有降血脂作用，并可防止血栓的形成，预防冠心病和动脉粥样硬化。蒜薹中的蒜氨酸和环蒜氨酸也是降血脂的有效成分。

· 厨房小窍门

选购蒜薹时，应挑选条长翠嫩，枝条浓绿，茎部白嫩的蒜薹。

· 其他养生功效

蒜薹含有辣素，对病原菌和寄生虫都有良好的杀灭作用，可以起到预防流感、防止伤口感染、治疗感染性疾病和驱虫的功效。

蒜薹能保护肝脏，阻断亚硝胺等致癌物质的合成，从而预防癌症的发生。

· 怎么吃最养生

火候恰当更营养

蒜薹不宜烹制得过烂，炒制的时间短一点，以免辣素被破坏，使杀菌作用降低。

蒜薹搭配木耳，互相增加食疗效果

蒜薹对于脾胃虚弱、泄泻不止、毒疮水肿等病症有辅助治疗作用，木耳则益气养肺、凉血止血、降脂减肥，两者同食，其效大增。

· 饮食宜忌

✔ 一般人群皆宜。

✖ 蒜薹中的膳食纤维含量较高，不适合消化道溃疡患者食用，以免加重病情。

✖ 一次不宜过量食用，否则会腹部胀气。

香干炒蒜薹 预防动脉粥样硬化

材料 香干、蒜薹各200克，胡萝卜50克。

调料 姜片5克，白糖4克，盐3克。

做法

❶ 胡萝卜去皮、洗净、切条；蒜薹择洗干净、切段；香干清洗、切条。

❷ 油锅烧至七成热，放姜片爆香，放胡萝卜条炒至软，放蒜薹段和香干条炒匀，放盐、白糖炒2~3分钟即可。

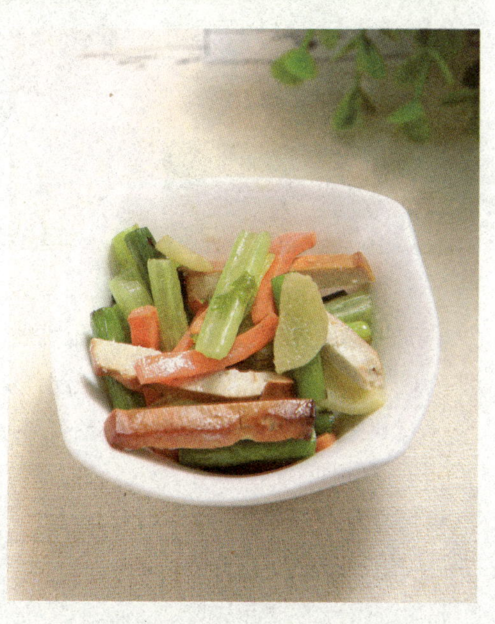

温馨提示

香干含有丰富的蛋白质，胡萝卜含有的槲皮素、山柰酚能增加冠状动脉血流量，降低血脂，促进肾上腺素的合成，蒜薹含有丰富的膳食纤维，有清除体内多余的胆固醇和甘油三酯的作用，这道菜有利于预防动脉粥样硬化，还有降压、强心作用。

蒜薹炒鱼片 预防冠心病

材料 鱼肉300克，蒜薹200克。

调料 盐2克，葱花、姜末、红辣椒丝、五香粉、料酒各适量。

做法

❶ 鱼肉洗净，切片，加盐、五香粉、料酒拌匀腌20分钟；蒜薹洗净切段备用。

❷ 锅中放油烧热后，倒入鱼片轻轻翻炒至八成熟盛出；原锅留油开大火，炒香葱花、姜末、红辣椒丝加蒜薹翻炒，炒至蒜薹软熟，加入鱼片炒熟即可。

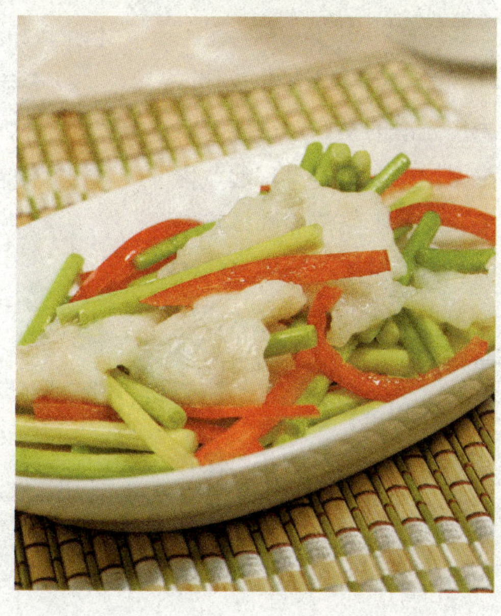

温馨提示

鱼肉能预防冠状动脉痉挛，与蒜薹一起食用可以起到很好地预防和控制冠心病的效果。

茭白

对抗钠所引起的血管损伤

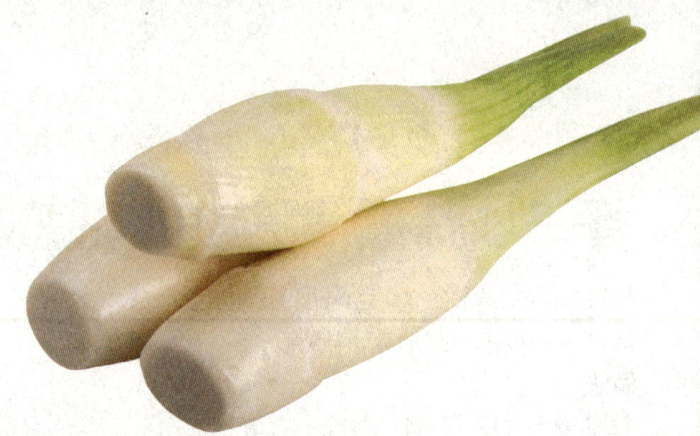

性味：性寒，味甘
归经：归肝、脾、肺经
每餐建议用量：50~100 克

· 养护血管的益处

茭白富含钾，进入人体可以对抗钠所引起的血压升高和血管损伤，有助于预防心血管疾病。同时，高血压患者，尤其是服用利尿药的患者常吃茭白有利于稳定血压。

· 厨房小窍门

宜挑选外表饱满、直挺、表皮光滑的茭白，这样的口感嫩；如果是笋身扁瘦、弯曲、形状不完整的则口感较差。另外，顶端笋壳过绿或是笋白部分为青绿色的，代表茭白已经老化，口感不佳。

用报纸包住再套入塑胶袋后放入冰箱，一般可保存三四天。

· 其他养生功效

茭白甘寒，性滑利，既能利尿祛水，辅助治疗四肢水肿、小便不利等症，又能清暑解烦而止渴，夏季食用尤为适宜，可清热通便。

茭白含较多的碳水化合物、蛋白质、脂肪等，能补充人体的营养物质，具有强健机体的作用。

· 怎么吃最养生

凉拌有诀窍

茭白如做成凉拌菜，可先将其蒸熟，放入冰水中浸泡，待凉再切食，这样可保存甜味，口感也比较好。

不与豆腐同食

由于茭白含有草酸，应避免与豆腐同食，以免影响钙的吸收。

· 饮食宜忌

✅ 适合四肢烦热、眼红及口干舌燥者，精神不济、喝醉酒者，大小便不利、新陈代谢不佳者，肥胖者食用。

❌ 茭白性寒，体质虚寒容易腹泻、肚子胀、头晕，女性经期前后以及手脚冰凉的人最好少吃。

❌ 肾炎或尿道结石患者和痛风患者少吃为妙。

虾仁炒茭白 优质蛋白强健血管

材料 茭白 400 克，虾仁 100 克，水发香菇 50 克。

调料 葱段、料酒、水淀粉各10克，姜片5克，盐4克，花椒2克，植物油适量。

做法

1. 茭白去皮，切条，投入沸水中焯透捞出，控干水分；香菇去蒂，切片。
2. 锅内放油烧热，放花椒、葱段、姜片炸一下捞出，再放茭白和香菇翻炒。
3. 加盐、料酒、虾仁、水，烧至汁浓菜熟，淋水淀粉勾薄芡，炒拌即可。

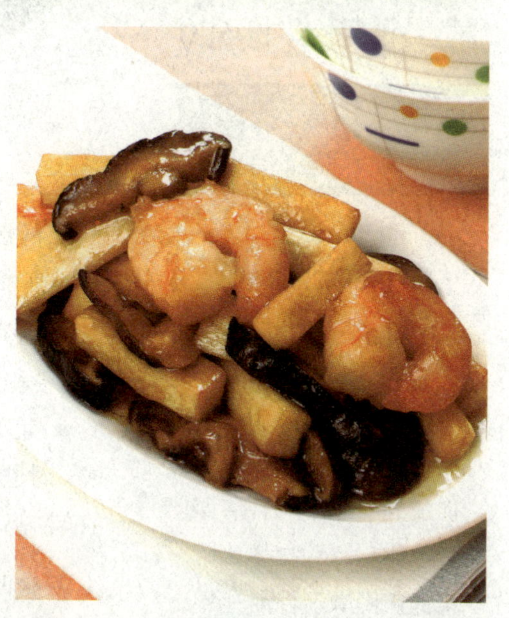

温馨提示

虾仁中含有优质蛋白，与茭白同食可以强健血管，避免血管损伤。

油焖茭白 稳定血压

材料 茭白500 克。

调料 老抽、白糖、葱末各适量。

做法

1. 茭白剥去外皮，洗净剖开切成菱形片。
2. 炒锅烧热后放底油烧热，下茭白片煸炒一二分钟，加入白糖调味，加入老抽调色。
3. 翻炒均匀后，加入适量清水，大火烧开，转中火焖至入味，颜色红亮，关火出锅，撒上些葱末即可。

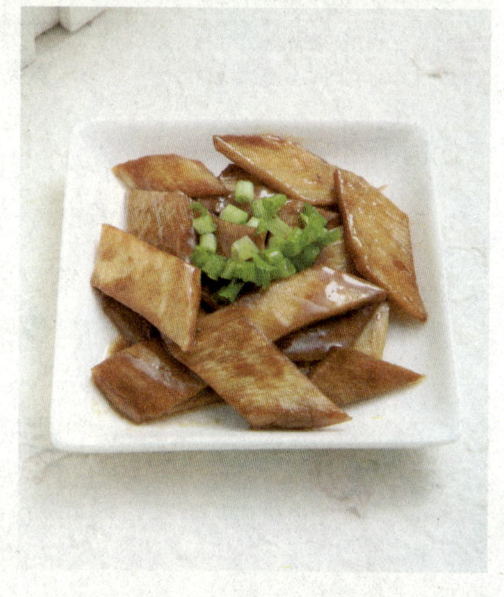

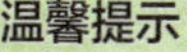

温馨提示

茭白可帮助解除酒毒，缓解酒醉不醒。

油菜

减少脂类的吸收

性味：性凉，味甘
归经：归肝、脾、肺经
每餐建议用量：150克

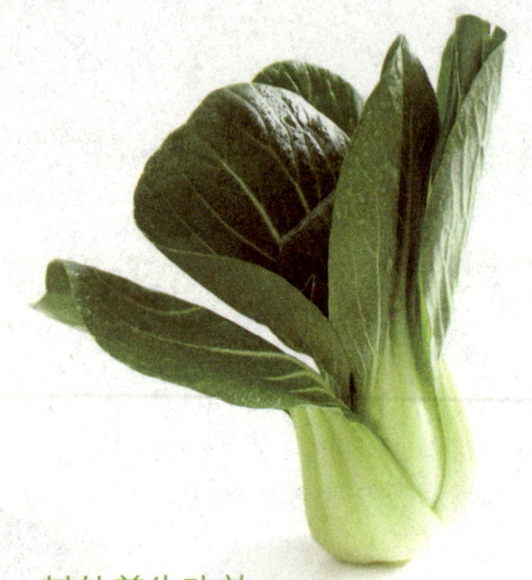

· 养护血管的益处

油菜中的的钙有助于提高人体消化脂肪和碳水化合物的能力，改善血管弹性，减轻钠对血压的不利影响。膳食纤维能与胆酸盐和食物中的胆固醇、甘油三酯结合，从粪便中排出，减少人体对脂类的吸收，对高血压等心脑血管疾病患者非常有益。

· 厨房小窍门

颜色鲜绿、洁净，无黄烂叶，新鲜，无病虫害的油菜为佳。

· 其他养生功效

油菜所含膳食纤维能促进肠道蠕动，缩短粪便在肠道停留的时间，可宽肠通便，辅助治疗多种便秘，预防肠道肿瘤。

油菜中所含的植物激素，能够增加酶的形成，对进入人体内的致癌物质有吸附排斥作用，故有防癌功能。

· 怎么吃最养生

清热解毒

春季是口腔溃疡的高发期，早春的油菜有清热解毒的功效，可预防春季易发的口角炎、口腔溃疡及牙龈出血等疾病。

煮粥也美味

小油菜可用来煮粥，小油菜的叶子部分比较柔软，烹调时不须切得太细，这样能避免烹调过程中营养成分流失过多。

· 饮食宜忌

✔ 多吃可使肌肤光滑柔嫩，保持弹性。特别适合发育中的儿童和青少年。可改善火气大、牙龈肿胀或出血的现象。适合便秘的人常食。

✘ 脾胃虚弱的人少吃。隔夜的熟油菜不宜食用，以免造成亚硝酸盐沉积，诱发癌症。

香菇油菜 养护血管、降低血压

材料 油菜 200 克，香菇 50 克。

调料 白糖8 克，酱油、水淀粉各5 克，盐4 克，植物油适量。

做法

❶ 油菜洗净；香菇用温水泡发，洗净，去蒂，挤干水分，切片。

❷ 锅置火上，放油烧热，放入香菇翻炒，放入油菜，加盐炒熟，加酱油、白糖翻炒，用水淀粉勾芡即可。

温馨提示

油菜中的钾能降低人体中的钠；香菇中含香菇嘌呤，能促进胆固醇的分解和排泄。二者搭配做菜，能改善动脉粥样硬化并使血压降低。

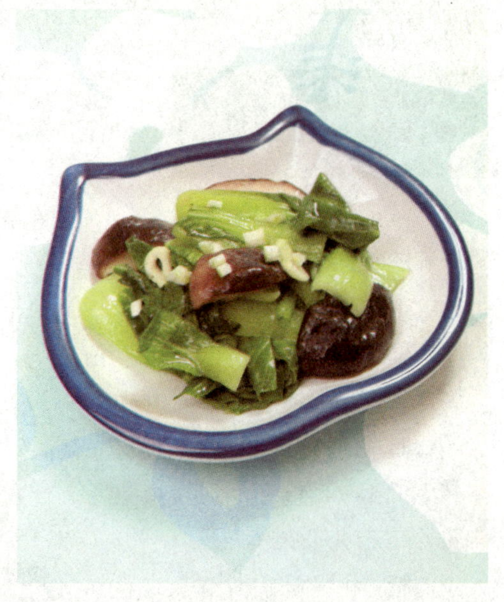

板栗炒香菇 预防高血压、冠心病

材料 香菇300克，板栗100克，油菜50克。

调料 葱花20克，蚝油10克，白糖5克，水淀粉适量，盐3克。

做法

❶ 锅内放水，将板栗煮熟、捞出，沥干水分；香菇洗净，去蒂，切块；油菜洗净，切段。

❷ 油锅烧热，放入板栗、油菜段和香菇块爆香。

❸ 放入蚝油、白糖、盐、少量清水翻炒至入味后放入水淀粉勾芡，盛盘后撒上葱花即可。

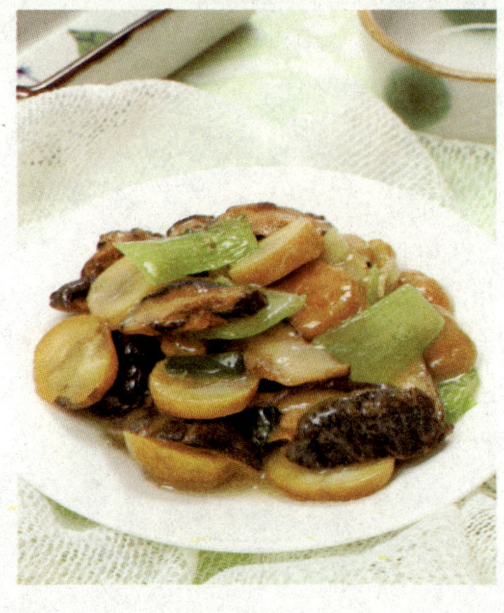

空心菜

减少冠状动脉粥样硬化

性味：性微凉，味甘
归经：归肝、脾、肺经
每餐建议用量：50克

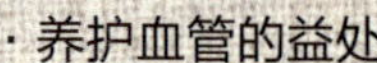

· 养护血管的益处

空心菜中的钾、烟酸、维生素C和丰富的膳食纤维能够有效溶解沉积在血管壁上的胆固醇，清洁和疏通血管；能够促进肠胃蠕动，促进体内多余的脂肪和胆固醇排出，预防高血压和心脑血管疾病，从而降低血液中胆固醇和甘油三酯的含量，减少发生冠状动脉粥样硬化的概率，保护心血管。

· 厨房小窍门

空心菜不容易清洗，先用流水洗掉多余的泥土、杂质，择去黄叶，放入淡盐水中浸泡几分钟后，用清水冲洗过再择。

· 其他养生功效

空心菜含有钾、氯等调节水、电解质平衡的元素，可预防肠道内的菌群失调，对防癌有益。

空心菜中的膳食纤维有很好的通便作用。

空心菜中的类胰岛素物质可以帮助平稳餐后血糖。

· 怎么吃最养生

快炒有营养

食用空心菜前，可将其浸泡在清水中半小时，使其鲜绿、脆嫩，烹调时，宜大火快炒，以免营养流失。

空心菜搭配白萝卜，清热润肺

白萝卜有润肺止咳的功效，空心菜清热解毒，二者一起食用可以润肺清热。

· 饮食宜忌

✅ 适合便血、便秘患者食用，也适用于高脂血症、高血压、糖尿病、心血管病患者。

❎ 脾胃虚寒、低血压、腹泻者忌食。

玉米粒炒空心菜 减少胆固醇堆积

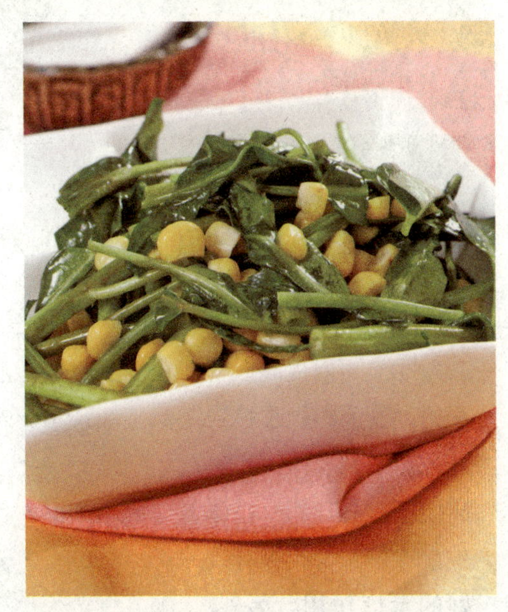

材料 空心菜 300 克，玉米粒 150 克。

调料 盐、花椒各适量。

做法

❶ 将玉米粒洗净，放入沸水锅中煮至八成熟；空心菜洗净，下沸水锅中焯水，切段备用。

❷ 锅内倒油烧热，下花椒炒香，倒入玉米粒、空心菜段，加盐炒熟即可。

温馨提示

玉米和空心菜都是降脂的好食材，常吃有助于稳定血脂，减少胆固醇堆积。

辣炒空心菜 降血脂

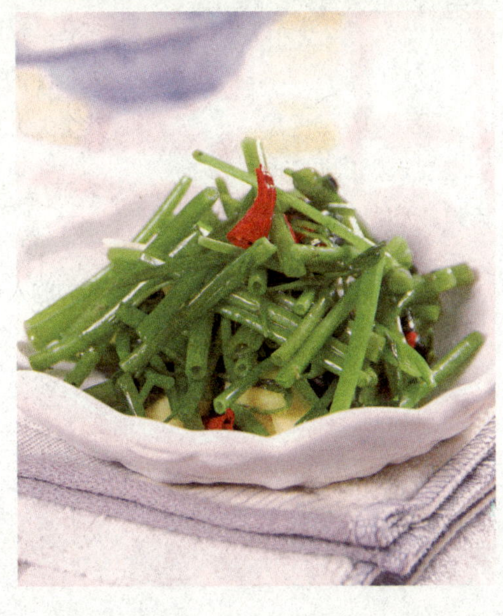

材料 空心菜350克。

调料 葱末、姜末、蒜末各5克，干红辣椒、白糖各6克，盐3克，鸡精、花椒油各少许。

做法

❶ 将空心菜洗净，在沸水中焯一下，捞出，切成段待用。

❷ 锅内放油烧热，下葱末、姜末、蒜末、干红辣椒爆香。

❸ 下空心菜段炒熟，加盐、鸡精、白糖，淋花椒油即可。

生菜

减少人体对胆固醇的吸收

性味：性凉，味甘
归经：归心、胃经
每餐建议用量：100克

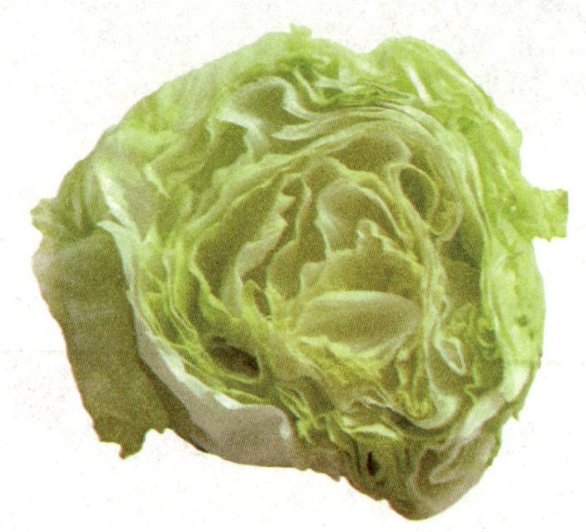

· 养护血管的益处

生菜可以提高血管张力，改善心肌收缩功能，加强利尿作用，对高血压、冠心病、心律失常等心血管疾病有较好的食疗作用。另外，生菜含有少量的碘元素，它对人的基础代谢、情绪调节都有重大影响。

· 厨房小窍门

宜选购肉质细嫩、多汁新鲜、无枯叶、无苦涩者。

· 其他养生功效

生菜富含维生素 C，可促进溃疡面愈合。

生菜的钾含量大大高于钠含量，有利于体内的水、电解质平衡，促进排尿，对高血压、心脏病患者有一定的食疗作用。

生菜含有大量膳食纤维，能促进肠壁蠕动，通利消化道，帮助大便排泄，可用于各种便秘的食疗。

· 怎么吃最养生

熟食更营养

生菜肉质细嫩，生吃热炒均相宜，但熟食更好。生菜炒后比生吃的营养素吸收率可提高 10 倍左右。常吃生菜可增强胃液和消化液的分泌，促进胆汁的分泌，但要注意烹调时间不宜过长，不然会失去爽脆的口感。

· 饮食宜忌

✔ 消化道溃疡、失眠、胆固醇高以及神经衰弱的人适宜多食。

✖ 胃寒、尿频者以及体虚、脾胃功能弱者不宜多食。

蚝油生菜 预防心血管疾病

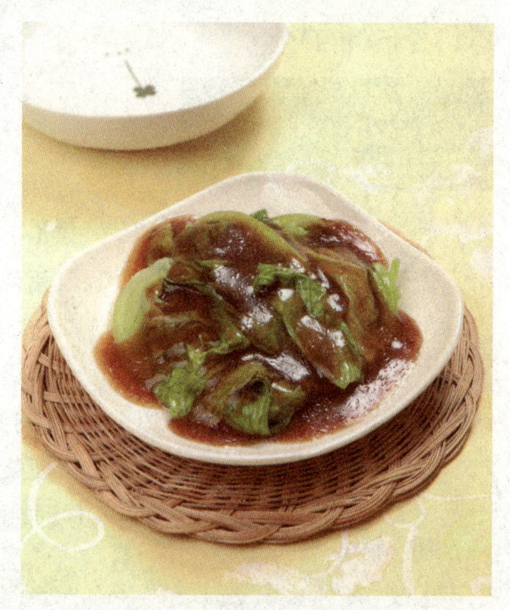

材料 生菜 300 克。

调料 蒜末、姜丝各5克，蚝油10克，盐2克。

做法

❶ 把生菜叶一片片掰开，洗净。

❷ 沸水锅中加盐，把生菜叶下锅煮熟，捞起备用。

❸ 另取锅加油，爆香姜丝、蒜末，倒蚝油炒出香味，做成蚝油酱，倒在生菜上即可。

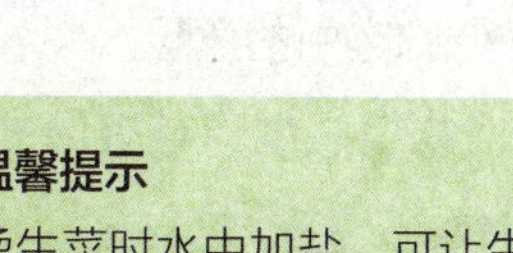

温馨提示

烫生菜时水中加盐，可让生菜保持颜色，否则容易发黑。

白灼生菜 降低血脂、防血栓形成

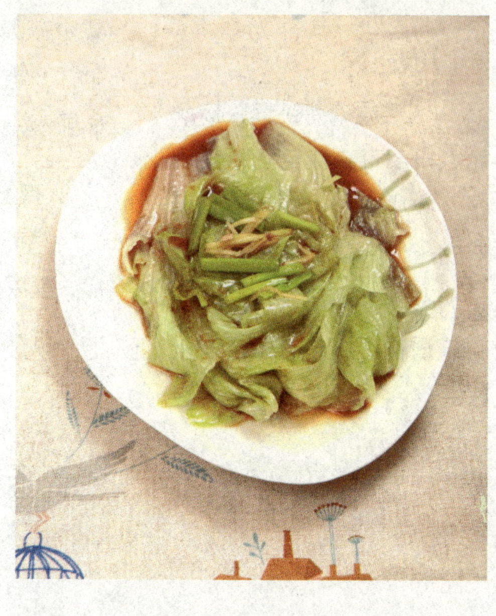

材料 圆生菜200 克。

调料 植物油3克，葱丝、姜丝、生抽、料酒各5克，醋10克，盐、鸡精各2克。

做法

❶ 圆生菜将叶子一片片剥下，洗净，沸水中加少许盐，将生菜焯一下。

❷ 将焯好的生菜放入盘中，然后把葱丝、姜丝摆在圆生菜上。

❸ 锅置火上，倒入植物油烧至六成热，加入生抽、料酒、醋、盐、鸡精烧开，然后浇到圆生菜上即可。

菠菜

改善微循环

性味：性凉，味甘
归经：归大肠、胃经
每餐建议用量：300克

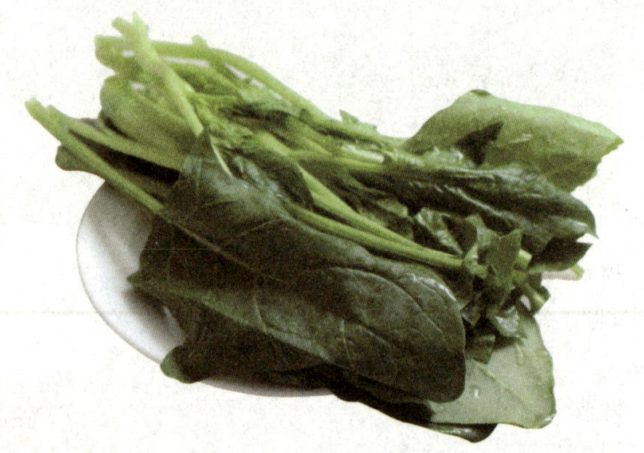

· 养护血管的益处

菠菜中的维生素E，可增强机体对缺氧的承受力，增强心肌对应激的适应能力，并能抗凝血，改善微循环，预防动脉粥样硬化。菠菜还含有丰富的叶酸，它能促进红细胞生成，增加血管弹性，促进血液循环。

· 厨房小窍门

选购菠菜要挑选整株茂密、根部带有红色且新鲜水灵，叶片坚实、颜色深绿而有光泽、叶片尖充分舒展的。

保存菠菜时，可放入保鲜袋后置于冰箱冷藏室，最好竖放。

· 其他养生功效

菠菜中富含的维生素 B_1、维生素 B_2，对预防口角炎有很好的效果。

菠菜中所含微量元素，能促进人体新陈代谢，增进身体健康，降低脑卒中的危险。

菠菜含有大量的植物粗纤维，具有促进肠道蠕动的作用，利于排便。

· 怎么吃最养生

菠菜焯焯水，搭配更简单

烹调菠菜前宜焯水，因为菠菜富含草酸，草酸会影响人体对钙的吸收，但是焯一下水可以减少菠菜中草酸的含量。比如菠菜和豆腐同吃时，一定要先焯水，因为豆腐中的钙质含量高，如果不焯水会影响钙的吸收。

· 饮食宜忌

✔ 适合肥胖、便秘者，高血压、高脂血症、糖尿病患者，电脑工作者，口角发炎或夜盲症患者食用，还可改善贫血、头晕等症状，尤其适合青少年、孕妇、老年人食用。

✖ 肾炎、肾结石、痛风患者慎食；脾虚者或者容易排软便或腹泻体质的人不宜多吃。

鹌鹑蛋菠菜汤　促进血脂代谢

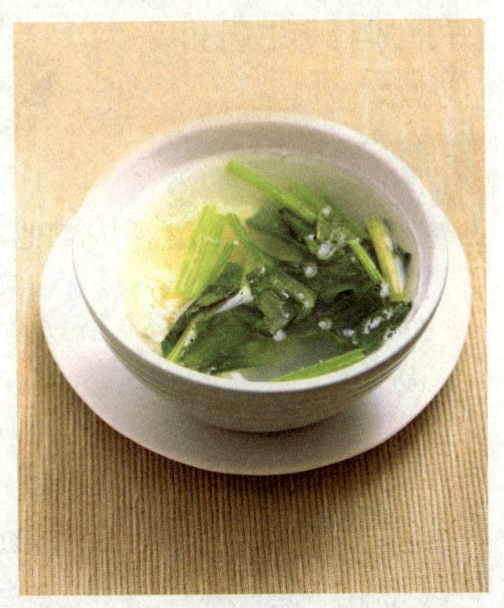

材料　鹌鹑蛋5个，菠菜100克，桂圆肉50克，枸杞子10克。

调料　姜片、葱花、香菜、淀粉、盐各适量。

做法

❶ 鹌鹑蛋打碎入碗中，加淀粉搅拌均匀；菠菜洗净，焯水后切段；香菜洗净，切段。

❷ 将桂圆肉、枸杞子、姜片洗净，放入砂锅中，加适量水，先大火烧开后转小火煮20分钟。放入菠菜煮1分钟，倒入鹌鹑蛋液，烧开，加入葱花、香菜、盐调味即成。

土豆菠菜汤　降血脂、保护血管

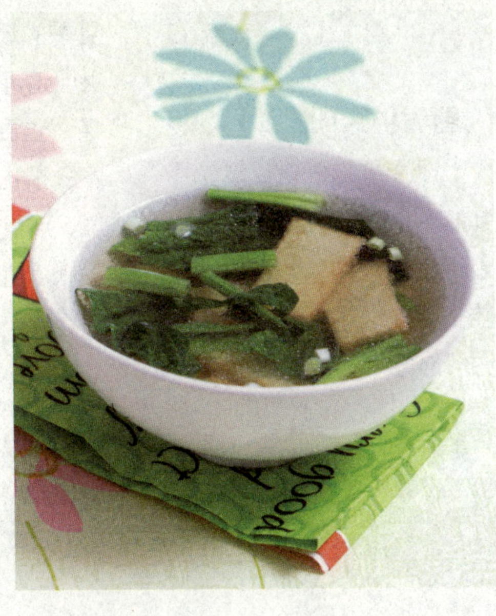

材料　土豆200克，菠菜100克。

调料　盐4克，醋、葱末各适量。

做法

❶ 土豆洗净，切薄片，放入沸水中煮至七成熟，捞出；菠菜洗净，焯水后切段。

❷ 汤锅中倒清水，大火煮沸后放土豆片，煮至土豆成熟，倒醋调味，放菠菜段煮开，加盐、葱末即可。

温馨提示

土豆所含的膳食纤维可以促进肠胃蠕动，菠菜对于胆固醇的代谢可起到加速作用，二者搭配食用效果更好。

韭菜

降血脂、促进血液循环

性味：性温，味辛
归经：归肝、肾、胃经
每餐建议用量：50~100克

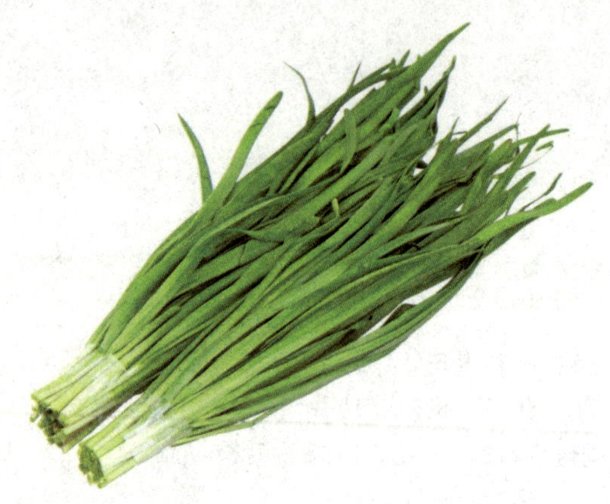

·养护血管的益处

韭菜含有挥发性精油及含硫化合物，具有促进食欲和降低血脂的作用，对高血压、冠心病、血脂异常等有疗效。韭菜能促进血液循环和新陈代谢，起到预防动脉粥样硬化、冠心病等疾病的作用。

·厨房小窍门

韭菜要选鲜嫩、翠绿且叶窄、叶直的。

韭菜上的残留农药通常较多，食用韭菜前应将其充分浸泡再冲洗干净。

·其他养生功效

韭菜所含的膳食纤维能促进肠胃蠕动，有助于预防便秘及肠癌。

韭菜具有补肾升阳的作用，可辅助治疗脱肛、腰膝冷痛等病症，还可缓解慢性腰痛。

·怎么吃最养生

现切现炒味道好

韭菜现炒现切味道好，因为韭菜切开遇空气后辛辣味会加重，宜现炒现切。

春食韭菜养肝脏

韭菜以初春时节的品质最佳，晚秋的次之，夏季的最差，有“春食则香，夏食则臭”之说。并且春季是养肝、养阳的季节，绿色蔬菜入肝经，韭菜有益于补养阳气、养护肝脏。夏季的韭菜一般比较老，纤维多而粗糙，食后不易被吸收，而夏季时人的胃肠功能会降低，多食会引起腹胀不适或腹泻。

·饮食宜忌

✅ 一般人群均可食用，尤其适宜便秘、体质虚寒的人。

❎ 体质偏热的人和眼疾患者、肠胃功能较弱者忌食。

太婆韭菜 排毒、清脂

材料 韭菜300克。

调料 酱油10克，辣椒粉、鸡精、花椒粉、盐各3克，水淀粉15克。

做法

1. 韭菜择洗干净，切小段；水淀粉中加入花椒粉、酱油、鸡精和盐，调成味汁待用。
2. 油烧至七成热，关火，放入辣椒粉炒香，开大火放入韭菜段，迅速翻炒十几下，放入调好的味汁，翻炒均匀后立即关火即可。

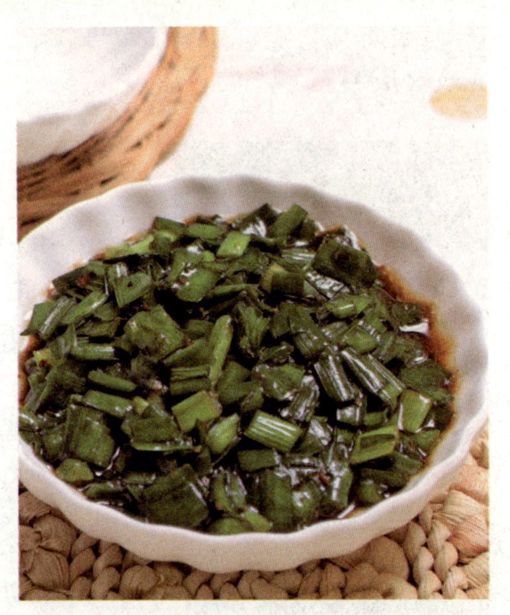

温馨提示

韭菜身形细嫩，经不起大火旺油的煎熬，所以炒韭菜时火候很重要，翻炒几铲即可离火。

韭菜炒豆腐干 降血脂

材料 韭菜250克，豆腐干100克。

调料 盐、鸡精各适量。

做法

1. 韭菜择洗干净，切段；豆腐干洗净，切丝。
2. 炒锅置火上，倒入适量植物油烧热，放入韭菜、豆腐干翻炒至韭菜断生，加盐和鸡精调味即可。

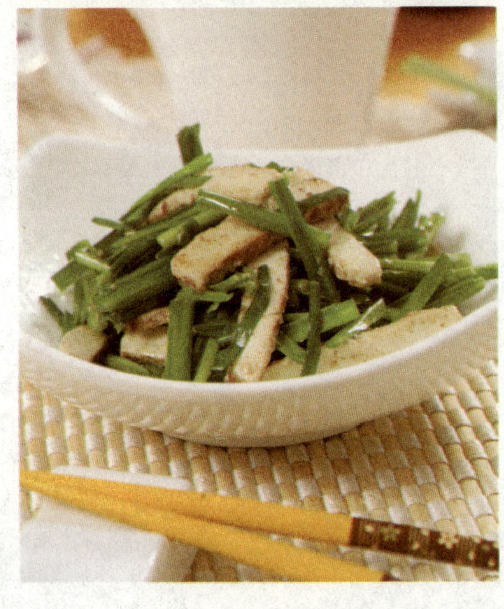

温馨提示

豆腐干中含有大量的钙，可防止血管硬化，韭菜可促进血液循环、降血脂，二者一起食用可有效预防心血管疾病。

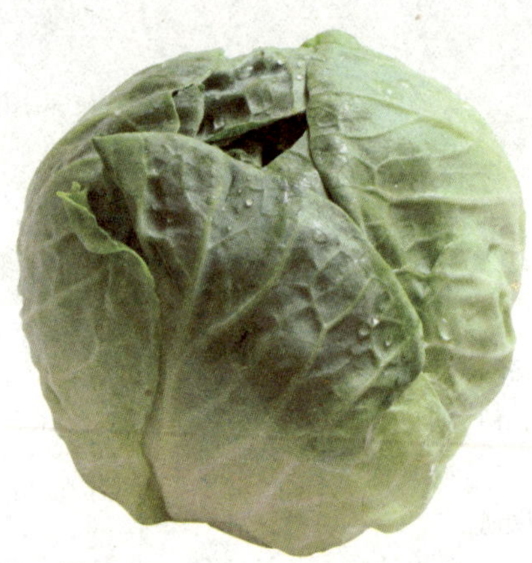

圆白菜

能清除血液中的废弃物

性味：性平，味甘
归经：归脾、胃经
每餐建议用量：100~150克

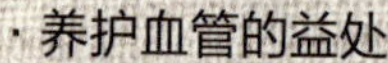

· 养护血管的益处

圆白菜中的维生素C、胡萝卜素具有降低血脂、降低胆固醇和防止动脉粥样硬化的功效。膳食纤维可以阻止肠道内胆固醇和胆酸的吸收，对肥胖患者、动脉粥样硬化患者有辅助治疗作用。

· 厨房小窍门

选购圆白菜时，以菜球坚实、叶片包裹紧密、质地脆嫩、色泽黄白或青白者为佳。

· 其他养生功效

圆白菜中含有能分解致癌物质——亚硝胺的酶，可消除亚硝胺的致突变作用。另外，其所含的微量元素铝还能抑制亚硝胺的合成。

新鲜圆白菜可辅助缓解咽喉疼痛、外伤肿痛、蚊叮虫咬、胃痛、牙痛等不适症状。

· 怎么吃最养生

粗切、凉拌最营养

为了能够更好地吸收圆白菜中的营养，可以将圆白菜焯熟，制作成各种沙拉或凉菜。要注意，圆白菜中含有水溶性维生素，清洗或浸泡前不宜细切，焯煮时间一定不能过长，以免营养流失。

· 饮食宜忌

- ✔ 胃溃疡、十二指肠溃疡患者宜吃。
- ✔ 腹泻、易疲劳者宜吃。
- ✔ 孕妇、贫血患者宜吃。
- ✖ 消化功能差的人忌食。
- ✖ 脾胃虚寒者忌食。
- ✖ 甲状腺功能失调的人不能大量食用。

飘香手撕圆白菜 抗血管硬化

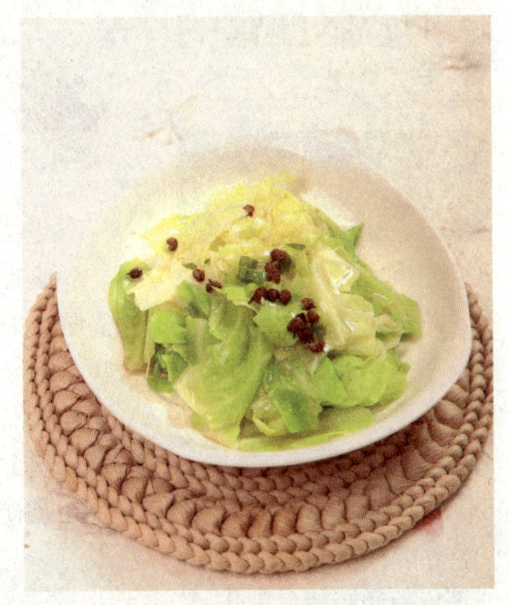

材料 圆白菜300克。

调料 盐、花椒各3克，醋8克，蒜末、姜末、香油各5克。

做法

1. 圆白菜洗净，撕成片，放入沸水中加盐焯熟。
2. 将焯熟的圆白菜片捞出，过凉水降温。
3. 将姜末、蒜末放在圆白菜片上，加入醋、香油拌匀。
4. 锅中放入少许油，倒入花椒煸出香味，将花椒油泼在圆白菜上即可。

柠檬菜卷 降血脂、预防高血压

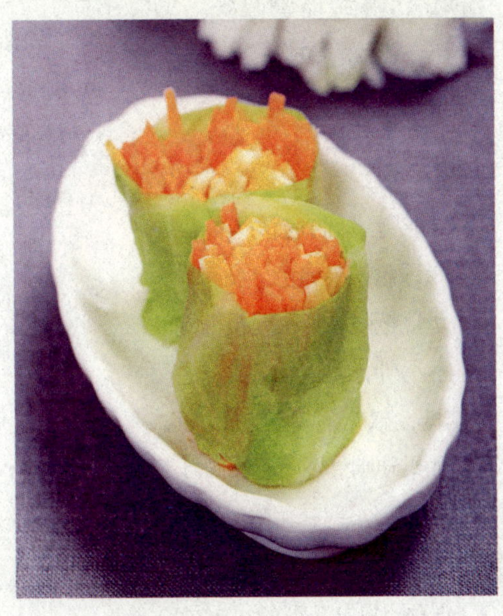

材料 胡萝卜100克，圆白菜、柠檬各50克。

调料 盐少许。

做法

1. 圆白菜洗净，剥片，焯水备用；胡萝卜洗净，去皮，切细丝，焯水备用；柠檬去皮去子，切丝，留汁备用。
2. 将胡萝卜丝、柠檬丝放入盘中，加盐和柠檬汁，放入冰箱冷藏。
3. 将胡萝卜丝、柠檬丝卷入圆白菜叶中，用刀改数段，装盘即可。

温馨提示

柠檬能增强血管弹性和韧性，胡萝卜和圆白菜可降低血脂，这道菜清新爽口，还能预防高血压和心肌梗死。

丝瓜

保护心脑血管的正常功能

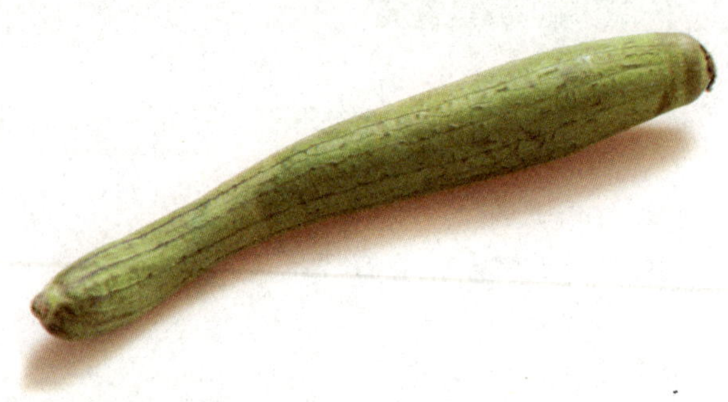

性味：性凉，味甘
归经：归肝、胃经
每餐建议用量：80~120克

· 养护血管的益处

丝瓜中含有的胡萝卜素能够在体内转化成维生素A，有助于降低血清胆固醇，预防动脉粥样硬化。钾可以在血液中与脂肪结合乳化，有助于清除血管壁上的斑块，保持血管畅通。钙可以改善血管弹性，保护心血管健康。

· 厨房小窍门

购买丝瓜时应该选择表皮为嫩绿色或淡绿色、没有伤痕、丝瓜把坚硬、头尾粗细均匀的。另外，可把丝瓜拿在手里掂掂，感觉有弹性的比较好，如果硬则最好不要买。

保存丝瓜时，用塑料袋装好，袋上扎几个孔，可放在室温下保存，也可以放冰箱保存。

· 其他养生功效

丝瓜含有能防止皮肤老化的B族维生素和能增白皮肤的维生素C等成分，有利于保护皮肤，消除斑块，使皮肤洁白、细嫩，是不可多得的美容佳品。

丝瓜有通经络、行血脉、凉血解毒的功效，能帮助调理月经。

· 怎么吃最养生

熟透才能吃

丝瓜带薄皮脆炒，清脆多汁的口感最受欢迎，但是却可能引起不适症状，因为丝瓜中含有很多植物黏液与木胶质，这些物质如果没有彻底煮熟，食用后容易刺激肠胃，出现食欲缺乏、反胃、胸闷或腹痛等不适症状，因此丝瓜要熟透再吃。

· 饮食宜忌

✔ 高血压、心脏病、痛风、咳嗽、乳汁不通、便血尿血患者宜食。

✘ 脾胃虚寒、大便溏薄者忌食。

毛豆烧丝瓜 降胆固醇

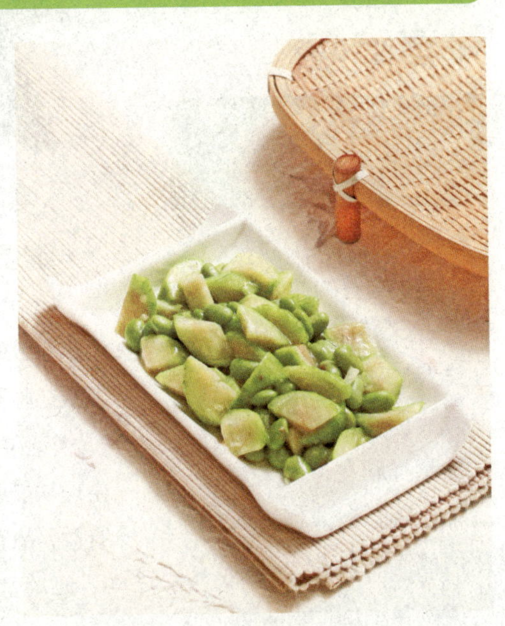

材料 丝瓜块 250 克，毛豆粒 100 克。

调料 葱丝、姜末各5 克，盐、水淀粉各适量。

做法

1. 毛豆粒洗净，焯水后捞出沥干。
2. 油锅烧热，煸香葱丝、姜末，放毛豆粒、水烧10 分钟；油锅烧热，下丝瓜炒软，倒毛豆粒，加盐，用水淀粉勾芡即可。

温馨提示

此菜可清热祛痰、防癌、抗衰老。毛豆是未成熟的大豆，具有降低胆固醇的作用，还能增加身体的抵抗力，帮助抗氧化。

木耳烩丝瓜 改善脑部供血

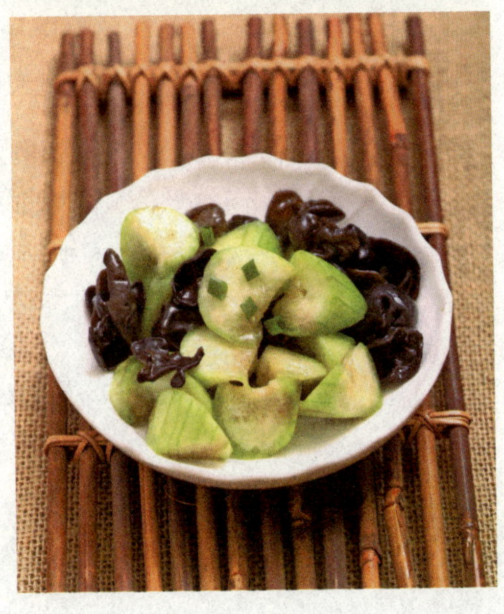

材料 水发木耳30克，丝瓜250克。

调料 葱花、花椒粉、盐各适量。

做法

1. 木耳洗净，撕成小片；丝瓜刮去老皮，洗净，切成滚刀块。
2. 锅内倒入植物油烧至七成热，加入葱花、花椒粉炒香，将丝瓜和木耳倒入锅内翻炒至熟，用盐调味即可。

温馨提示

丝瓜含有的皂苷类物质具有一定的强心、活血通络功效，木耳含有的维生素K能减少血液凝块，预防血栓的发生。两者一起食用可有效改善脑部供血，预防动脉粥样硬化和冠心病。

苋菜

排毒降脂

性味：性凉，味微甘
归经：归肺、大肠经
每餐建议用量：80克

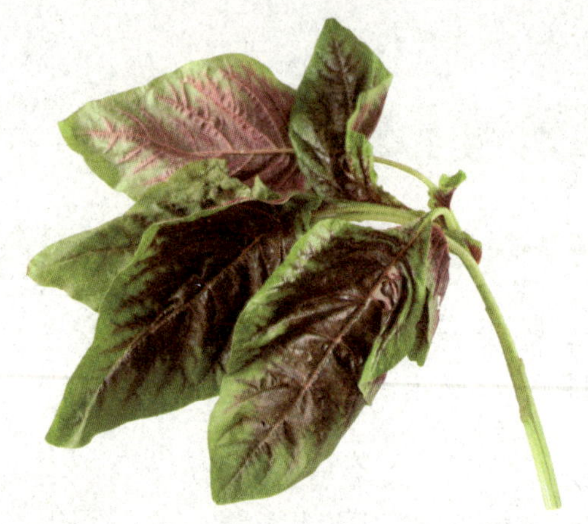

· 养护血管的益处

苋菜中的钾有助于维持良好的血管环境，减少脂肪附着，预防动脉粥样硬化。苋菜富含叶酸，叶酸能促进人体内的脂肪氧化，除去人体内多余的脂肪，同时还能降低半胱氨酸的血清浓度，有助于降低脑卒中的发病率。

· 厨房小窍门

挑选苋菜的时候可以稍微掐下根茎，嫩苋菜能掐断，且以脆嫩的为好，老苋菜则掐不断。

苋菜最好储存在10℃左右的环境中，不宜清洗，而宜直接储存，避免长期冷凝水附着叶面，导致叶面腐烂。

· 其他养生功效

苋菜清利湿热，清肝解毒，凉血散瘀，对于湿热所致的赤白痢疾及肝火上炎所致的目赤目痛、咽喉红肿不利等，均有一定的辅助治疗作用。

苋菜中所含营养物质，都是维持人体正常生理功能所不可缺少的，对老人的健康长寿十分有益，故苋菜又称为“长寿菜”。

· 怎么吃最养生

快炒更嫩滑

苋菜用于炒食、煎汤、煮粥或绞汁服都是不错的选择。苋菜叶嫩，炒苋菜的时可能会出很多水，一定要大火快炒，以防苋菜被炒烂，破坏口感，而且炒制过程中不用加水。

· 饮食宜忌

✔ 夏季食用红苋菜，有清热解毒的功效，对辅助治疗肠炎、痢疾以及大便干结和小便赤涩有一定作用。

✖ 苋菜性寒凉，阴盛阳虚体质、脾虚便溏或慢性腹泻者，不宜食用。

· 养护血管食疗方

苋菜笋丝汤 促进造血、畅通血脉

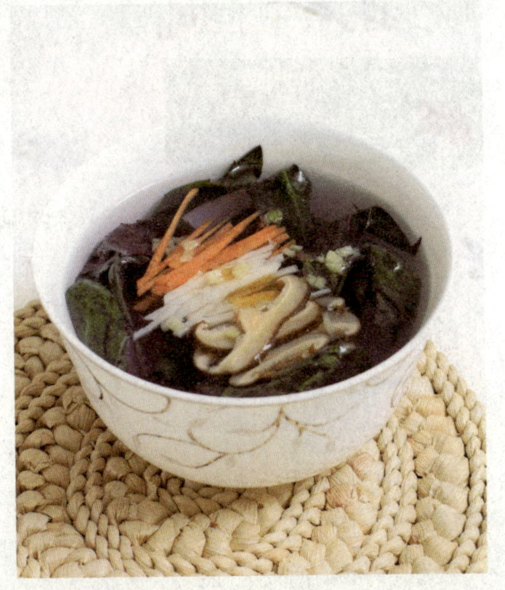

材料 苋菜100克，冬笋80克，胡萝卜50克，香菇2朵。

调料 盐2克，鸡精1克，蘑菇高汤、姜末、料酒、香油各适量。

做法

1. 苋菜去老根洗净，焯水，切段；冬笋去壳，切丝，煮熟；香菇泡发，洗净去蒂，切丝焯水；胡萝卜洗净，切丝。
2. 锅置火上，放油烧至六成热，煸香姜末，放入胡萝卜丝煸熟，烹入料酒，倒入适量蘑菇高汤，大火烧开后放入笋丝、香菇丝煮3分钟，放入苋菜段煮熟，加入盐和鸡精调味，淋入香油即可。

蒜香苋菜 保持血管弹性

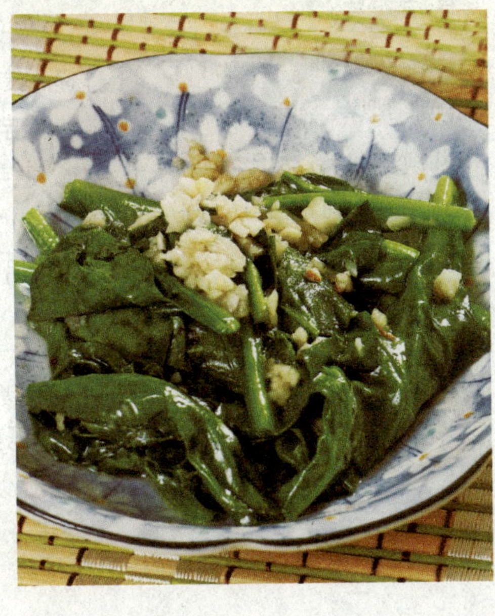

材料 苋菜100克。

调料 蒜瓣10克，盐、葱花各3克，味精、植物油各适量。

做法

1. 苋菜洗净焯水；蒜瓣去皮、洗净、切末。
2. 锅置火上，倒入适量植物油，待油烧至七成热，加葱花炒香。
3. 放入苋菜翻炒，熟后用盐、味精和蒜末调味，即可。

温馨提示

苋菜在食用前应该用开水焯烫，以去除所含的植酸以及残留在菜上的农药。

魔芋

减少血清中胆固醇

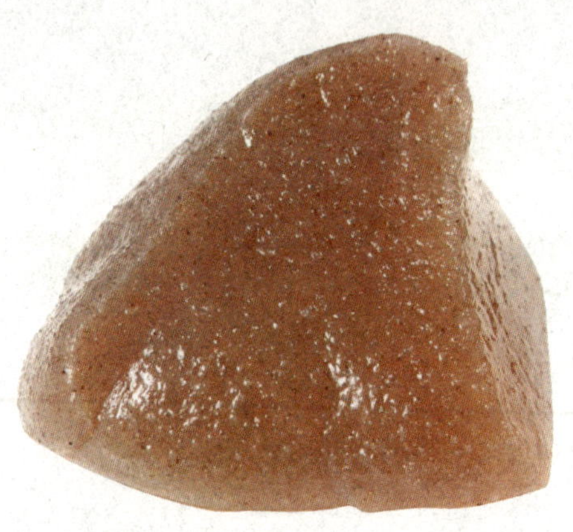

性味：性平，味甘、辛
归经：归肠、胃经
每餐建议用量：每餐宜吃80克

· 养护血管的益处

魔芋所含的黏液蛋白能减少体内胆固醇的堆积，有推动血行、防止淤肿的作用，可预防动脉粥样硬化和心脑血管疾病，所以魔芋又被称为“胃肠清道夫”“血液净化剂”。

· 厨房小窍门

选购魔芋时，要选择外观饱满、肥厚、圆粗的。拿在手中能感到分量，往往是比较优质的魔芋。对于凹陷、扁平的魔芋则不提倡购买。

· 其他养生功效

魔芋中的膳食纤维有延缓葡萄糖和脂肪吸收的作用，还可以增加血液中胰岛素的含量，减轻胰岛细胞的负担，逐渐使血糖和血脂水平下降，对控制、预防糖尿病有极好的辅助作用。魔芋食品不仅味道鲜美、口感宜人，而且有减肥健身、治病抗癌等功效，所以近年来风靡全球，并被人们誉为“魔力食品”“神奇食品”“健康食品”等。

· 怎么吃最养生

搭配蔬菜营养全

魔芋经过加工，会流失一些矿物质、维生素，搭配富含矿物质和维生素的蔬菜一并食用，能提高其营养价值。

魔芋不要生吃

魔芋原植物有毒，不可生吃，需要加工后才可食用，所以我们一定要在市场中买加工后的魔芋食用。

· 饮食宜忌

✔ 魔芋必须煮3小时以上才可食用，而且每次不宜食用过多。

✖ 儿童、脾胃虚弱者、皮肤病患者、伤寒感冒患者不宜食用。

· 养护血管食疗方

凉拌魔芋丝 保护心血管

材料 魔芋丝 150 克，黄瓜 50 克。

调料 葱段、姜丝各5克，香油、盐、鸡精、白糖各适量。

做法

1. 将魔芋丝洗净；黄瓜洗净，切丝。
2. 将魔芋丝放入滚水中焯熟捞起，沥干。
3. 将魔芋丝、黄瓜丝、葱段和姜丝全部放入碗中，加盐、鸡精、白糖和香油搅拌均匀即可。

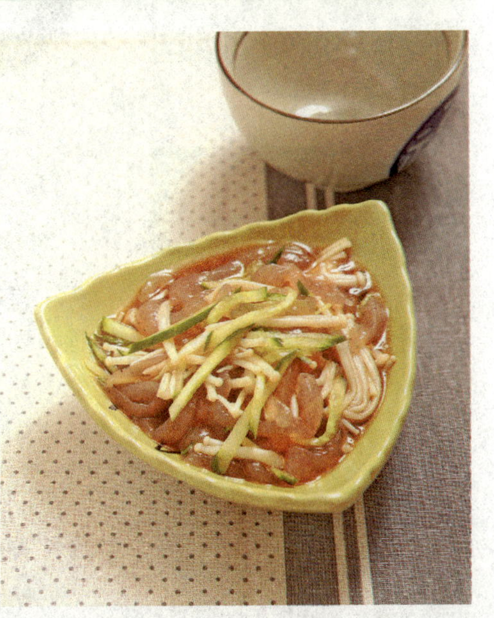

温馨提示

魔芋富含膳食纤维，能够减缓食物的消化速度，使餐后血糖平稳，还可以降低血清胆固醇水平，有助于降低血脂、保护心血管。

油菜香菇魔芋汤 平衡血脂水平

材料 油菜 100 克，干香菇 15 克，魔芋、胡萝卜各 50 克。

调料 盐 3 克，香油 1 克。

做法

1. 油菜洗净，用手撕成小片；香菇洗净，泡发，去蒂，切小块；魔芋洗净，切块；胡萝卜洗净，去皮，切薄片。
2. 锅中倒入清水，大火烧开，放香菇块、魔芋块、胡萝卜片烧至八成熟，放油菜煮熟，加盐调味，淋香油即可。

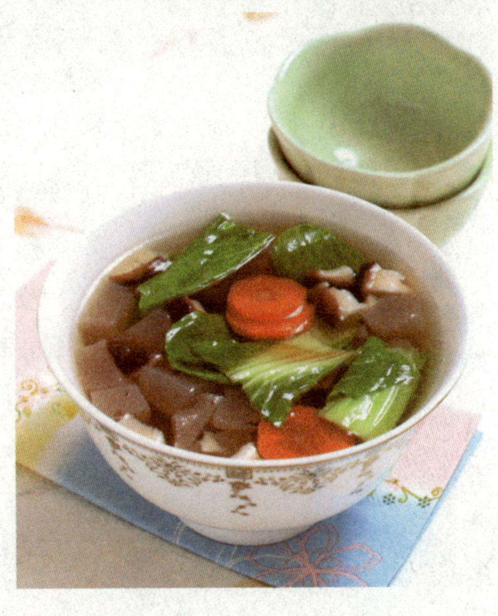

温馨提示

油菜富含胡萝卜素、钙等，具有降压、调脂的作用，魔芋可增加血液中胰岛素的含量，减轻胰岛细胞的负担，逐渐使血糖和血脂水平下降，一起食用对平衡血脂水平有很好的作用。

鳝鱼

提升“好”胆固醇的含量

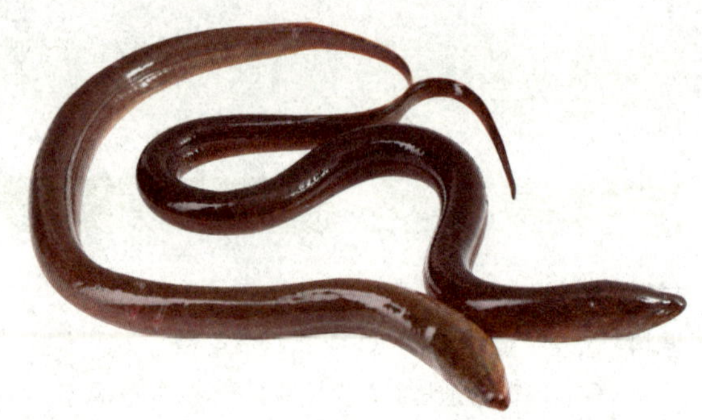

性味：性温，味甘、咸
归经：入肝、胃、脾经
每餐建议用量：每餐宜吃约50克

·养护血管的益处

鳝鱼的脂肪中含有不饱和脂肪酸EPA和DHA，其中EPA能有效降低甘油三酯，具有降血脂作用；DHA能够通过阻止胆固醇的合成，降低血液中胆固醇浓度，预防动脉硬化引起的心血管疾病。

·厨房小窍门

每年农历的四月至端午节前后，是鳝鱼上市的季节。这个时候的鳝鱼圆肥丰满、柔嫩鲜美，民间向来就有“夏令黄鳝赛人参”之说。

·其他养生功效

鳝鱼所含的特种物质“鳝鱼素”，能降低血糖和调节血糖。

鳝鱼中含有丰富的蛋白质和卵磷脂，有补脑健身的功效，还可以增强视力。

·怎么吃最养生

彻底烹熟后再食用

鳝鱼一定要彻底烹熟后方可食用，因为鳝鱼体内有寄生虫，生食或食用未熟透的鳝鱼会危害人体健康。

鳝鱼配莲藕促进蛋白质吸收

吃鳝鱼时最好搭配莲藕，鳝鱼和莲藕的黏液都能促进蛋白质的吸收。另外，两者属于酸碱搭配，有利于保持人体的酸碱平衡。

·饮食宜忌

✔ 身体虚弱、气血不足、营养不良者宜食。

✔ 风湿痹痛、四肢酸痛无力、糖尿病患者、高脂血症及心脑血管患者宜食。

✖ 红斑狼疮患者、皮肤瘙痒患者忌食。

五彩鳝丝　防止血糖急速上升

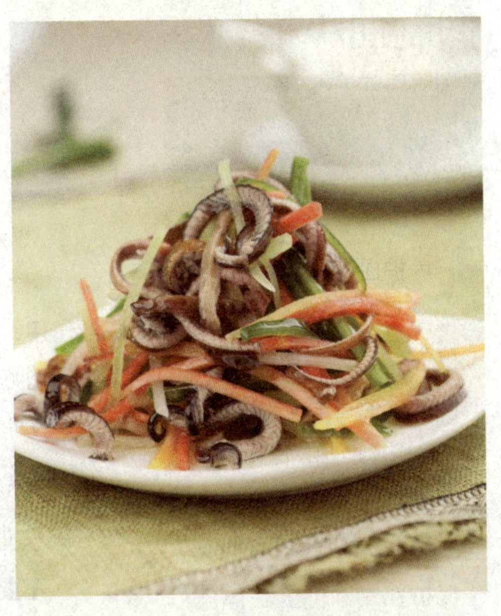

材料　鳝鱼300克，青椒、胡萝卜、黄椒、莴笋各30克。

调料　葱段25克，料酒10克，姜片20克，盐3克，胡椒粉1克。

做法

1. 鳝鱼宰杀治净，切成鳝鱼丝，加入盐、料酒、葱段、姜片，腌制10分钟备用；青椒、胡萝卜、黄椒和莴笋均洗净，切成丝。
2. 炒锅置火上，倒油烧至七成热，加入鳝鱼丝，迅速炒散，待鳝鱼丝将熟时加入青椒丝、胡萝卜丝、黄椒丝和莴笋丝，炒至断生，加入腌制鳝鱼的汁和胡椒粉略翻炒即可。

红椒爆鳝段　降低血液胆固醇

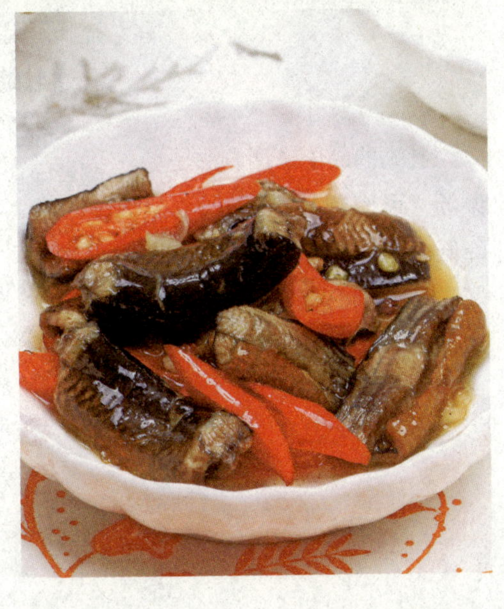

材料　净鳝鱼400克，鲜红椒100克。

调料　姜丝、蒜末、料酒各5克，花椒、胡椒粉各2克，盐3克，高汤40克。

做法

1. 鳝鱼洗净，切成3厘米长的段，用料酒腌约5分钟；鲜红椒洗净，去蒂，切段。
2. 锅置火上，倒油烧热，放入鳝鱼段滑一下，捞出。
3. 锅内留油，放入姜丝、蒜末、花椒炒香，放入鲜红椒段炒至五成熟，加入鳝鱼段，接着加入高汤，翻炒2分钟，加盐、胡椒粉即可。

牡蛎

抑制血小板凝集

性味：性微寒，味咸
归经：归肝、胆、肾经
每餐建议用量：每餐宜吃2个

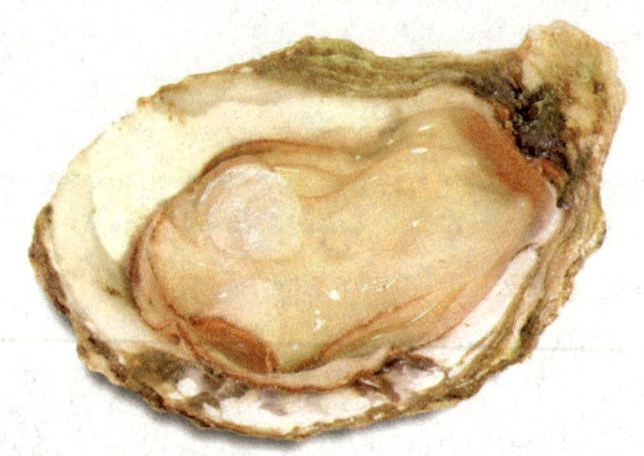

·养护血管的益处

降胆固醇，防止动脉粥样硬化。牡蛎中含有的牛磺酸可抑制血小板凝集，降低血脂，保持人体正常血压和防止动脉粥样硬化；对心肌细胞有保护作用，可抗心律失常；对降低血液中胆固醇含量有特殊疗效，可辅助治疗心力衰竭。

·厨房小窍门

牡蛎的最佳烹调方法是做汤，可控制油脂摄入量，降低血脂。牡蛎肉很容易腐坏，做菜的时候可以加些姜、蒜杀菌。

·其他养生功效

牡蛎富含核酸，核酸在蛋白质合成中起重要作用，能够延缓皮肤老化，减少皱纹。

牡蛎中所含的B族维生素，可维护周围神经系统的健康，有预防和辅助治疗糖尿病周围神经病变的功效。

·怎么吃最养生

不要生吃牡蛎

生吃牡蛎易感染诺瓦克病毒，可引起恶心、呕吐、腹泻及腹痛等症状，部分人群会有轻微发烧、头痛、肌肉酸痛、倦怠、颈部僵硬、畏光等症状。因此，牡蛎最好做熟了再吃。

牡蛎和菠菜同食，可缓解更年期不适

菠菜富含牡蛎中缺少的胡萝卜素和维生素C，两者同食，可缓解更年期不适症状。

·饮食宜忌

- ✔ 体质虚弱和贫血者宜食。
- ✔ 骨质疏松者及哺乳期妇女宜食。
- ✘ 痛风及尿酸过高者忌食。
- ✘ 患有急慢性皮肤病以及脾胃虚寒者忌食。
- ✘ 对水产类食品敏感，有腹泻、便溏等病症者忌食。

牡蛎萝卜丝汤 保护心肌

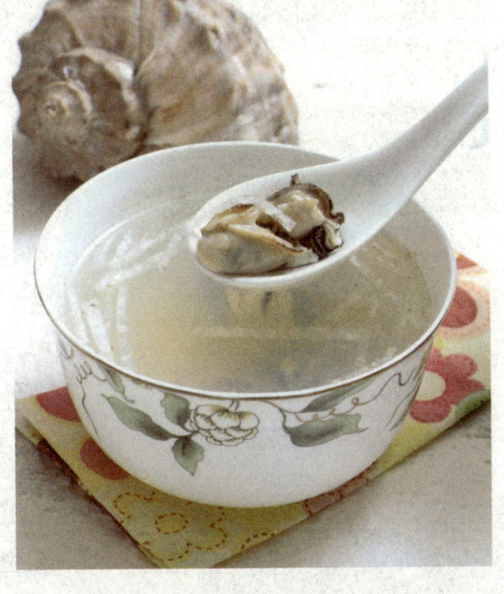

材料 白萝卜200克，牡蛎肉50克。

调料 葱丝、姜丝各10克，盐5克，香油少许。

做法

1. 白萝卜去根须，洗净，切丝；牡蛎肉洗净泥沙。
2. 锅置火上，加适量清水烧沸，倒入白萝卜丝煮至九成熟，放入牡蛎肉、葱丝、姜丝煮至白萝卜丝熟透，用盐调味，淋上香油即可。

温馨提示

为了保持牡蛎的原汁原味，做此菜不要放太多调料，汤才鲜美。

柚子拌牡蛎 预防高血压脑病及脑中风

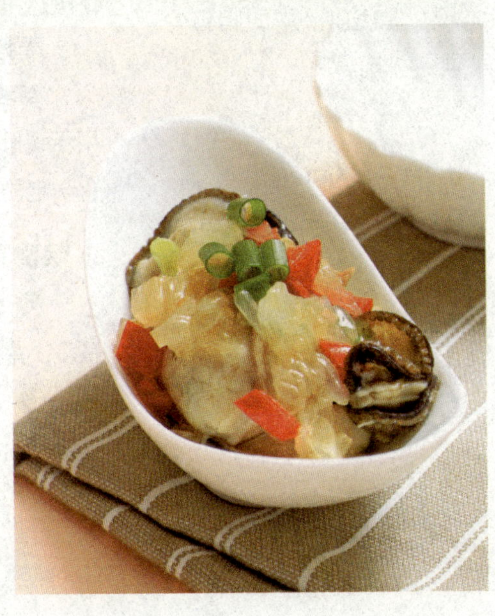

材料 牡蛎250克，柚子100克。

调料 葱末、红辣椒各10克，胡椒粉3克，蒸鱼豉油5克。

做法

1. 红辣椒洗净、切末；柚子去皮、取肉，切碎。
2. 将葱末、红辣椒末、柚子碎放入碗里，加入胡椒粉、蒸鱼豉油拌匀。
3. 锅里水烧开，放入牡蛎用大火煮熟（2~3分钟），捞起放入装调料的碗里，拌匀即可。

温馨提示

牡蛎中的肝糖原在被人体吸收后能迅速转化为能量，能帮助缓解疲劳。

带鱼

有益于破损血管的修复

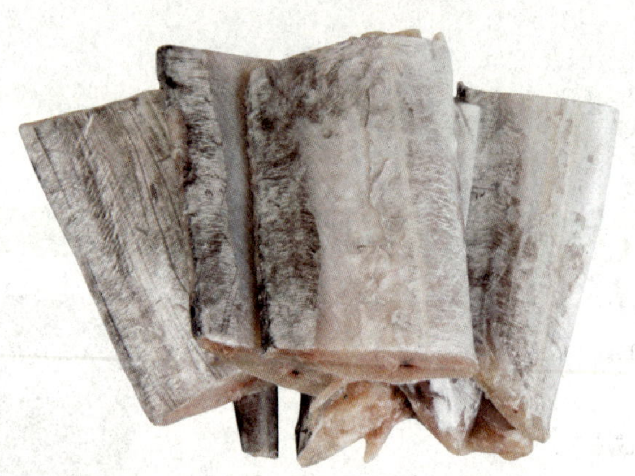

性味：性平微温，味甘、鲜
归经：入肝、脾、胃经
每餐建议用量：每餐宜吃80克

· 养护血管的益处

带鱼所含的烟酸能参与脂肪的代谢，可以减少血液中的低密度脂蛋白及甘油三酯含量，还可增加高密度脂蛋白含量；其所含的维生素 B_2，有益于破损血管的修复，使胆固醇不易沉积，促使血液中的脂肪加速排出。

· 厨房小窍门

新鲜带鱼为银灰色且有光泽，但有些带鱼体表附着一层黄色的物质，这是鱼体表面脂肪大量接触空气而加速氧化产生的。因此，购买带鱼时，尽量不要买呈黄色的带鱼。

· 其他养生功效

带鱼含有优质蛋白质和丰富的脂肪，其身上的银白色油脂，含有一种抗癌成分，对白血病和癌症有一定疗效。

常吃带鱼还可滋润肌肤，保持皮肤的湿润与弹性，对迁延性肝炎、慢性肝炎有辅助疗效。

· 怎么吃最养生

带鱼表层白色物质尽量保留

带鱼表层那层有光泽、银灰色物质为不饱和脂肪酸油脂，可以降血脂、降血压，所以在制作带鱼时，最好不要刮掉这层物质。

荸荠和带鱼同食，清热、补水

荸荠质嫩多汁，与带鱼一起熬汤食用，可用于缓解热病津伤口渴之症，对糖尿病多尿者，有一定的辅助疗效。

· 饮食宜忌

✔ 久病体虚、血虚头晕、气短乏力、食少羸瘦、营养不良者宜食。

✔ 皮肤干燥者宜食。

✘ 湿疹、皮肤过敏者慎食。

糖醋带鱼 降低高血脂并发心血管疾病

材料 带鱼500克。

调料 葱丝、姜片、蒜片各10克，酱油、醋、料酒、白糖各15克，盐、花椒油各少许，植物油20克。

做法

1. 将带鱼去头、去尾、去内脏，洗净，剁成5厘米左右的长段，用盐略腌。
2. 锅中放油烧热，下带鱼段煎熟，两面呈金黄色时出锅。
3. 锅中留底油，下葱丝、姜片、蒜片煸炒，放入炸好的带鱼，烹入料酒、醋、酱油，加少许汤，放白糖，入味后淋花椒油，炒匀即成。

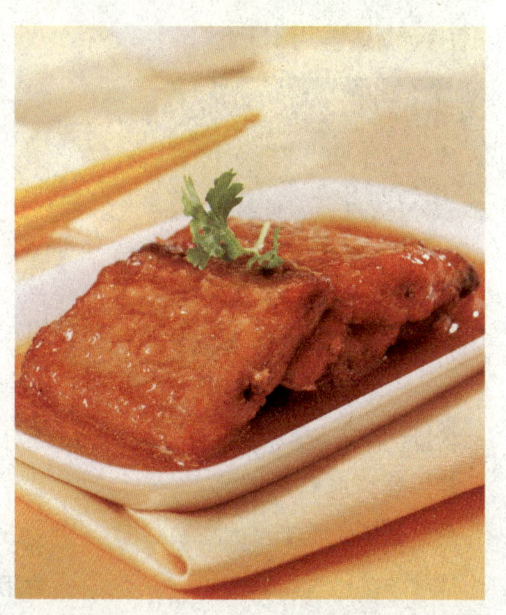

清蒸带鱼 防癌

材料 带鱼500克。

调料 葱丝、姜片各10克，料酒20克，盐、鱼露各5克。

做法

1. 将带鱼洗干净，两面划十字花刀（斜切成网格状），切段。
2. 将带鱼块装盘，加入葱丝、姜片、料酒、盐、鱼露，上蒸笼蒸15分钟左右即可。

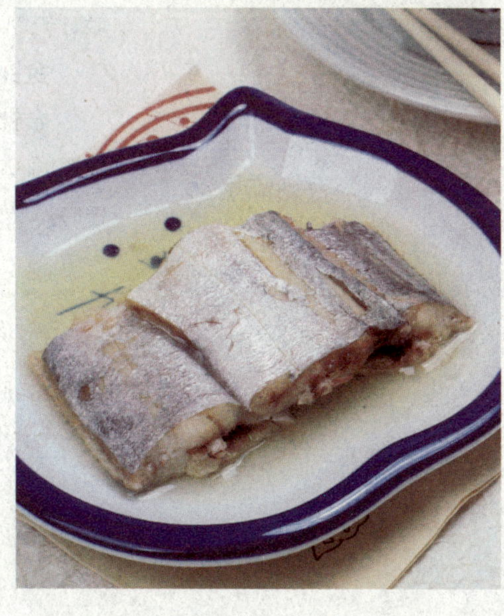

温馨提示

带鱼富含不饱和脂肪酸的银鳞在太热的水中会溶化，所以带鱼要用凉水洗。

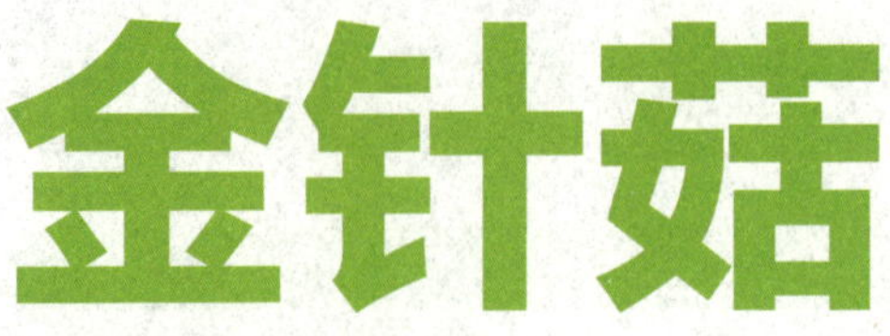

金针菇

维持血管弹性

性味：性平、味甘
归经：归脾、胃、肾经
每餐建议用量：每餐宜吃20～30克（鲜品）

·养护血管的益处

金针菇含有较多的锌，可减少甘油三酯的含量，消除沉积的胆固醇，维持血管的弹性。金针菇还含有丰富的膳食纤维，可与胆酸及胆盐结合，加速将其排出体外，降低血脂，减少胆固醇的吸收。

·厨房小窍门

汆烫金针菇时要注意，时间不要长，否则咬不动，易塞牙，正确的方法是在水沸腾后关火，放入金针菇，烫软就捞出来。

·其他养生功效

金针菇中赖氨酸的含量明显高于其他菇类，对增加大脑营养，提高智商和智力，增强思维力、记忆力大有裨益。

金针菇含有多糖体朴菇素，可以增强机体对癌细胞的抵抗能力，从而起到防癌抗癌的作用。

·怎么吃最养生

食用前焯水

金针菇生长在潮湿的环境中，表面容易滋生细菌，并且表面有草酸，容易与人体中的钙离子结合形成草酸钙，造成钙的流失，所以食用前最好先焯水。

金针菇同鸡肉同食，预防肠胃疾病

金针菇适合和鸡肉搭配食用，能够促进蛋白质的吸收和脂肪的消化，减轻胃肠负担，预防胃肠疾病。

·饮食宜忌

- ✔ 一般人群均可食用。
- ✘ 脾胃虚寒者不宜吃得太多。
- ✘ 不宜生食金针菇。

蒜蓉金针菇 减少胆固醇吸收

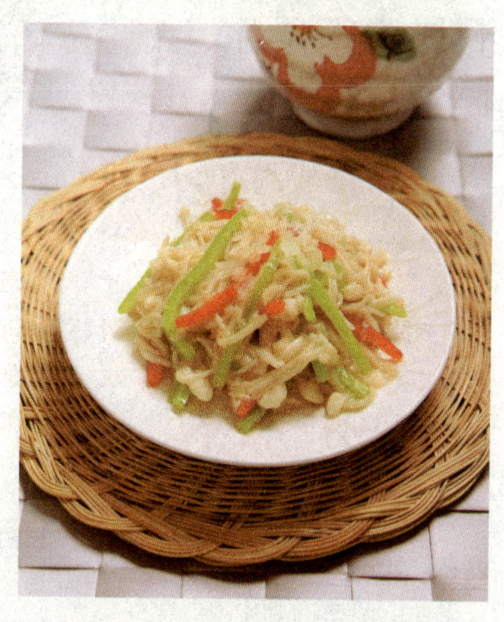

材料 金针菇250克，青椒、红椒各25克。

调料 蒜蓉15克，盐4克，植物油10克。

做法

1. 金针菇洗净，去根，切段；青椒、红椒分别洗净，去蒂、去子，切丝；三者用沸水焯烫。
2. 炒锅置火上，倒油烧热，爆香蒜蓉，放金针菇翻炒，加入青椒丝、红椒丝、盐炒匀即可。

温馨提示

蒜剁成蓉，用油少，易出味。食材均用沸水焯烫，减少用油量。

金针菇炒鸡蛋 增强机体抵抗力

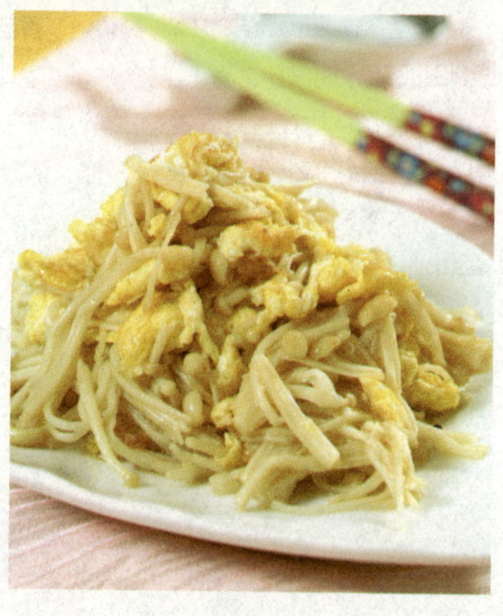

材料 金针菇250克，鸡蛋1个。

调料 植物油10克，葱花、蒜末、酱油各8克，盐3克。

做法

1. 金针菇切去老根，洗净沥干水，然后对半切一下；鸡蛋打散，加盐搅拌均匀。
2. 锅置火上，倒油烧热，倒入蛋液，小火慢煎到蛋液底部凝固，翻身再煎15秒，弄碎蛋饼盛出备用。
3. 再起油锅，爆香葱花、蒜末，倒入金针菇翻炒几下，倒入炒好的鸡蛋，炒至金针菇变软后，加点酱油、盐炒匀即可。

香菇

预防血管硬化，降低血压

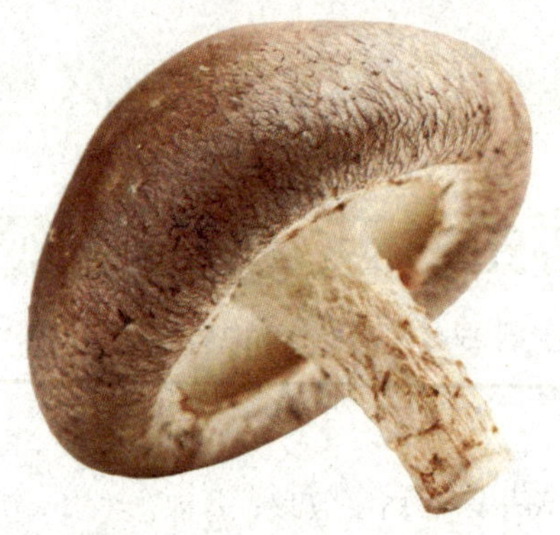

性味：性平，味甘
归经：归脾、胃、肝经
每餐建议用量：每餐宜吃3朵

· 养护血管的益处

香菇含有核酸类物质和香菇素，对胆固醇具有溶解作用，可以抑制人体血清胆固醇上升，对心脏病和血脂异常症患者有辅助治疗作用。

· 厨房小窍门

鲜香菇：装保鲜袋中，放冰箱冷藏，能保存1周。

干香菇：放在密封容器中，并且最好每个月取出放在阳光下曝晒一次，可保存半年以上。

· 其他养生功效

香菇的多糖体具有明显的抗癌活性，可以使因患肿瘤而降低的免疫功能得到恢复。

香菇还含有大量的可转变为维生素D的麦角甾醇和菌甾醇，对于增强抗病能力有良好效果。

· 怎么吃最养生

日晒可增加香菇的维生素D含量和香味

维生素D能促进钙的吸收，可强健骨骼。鲜香菇经过日晒可促进维生素D的生成。而且干香菇比鲜香菇的味道更香，因为经过日晒后香菇中的鲜味物质鸟苷酸盐会增加。

香菇搭配豆腐，增强降血脂的效果

香菇适宜搭配豆腐食用。香菇中的香菇嘌呤能降低血胆固醇，豆腐中的植物蛋白能降血脂，两者同时食用可以增强降血脂的效果。

· 饮食宜忌

✔ 一般人都可以食用，尤其适合身体虚弱、久病气虚、食欲缺乏的人。

✖ 香菇中含有丰富的嘌呤，会增加血液中的尿酸，痛风患者不宜食用。

香菇苦瓜 降低血脂、防血管硬化

材料 苦瓜 400 克，水发香菇 50 克，红椒丝 20 克。

调料 盐、白糖、味精、料酒、植物油各适量。

做法

❶ 香菇泡发，洗净，挤去水分，切丝；苦瓜洗净，去瓤和子，切条，入沸水中焯烫，捞出，沥水，待用。

❷ 炒锅置火上，倒油烧热，放入香菇丝翻炒，下入苦瓜条翻炒至熟透。

❸ 加入盐、红椒丝、料酒、白糖、味精及少许泡香菇水，烧沸即可。

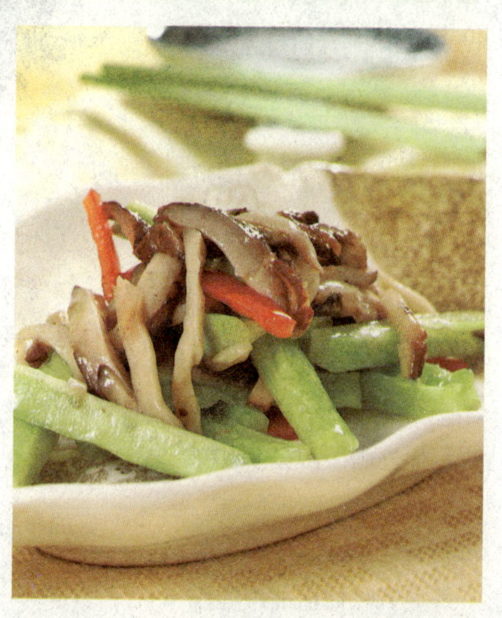

香菇西芹 防血管硬化、降血压

材料 西芹 200 克，鲜香菇 100 克。

调料 葱花、蒜末、盐、植物油各适量。

做法

❶ 西芹洗净，焯透，切段；鲜香菇去蒂，洗净，入沸水中焯透，切片。

❷ 锅内倒油烧热，炒香葱花，倒芹菜段和香菇翻炒，加盐、蒜末即可。

温馨提示

香菇中的嘌呤、胆碱与核酸类物质能降压降脂；西芹中含有可以溶解血栓、促进血液循环的吡嗪。二者一起食用可有效增强血液流动性，防止血管硬化。

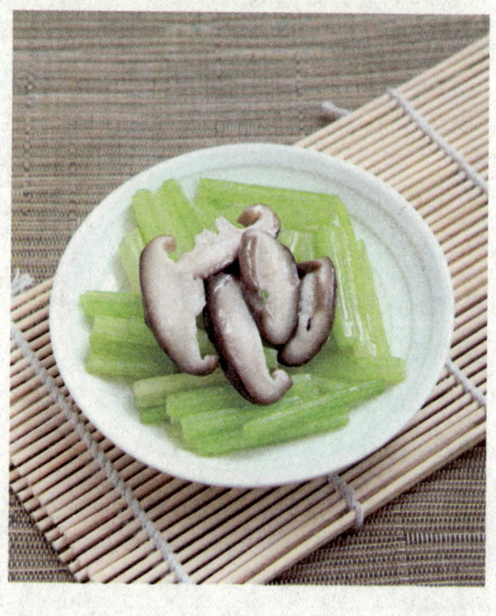

紫菜

防止脂质沉积在血管壁上

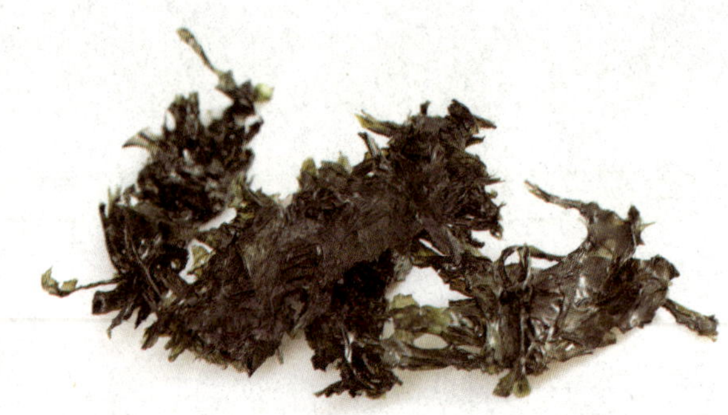

性味：性凉，味甘、咸
归经：归肝、肺、胃、肾经
每餐建议用量：每餐宜吃5~15克（水发）

· 养护血管的益处

紫菜含有的牛磺酸可促进胆固醇分解，降低血清中的有害胆固醇。紫菜中镁的含量很高，能显著降低血清中胆固醇的总含量。紫菜中含有的藻朊酸钠和锗，可促进镉等有害物质的排出，而且能改善血管狭窄的情况。

· 厨房小窍门

用小火把锅加热，把紫菜饼放入锅内两面来回加热到烫手，用手轻拍，既可以轻松去除紫菜的沙子，又能让紫菜出香味。

· 其他养生功效

紫菜所含的多糖可以明显增强细胞免疫和体液免疫功能，促进淋巴细胞转化，提高机体的免疫力。

紫菜中丰富的钙可以促进骨骼、牙齿的生长和保健，对增强记忆力、防止记忆衰退也有良好的作用。

· 怎么吃最养生

紫菜搭配鸡蛋食用

能提升两者的营养价值，紫菜中的钙能促进人体对鸡蛋中维生素 B_{12} 的吸收。

紫菜豆腐，营养互相补充

豆腐中的皂苷能防止引起动脉硬化的氧化脂质产生。但是皂苷能引起体内碘的排泄，如果长期食用可能导致碘缺乏。而海带含碘丰富，两者搭配营养能互相补充。

· 饮食宜忌

- ✔ 一般人群均可食用。
- ✘ 胃肠消化功能不好的人应少食紫菜。
- ✘ 腹痛、便溏、脾胃虚寒者忌食。

紫菜豆腐汤 降低血清胆固醇

材料 免洗紫菜5克，豆腐200克。

调料 盐3克，酱油5克，香油4克，胡椒粉少许。

做法

❶ 将紫菜撕碎；豆腐洗净，切块。

❷ 砂锅中加适量水，煮沸放入豆腐块，再煮沸后放入盐、酱油调味，加入紫菜再次煮沸，再放入胡椒粉拌匀，淋入香油即可。

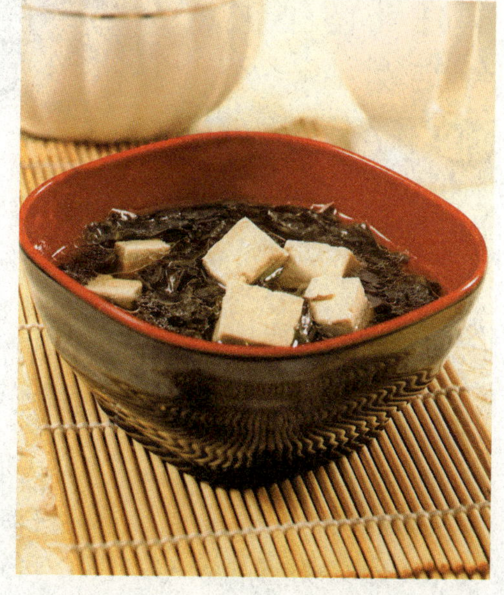

温馨提示

紫菜在凉水浸泡后呈蓝紫色，说明在干燥、包装前已被有毒物质污染，这种紫菜对人体有害，不能食用。

虾仁紫菜汤面 降低空腹血糖

材料 虾仁20克，鸡蛋1个，干紫菜10克，挂面200克。

调料 盐3克，葱花5克。

做法

❶ 虾仁洗净，去虾线；紫菜泡发，撕碎；将鸡蛋打入碗内调匀。

❷ 锅置火上，放油烧热，放入葱花煸出香味，向锅内倒入适量开水，将挂面下入锅中煮熟，放入虾仁，加盐，浇上鸡蛋液，待蛋花浮起时，倒入装有紫菜的汤碗中即可。

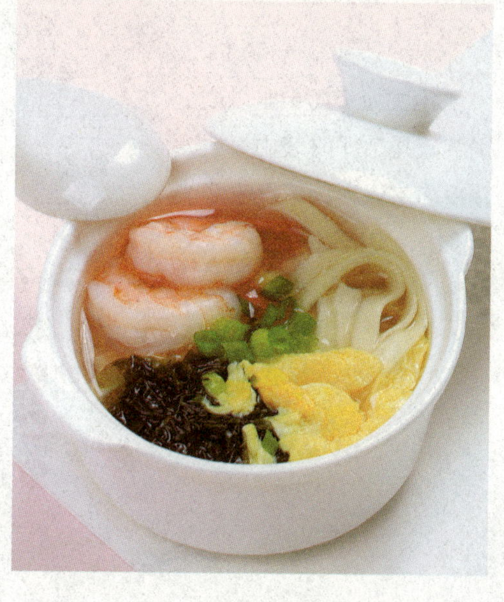

海带

清除血管壁上过多脂质沉积

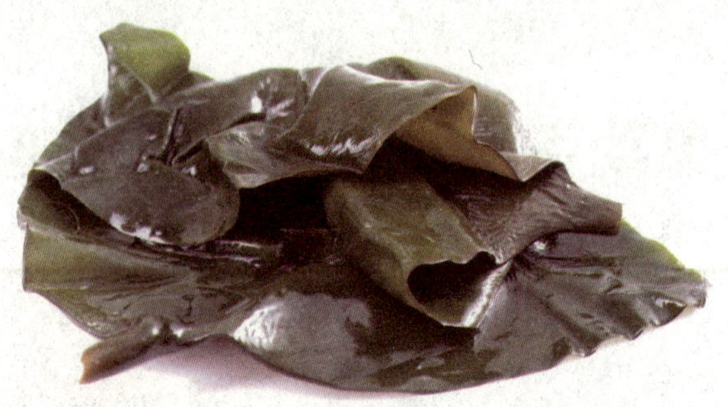

性味：性寒，味咸
归经：归胃、肝、肾经
每餐建议用量：每餐宜吃150~200克（水发）

·养护血管的益处

海带中含有硫酸多糖，能吸收血管中的胆固醇，并使其排出体外，可预防高血脂并发的心脑血管疾病。海带中的褐藻酸，能促进胆固醇的排泄，控制胆固醇的吸收。

·厨房小窍门

泡发海带沥干水以后分别装入几个保鲜袋中，放冰箱冷冻室保存，下次吃多少拿多少，直接解冻即可。

·其他养生功效

海带含有大量的膳食纤维、不饱和脂肪酸和胶质，能促进胃肠蠕动，清除体内的毒素。

海带中还含有甘露醇，对脑水肿、急性青光眼有效果。

·怎么吃最养生

干海带要浸泡勤换水

干海带中可能含有有毒金属砷，烹制前应先用清水漂洗，然后浸泡6小时以上（不可过长），并要勤换水。

海带上的白霜是宝贝

购买干海带时会发现，海带外表覆盖着一层类似白霜的物质，其实那是重要的营养成分——甘露醇，具有降压利尿和消肿的作用，在解酒、减肥方面也有一定的效果。所以在购买干海带时应选择白霜多的。

·饮食宜忌

- ✔ 高血压、高脂血症及便秘患者宜食。
- ✘ 甲亢患者忌食。
- ✘ 孕妇不宜大量食用。
- ✘ 脾胃虚弱者忌食。

海带腔骨汤 补钙补碘

材料 腔骨500克，水发海带50克，枸杞子5克，红枣20克，水发香菇3朵。

调料 姜片、盐各5克，料酒、醋各10克，香油少许。

做法

❶ 将腔骨洗净，切块，焯烫，捞出；香菇洗净，去蒂，切片；枸杞子、红枣洗净；海带洗净，切段。

❷ 将材料（除枸杞子）放锅中，加姜片、料酒大火煮开后改小火慢炖，直至快煮熟时放枸杞子、盐、醋继续煮至熟时关火，淋香油即可。

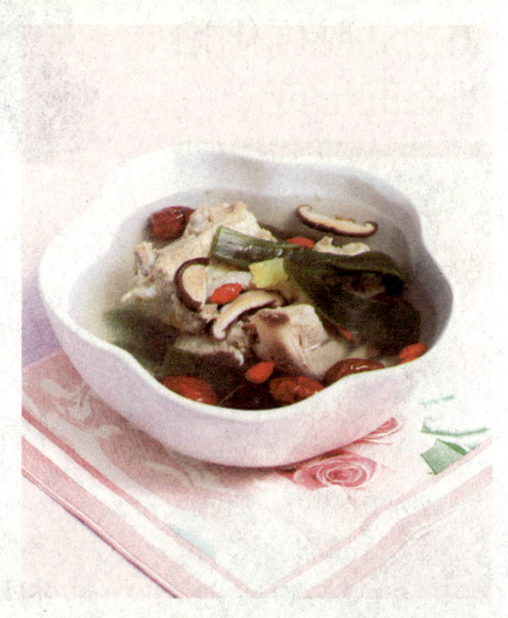

海带拌豆腐丝 预防高脂血症

材料 水发海带150克、豆腐丝50克。

调料 盐、鸡精、蒜末、香油各适量。

做法

❶ 水发海带洗净，煮熟，切丝；豆腐丝洗净，切成长10厘米左右的丝，放入沸水中焯透，捞出，凉凉，沥干水分。

❷ 取盘，放入海带丝和豆腐丝，加盐、鸡精、蒜末和香油拌匀即可。

温馨提示

也可加白芝麻调味，更营养美味。

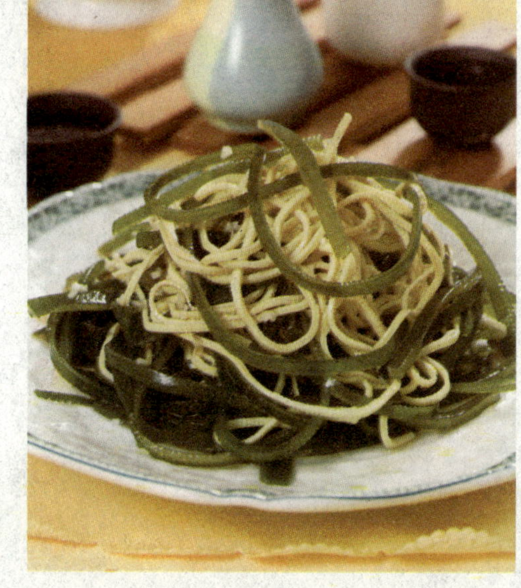

木耳

防止动脉硬化和血栓的形成

性味：性平，味甘
归经：归胃、大肠经
每餐建议用量：每餐宜食50~70 克（水发）

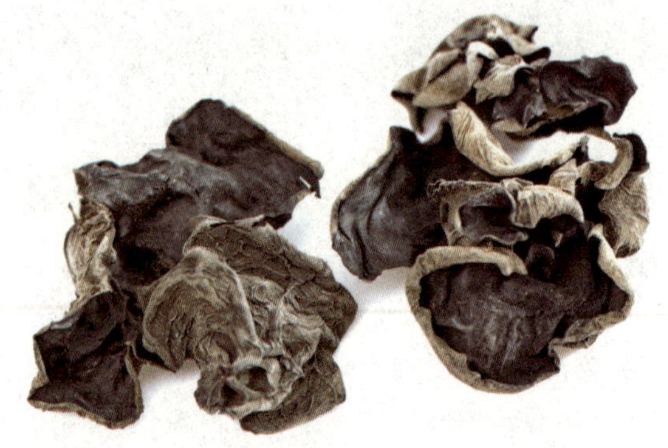

· 养护血管的益处

黑木耳含有大量的膳食纤维，可以刺激肠蠕动，帮助排便，加速胆固醇排出体外；黑木耳还含有多种多糖，可抑制凝血酶活动，预防血栓形成，避免胆固醇附着在血管壁上。

· 厨房小窍门

干木耳可放入保鲜袋或干燥的罐子内，置于阴凉干燥通风处保存，存放时要远离气味较重的食物，防止串味。泡发木耳，置于冰箱冷藏，1~2 天内吃完为宜。

· 其他养生功效

黑木耳所含的胶质，有较强的吸附力，可以起到清理消化道的作用。

黑木耳所含有的生物碱和植物素能化解结石，患有肾结石的患者经常吃些黑木耳可使结石逐渐缩小或消失。

· 怎么吃最养生

木耳搭配鸡蛋，强健骨骼和牙齿

木耳和鸡蛋都含有钙和磷，两者同食，会形成磷酸钙，能强健骨骼和牙齿，对骨折患者有较好的效果。

木耳搭配猪肝食用，增强补血效果

含铁的黑木耳和含铜的猪肝一起食用，能帮助铁转化成带氧的血红蛋白，增强补血效用，使皮肤健康红润。

· 饮食宜忌

✅ 心脑血管病、结石症患者及矿工等宜食。

❌ 慢性腹泻的患者忌食。

❌ 有鼻出血、齿龈出血、胃肠道出血等忌食。

❌ 出血性疾病的患者不宜过多食用。

· 养护血管食疗方

小炒木耳 排毒、降脂

材料 干木耳20克，猪五花肉100克。

调料 姜片、蒜片、酱油、干辣椒段各5克，醋3克，盐2克。

做法

1. 木耳用温水泡开，洗净，去蒂，撕成小朵；五花肉洗净，切成薄片。
2. 锅置火上，放油烧热，放入姜片、蒜片爆香，放入五花肉翻炒。
3. 五花肉炒至熟时将泡发的木耳加入翻炒均匀，加入酱油、醋、盐，最后加入干辣椒段炒匀即可。

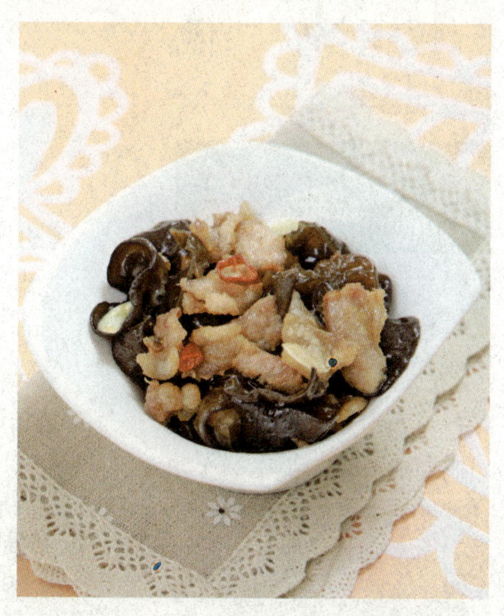

木耳桂花糖水 美容养颜

材料 干木耳30克。

调料 冰糖20克，枸杞子、糖桂花各10克。

做法

1. 木耳洗净，用温水泡发，撕小朵。
2. 汤锅里加入适量水，放入木耳大火煮开后加入冰糖，再次烧开后转小火煮20分钟左右，加入枸杞子和糖桂花，继续煮5分钟左右，待其浓稠后即可关火。

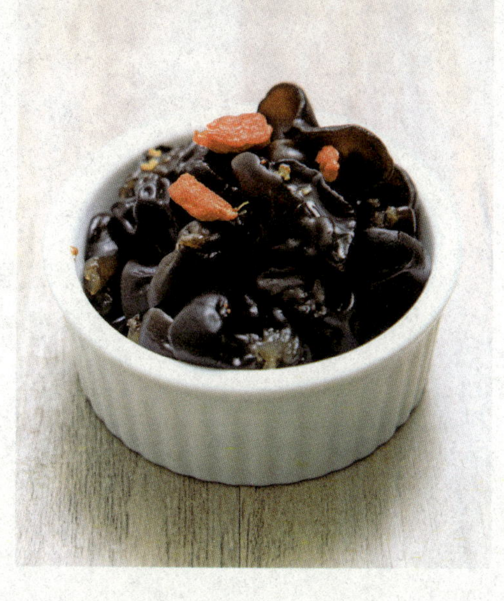

温馨提示

木耳含铁丰富，除了常规的炒、凉拌外，也可以煎汤饮用，能养血驻颜，令肌肤红润。

猕猴桃

分解脂肪，降低胆固醇

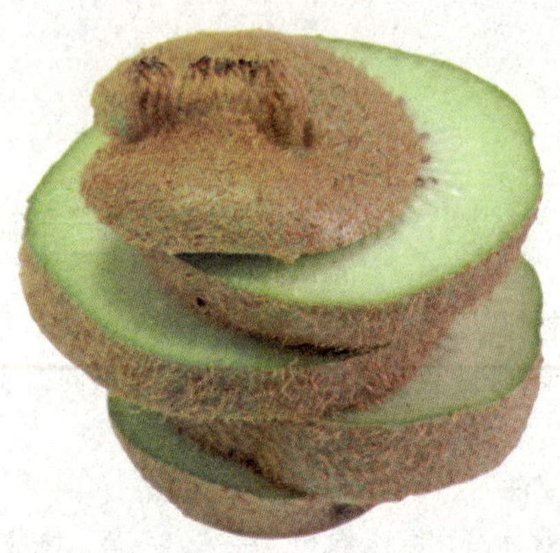

性味：性凉，味甘、酸
归经：归脾、胃经
每餐建议用量：每天1个

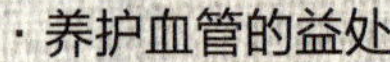

· 养护血管的益处

猕猴桃丰富的维生素C能明显降低血清总胆固醇含量，并升高血清高密度脂蛋白胆固醇含量；猕猴桃富含膳食纤维，能减少脂肪的吸收，避免体内积聚过多的脂肪。

· 厨房小窍门

要选外皮呈土黄色的、整体软硬一致（不要局部软的）的猕猴桃，并且最好选尖头的，不要扁头的。

· 其他养生功效

猕猴桃中含有的纤维素和果胶有促进肠道蠕动的作用，可以预防便秘。

猕猴桃中高含量的维生素C可防止牙龈出血，维持皮肤和黏膜健康。

· 怎么吃最养生

猕猴桃和燕麦同食，缓解女性经前综合征

燕麦可以补充猕猴桃所缺乏的维生素B_6，加上猕猴桃中丰富的维生素C，能缓解女性经前综合征。

吃完烧烤吃点猕猴桃助消化

吃烧烤食物，体内容易产生亚硝酸盐，这种物质能引发癌症。猕猴桃含有大量的维生素C，能够抑制亚硝酸盐的生成，吃完烧烤再吃1~2个猕猴桃，可以抑制亚硝酸盐的生成，有间接防癌的效果。

· 饮食宜忌

✔ 一般人皆可食用，尤其适合产后抑郁、便秘者食用。

✖ 猕猴桃性凉，脾胃虚弱者不宜多吃。

西芹猕猴桃汁 有效调节糖代谢

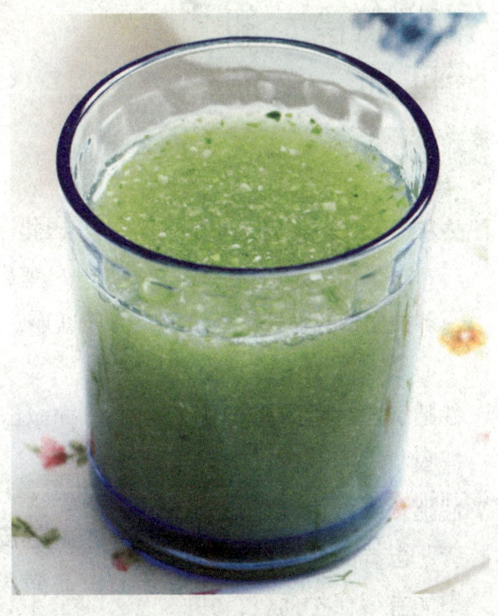

材料 猕猴桃150克，西芹50克。

调料 蜂蜜适量。

做法

❶ 西芹洗净，去叶，切小段；猕猴桃去皮，切丁。

❷ 将上述食材放入果汁机中，加入适量饮用水搅打，打好后调入蜂蜜即可。

温馨提示

西芹中膳食纤维的含量十分丰富，猕猴桃中维生素C 的含量很高，这款果蔬汁可以维持肠道健康，保护眼睛，还能减轻压力。

猕猴桃沙冰 抗衰老、美白

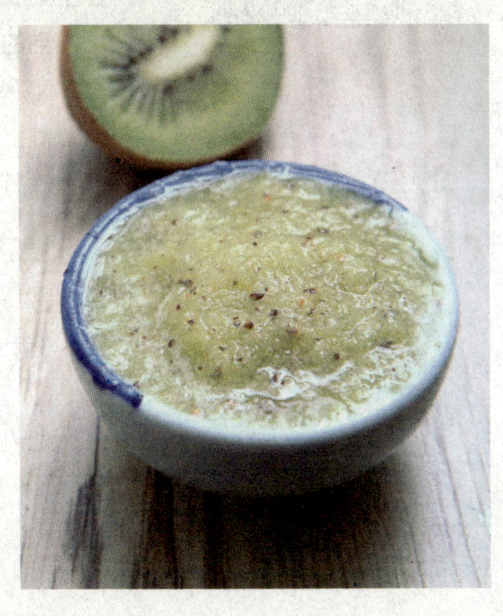

材料 猕猴桃 3 个。

调料 白糖 20 克。

做法

❶ 猕猴桃洗净，去皮，切小块，放入榨汁机中，加入凉开水和白糖，搅打成泥状。

❷ 将果泥装入容器内，放冰箱冷冻约 3 小时至半凝固状态时取出，用勺子搅成松散状，然后再放回冰箱继续冷冻，如此反复 3 次以上，直到果泥呈细碎冰晶状即可。

苹果

保护血管、辅助降血压

性味：性凉，味甘、微酸
归经：归脾、胃、肺经
每餐建议用量：每天宜吃1~2个

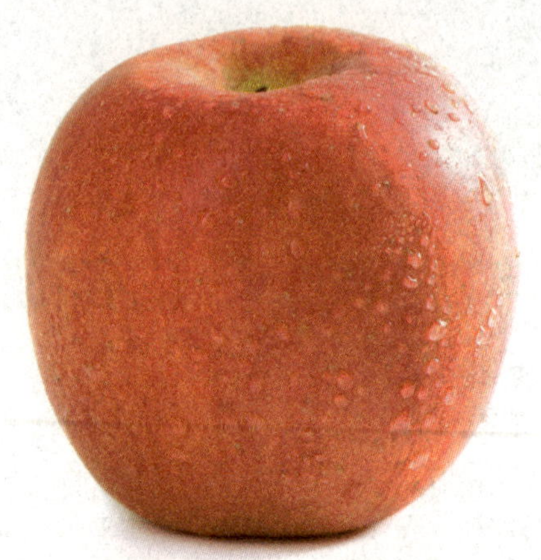

· 养护血管的益处

苹果富含的非水溶性膳食纤维可减少消化道吸收坏胆固醇，水溶性膳食纤维可保护心血管；含有的充足的钾离子能有效保护血管，并降低高血压、中风的发生率；钾还可与体内过剩的钠结合后排出体外，从而降低血压。

· 厨房小窍门

一般来说，室温下，苹果的适宜保存期为15天，放冰箱冷藏可保存30天左右。如果想较长时间保存，可将苹果用柔软、偏薄的白纸包好，然后摆放在纸箱或木箱中，放在阴凉干燥通风处。

· 其他养生功效

苹果富含膳食纤维，会增加饱腹感，有助于减肥。

苹果中的膳食纤维能促进肠胃蠕动，可减少便秘与大肠癌的发生率。

· 怎么吃最养生

连皮一起吃

苹果最好带皮食用。苹果皮中含有大量的抗氧化成分及生物活性物质，有很好的抗癌功效，同时苹果中的维生素和果胶等有效成分大多含在皮和近皮部分。

熟的苹果泥助消化

苹果1个，洗净、去皮、切片，放入碗内，盖上盖子，蒸熟后捣成泥，连续吃2天，可缓解消化不良。

· 饮食宜忌

✔ 一般人皆可食用，尤其适合便秘者、肠胃不好者、高血压患者、慢性腹泻者等。

✘ 患有肠胃溃疡、高血糖的患者不宜多食；脾胃虚寒的人不宜多食。

苹果麦片粥 降低胆固醇

材料 燕麦片50克，苹果1个。

调料 蜂蜜适量。

做法

❶ 苹果洗净，去皮、去蒂，除核，切丁。

❷ 锅置火上，加水适量，加入燕麦片用大火煮沸，放入苹果丁，用小火熬煮至黏稠，加蜂蜜调味即可。

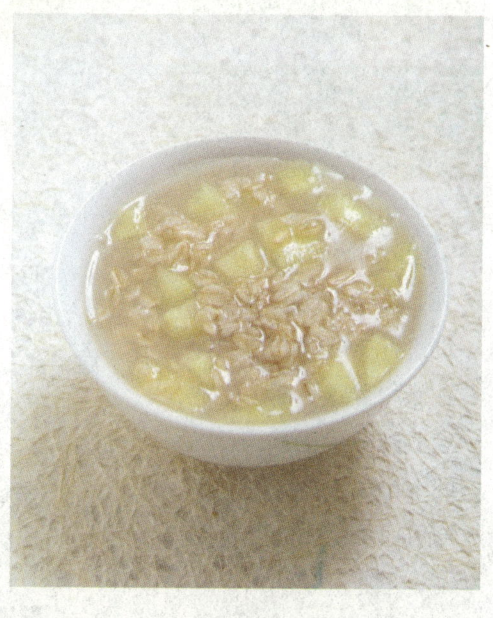

温馨提示

苹果营养丰富，麦片富含膳食纤维，二者一起食用，可以补充多种营养素，还能降低体内的胆固醇。

番茄葡萄苹果饮 预防动脉粥样硬化

材料 番茄200克，苹果、葡萄各100克。

调料 柠檬汁适量。

做法

❶ 番茄洗净切小丁；葡萄洗净，去子；苹果洗净，去核，切丁。

❷ 将上述食材放入果汁机中，加入适量饮用水搅打，打好后倒入杯中，加入柠檬汁即可。

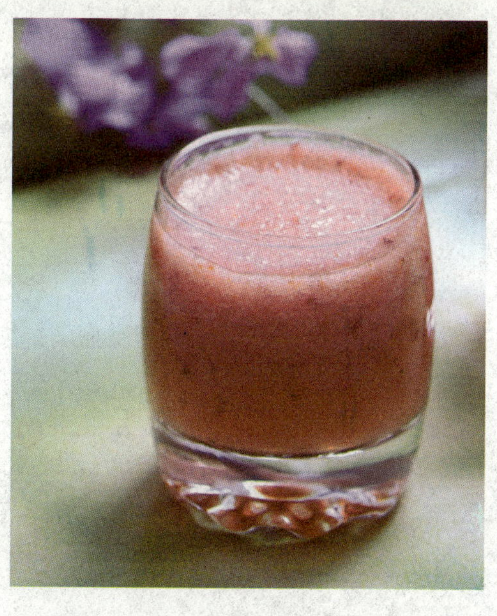

温馨提示

番茄富含β－胡萝卜素及维生素C，葡萄富含维生素、矿物质、类黄酮、花青素和白藜芦醇，苹果可抗氧化，降低胆固醇含量，三者一起饮用可有效预防动脉粥样硬化及冠心病。

香蕉

维持心肌收缩力

性味：性寒，味甘
归经：归肺、胃、大肠经
每餐建议用量：每天1~2根

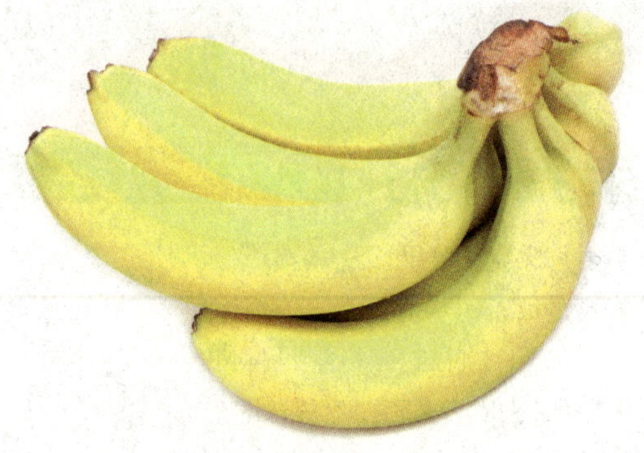

· 养护血管的益处

香蕉中含有丰富的钾，可维持体内的钠钾平衡和酸碱平衡，使神经肌肉保持正常、心肌收缩协调，对高血压及心脑血管疾病的患者有益；还能抵制钠离子升压及损坏血管。

· 厨房小窍门

香蕉的表皮一旦受压会长出黑斑，所以最好悬挂起来，减少受压面积，这样能存放久一些。

· 其他养生功效

香蕉含有丰富的钾，也是色氨酸和维生素B_6、镁的重要来源，还含有一种叫做生物碱的物质，食后可振奋精神，帮助调节情绪。

香蕉能缓和胃酸的刺激，增强胃壁的抗酸能力，能保护胃黏膜并改善胃溃疡；还能润肠通便，预防习惯性便秘。

· 怎么吃最养生

熟透的香蕉可通便

香蕉富含膳食纤维，能滑肠通便，但是只有熟透的香蕉才有这个作用。未熟透的香蕉中含有鞣酸，有收敛作用，反而会加重便秘。

香蕉配奶酪，预防骨质疏松

香蕉中的镁和奶酪中的钙相遇，可防止钙沉积在人体组织或血管壁中，并可预防骨质疏松。

· 饮食宜忌

✓ 香蕉尤其适合痔疮、胃溃疡、便秘、高血压、动脉粥样硬化患者以及生活工作压力过大的人食用。

✗ 脾胃虚寒、便溏腹泻者不宜多食；痛经、风寒感冒、关节炎者不宜多食。

蜂蜜香蕉饮 降低胆固醇

材料 茶叶10克，香蕉50克。

调料 蜂蜜适量。

做法

1. 用开水泡好茶叶。
2. 取香蕉肉研碎并加入适量蜂蜜，然后调入茶中。

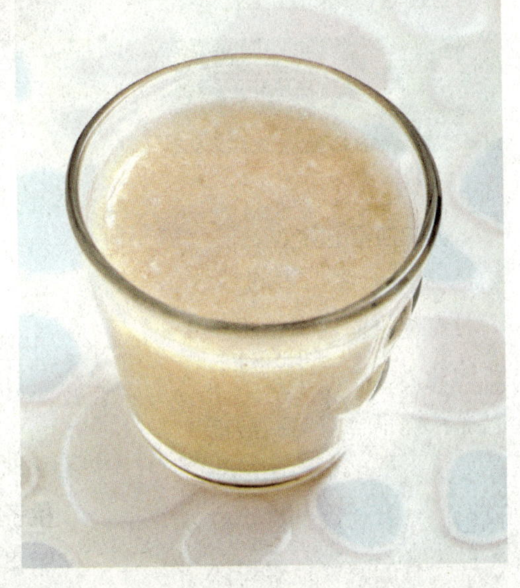

温馨提示

茶叶有抗凝血作用，能促进纤维蛋白的溶解，对冠心病有很好效果；所含茶多酚增强心肌和血管壁的弹性。蜂蜜增加血管弹性，保护心脏。

香蕉糯米粥 使心肌收缩协调

材料 香蕉 20 克，糯米 100 克，燕麦片 10 克。

调料 冰糖适量。

做法

1. 糯米洗净；香蕉去皮、切片；冰糖研碎。
2. 糯米放入锅中，加适量清水，小火煮至米烂汤稠。
3. 将燕麦片慢慢倒入锅中，不停搅拌，直至完全绵软，出锅前加入香蕉片和冰糖即可。

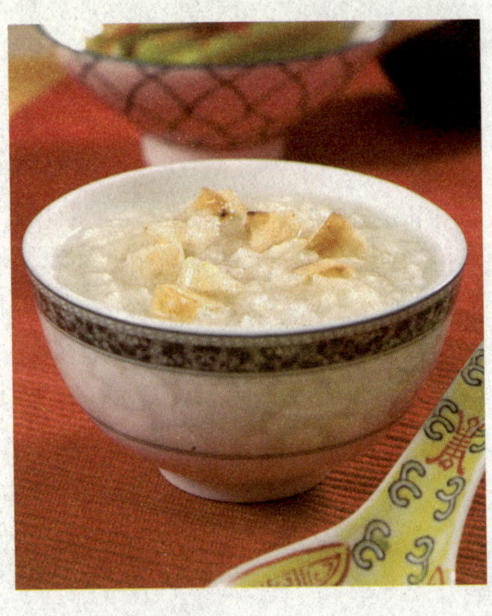

温馨提示

此粥富含膳食纤维、钾、葡聚糖等营养素，可维持体内的钠、钾平衡和酸碱平衡，使神经肌肉保持正常，心肌收缩协调。

桃子

补血、保护血管

性味：性温，味甘、酸
归经：归肝、大肠经
每餐建议用量：每天1个

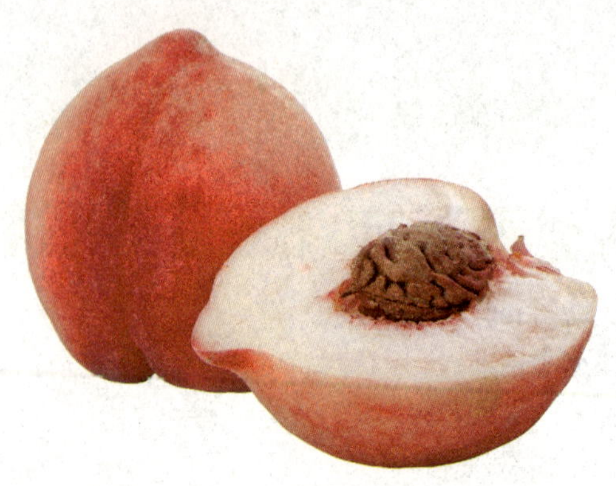

·养护血管的益处

桃子含丰富的铁，具有促进血红蛋白再生的能力，有助于预防贫血；桃子含有的肌醇能促进人体多余脂肪的排出，具有降脂功效；桃子含有的膳食纤维可以部分阻断胆固醇的肝肠循环，促进胆固醇和甘油三酯的排泄，从而降低血脂。

·厨房小窍门

桃子可以放在透气的篮子里，置于阴凉、干燥、低温处，避免阳光照射，表面要保持干燥，不要滴上水，否则容易腐烂。

·其他养生功效

桃子中含有钾，可利尿消肿。

桃子中含有的膳食纤维与有机酸能帮助消化，促进胃肠蠕动，对高血脂并发胃肠病有一定疗效。

·怎么吃最养生

桃子搭配苹果食用，通便利尿

苹果与桃子中都含有膳食纤维与有机酸成分，能够刺激胃肠蠕动、通便利尿。

桃子搭配葡萄柚食用，可补血润肤

桃子与葡萄柚中含有的维生素C和铁结合，可以促进人体对铁的吸收，从而补血、润泽肌肤。

·饮食宜忌

✔ 一般人群皆可食用，尤其适合老年体虚、肠燥便秘者，身体瘦弱者食用。

✖ 桃子性温，内热偏盛、易生疮疖的人不宜多吃。

✖ 桃子在食用前宜将桃毛洗净，以免刺入皮肤，引起皮疹，或吸入呼吸道，引起咽喉刺痒及咳嗽等。

桃梨焖牛肉 养护血管

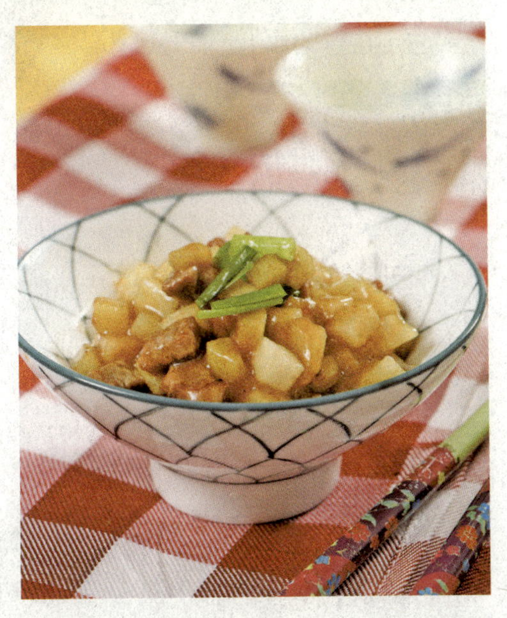

材料 牛腿肉200克，番茄50克，桃子50克，生梨50克，土豆50克，葱头50克，葡萄干5克。

调料 植物油、盐、胡椒粉、牛肉清汤各适量。

做法

1. 牛腿肉洗净，切成方丁；桃子、生梨去皮及核，剖成两半，切丁；番茄洗净切丁；土豆去皮，切滚刀块；葱头洗净切末；葡萄干洗净。
2. 油烧至六成热，放洋葱末炒至微黄，放牛肉丁炒至上色，放番茄丁翻炒片刻，倒入牛肉清汤，大火煮沸，改小火焖 1 小时，放入切好的桃子、生梨、土豆焖至熟透，加入盐、胡椒粉、葡萄干调味即可。

桃子红茶 防止血管老化

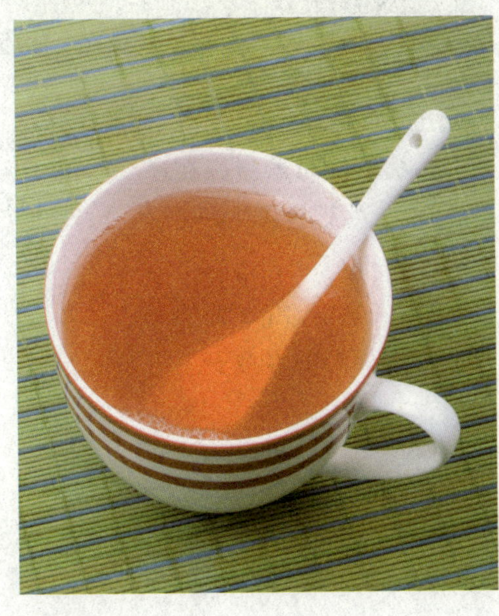

材料 红茶 3 克，水蜜桃 1 个。

调料 柠檬汁、蜂蜜各 15 克。

做法

1. 将水蜜桃切块。
2. 将水蜜桃放入锅中，再倒入 250 毫升的水，煮开。
3. 加入红茶、柠檬汁后，继续煮 1 分钟。
4. 倒出茶汤，调入蜂蜜即可。

温馨提示

桃子有美容抗衰的效果，红茶可以生津、抗衰老，二者一起食用可排毒、降脂、降胆固醇、抗衰老，维持机体活力，防止血管老化。

柚子

增强血管弹性

性味：性寒，味甘、酸
归经：归胃、肺经
每餐建议用量：100 克左右

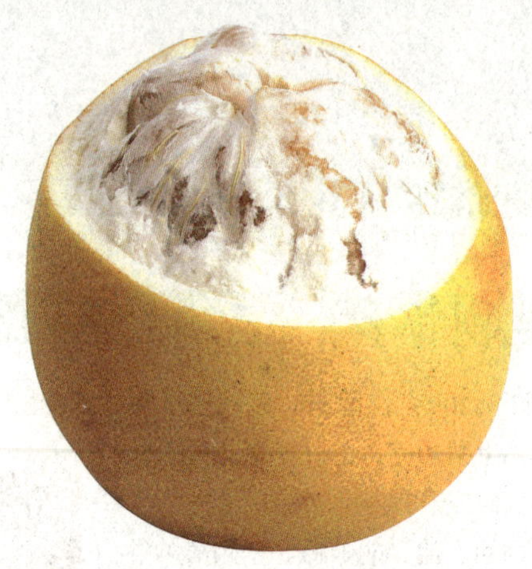

· 养护血管的益处

柚子中含有矿物质钾和维生素 P，可降低血管脆性，增加血管弹性。柚子还含有丰富的果胶，能降低血液中低密度脂蛋白水平；柚子所含的大量维生素 C，能降低血液中的胆固醇含量，因此可有效降低血脂，防止动脉粥样硬化。

· 厨房小窍门

切柚子的时候最好在小头顶端 1/3 处，将外皮拦腰切一圈，取下当盖，再将整个柚子瓤扒下，上下两部分的柚子皮可以保存柚子。

· 其他养生功效

柚子可增强体质，使身体更容易吸收钙及铁质。

柚子含有天然叶酸，适合怀孕中的妇女食用，有预防贫血症状发生和促进胎儿发育的功效。

· 怎么吃最养生

柚子皮不可丢

柚子皮晒干后可泡水喝，味道清香；炖肉的时候放一点柚子皮，可以提香增味；做成蜂蜜柚子茶润肠通便又去火；放在室内可以除异味。

服药物时应避免食用柚子

因为柚子中含有的一种活性成分可以干扰许多药物的正常代谢，易引起不良反应。

· 饮食宜忌

✔ 一般人群均可食用，慢性支气管炎、咳嗽痰多者以及心脑疾病患者尤其适合。

✘ 脾虚泄泻者不宜多吃。

草莓柚汁 降低血液黏稠度

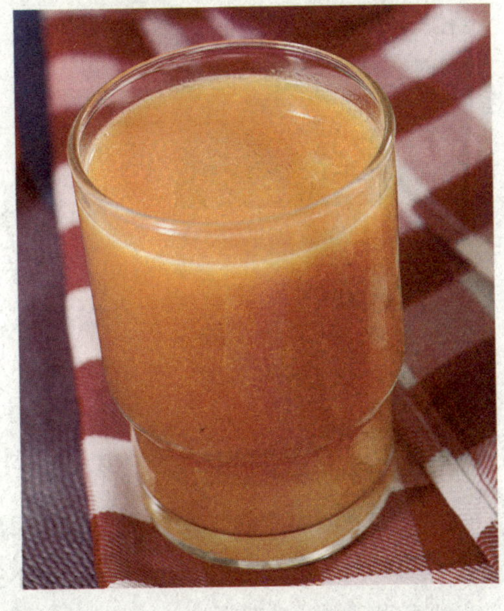

材料 草莓150克、柚子肉50克。

做法

1. 草莓洗净，去蒂，切小块，放入榨汁机中打成汁，倒出。
2. 柚子肉切小块，放入榨汁机中打成汁，倒出。
3. 草莓汁和柚子汁一同倒入杯中，调匀饮用即可。

温馨提示

草莓具有降血糖的功效，柚子也有利于降低血糖，同时，柚子还能降低血液黏稠度，有效防止血管堵塞和动脉硬化。

柚子炖鸡 增强血管弹性

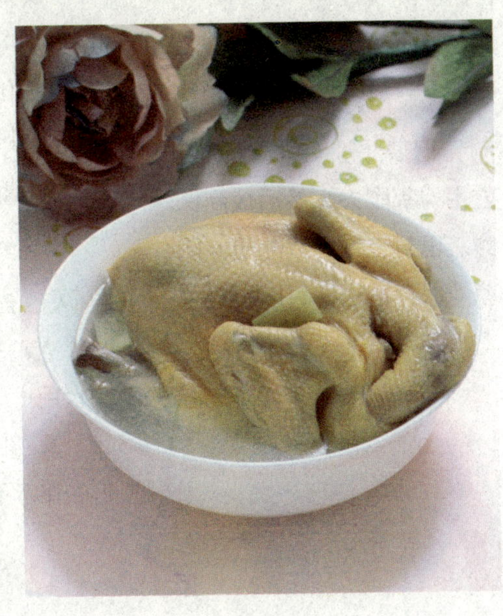

材料 童子鸡1只（约750克），柚子200克。

调料 姜片、葱段各5克，盐4克，料酒10克。

做法

1. 将柚子去皮留肉；童子鸡杀后除毛、去内脏，沸水汆熟，冲去血沫。
2. 把柚子肉纳入鸡腹中，放入锅中，加入葱段、姜片、料酒和适量的水，炖熟加盐调味即可。

温馨提示

柚子含有胡萝卜素、多种维生素和钙、磷、铁等，尤其是维生素P能增强维生素C的作用，同时增强血管弹性，与鸡一起食用，还能补充丰富的蛋白质。

白萝卜

增强血管弹性

性味：性凉，味甘、辛
归经：入肺、胃经
每餐建议用量：每餐宜吃约100克

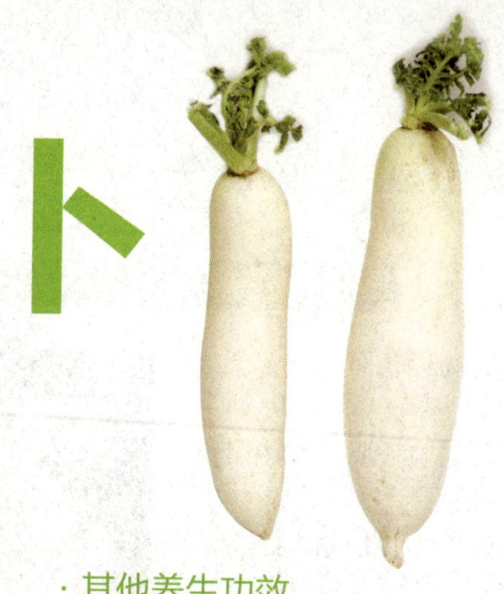

·养护血管的益处

白萝卜中含有丰富的氧化酶、淀粉酶等活性酶，能促进新陈代谢，加速分解脂肪和甘油三酯，起到降低血脂的作用。白萝卜还富含膳食纤维和芥子油，能够促进胃肠蠕动，抑制机体对胆固醇的吸收。

·厨房小窍门

把萝卜上边长叶的地方用刀都削去，然后放到保鲜袋里封上口，放冰箱或阴凉处保存，这样可以防止萝卜水分流失。

·其他养生功效

白萝卜含有能诱导人体产生干扰素的多种微量元素，可增强机体免疫力，并能抑制癌细胞的生长，对防癌抗癌有重要作用。

白萝卜含有丰富的膳食纤维，有助于体内废物的排出。

·怎么吃最养生

萝卜三段式吃法

白萝卜顶部到3~5 厘米处：水分较少，质地很硬，适宜切丝爆炒、做汤、调馅，味道极佳。

萝卜中段：含糖量较多，甜度较大，质地脆嫩，口感最好，适合生吃，可拌沙拉、做凉菜，也可以炝炒、做汤。

萝卜中段以下到尾部：含有较多的淀粉酶和芥子油，味道辛辣，有健胃消食的效果。可炒、炖汤、做馅。

·饮食宜忌

✅ 一般人群及便秘、高血压、肥胖者均适宜食用。

❌ 生白萝卜有刺激性，且易产气，所以脾胃虚寒者不宜多食，尤其不宜空腹食用。

萝卜羊排汤 暖胃、对抗流感

材料 羊排骨250克，白萝卜150克。

调料 盐3克，姜片、葱段各10克，料酒15克，葱花少许。

做法

❶ 羊排骨洗净，剁成大块，沸水焯烫，捞出，用温水冲净备用；白萝卜去皮洗净，切厚片。

❷ 煲锅中倒适量清水，放羊排骨、葱段、姜片、料酒大火煮沸后改小火炖1小时，加白萝卜片继续炖煮约30分钟，撒上葱花，加盐调味即可。

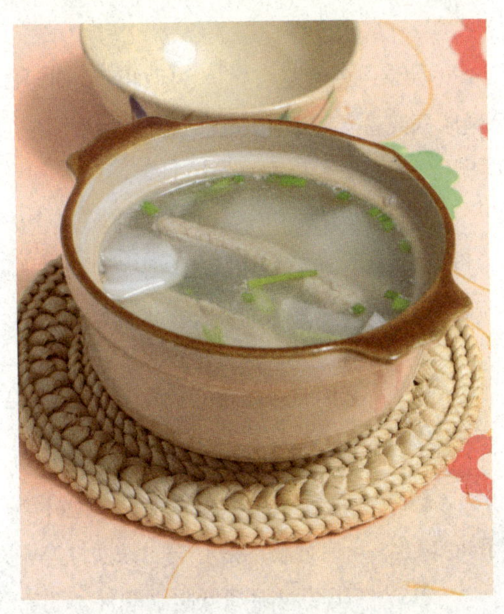

白萝卜粥 抑制对胆固醇的吸收

材料 大米100克、白萝卜50克。

做法

❶ 大米淘洗干净；白萝卜择洗干净，切丝。

❷ 锅置火上，倒入大米和适量清水，大火烧沸，转小火煮至米粒七成熟，放入白萝卜丝煮至米粒和萝卜丝熟透成粥即可。

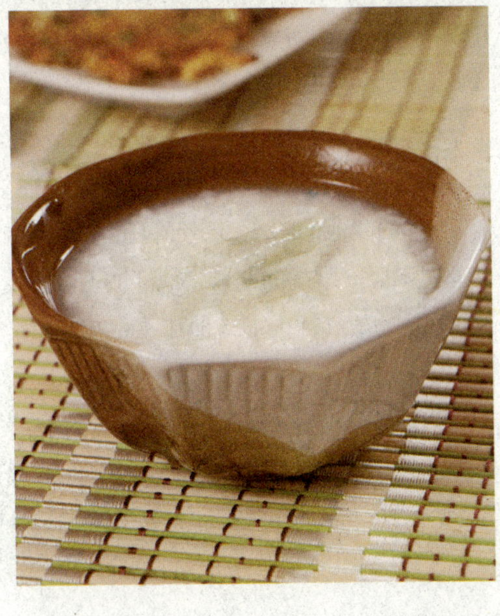

温馨提示

挑选白萝卜以中型偏小为佳，这种白萝卜肉质比较紧密和充实，烧出来软糯好吃。

专题 他汀类药物是治疗心血管疾病首选

如果已患了冠心病（心肌梗死、支架式搭桥手术后）缺血性卒中或已患有多年糖尿病或者老年高血压者，有颈动脉斑块，在运动与营养处方的同时，还需要通过服用降胆固醇的药物来保护血管。

他汀类药物的主要作用是抑制肝脏合成胆固醇，降低低密度脂蛋白胆固醇，同时具有降低甘油三酯和增加高密度脂蛋白胆固醇的作用。由于降低低密度脂蛋白胆固醇是防治动脉硬化的关键，他汀类药物也就成为了治疗心血管疾病的首选。

他汀类药物的主要作用

❶ 有效降低血液胆固醇水平。他汀类药物具有很强的降低低密度脂蛋白胆固醇的功效，可有效防治冠心病、缺血性卒中，减少心血管病死亡率。

❷ 他汀类药物除降低胆固醇外，还有改善血管功能、舒张血管、减少和减轻心绞痛发作的作用。他汀类药物可稳定动脉粥样硬化斑块，预防血栓形成，减少心肌梗死的发生率。

❸ 不良反应小。临床上很少有患者服用他汀类药物而发生不良反应而停药。但如发生肌肉疼痛或乏力，应及时请医生检查、处理。

他汀伴侣依折麦布：减少肠道对胆固醇的吸收

他汀的剂量倍增，仅使降胆固醇的疗效增加 6%，而他汀的不良反应主要见于剂量过大时。常规的剂量，他汀加上依折麦布，使降胆固醇的疗效增加 20%，他汀 10mg+ 依折麦布 10mg ≥他汀 80mg。

小贴士

他汀不是“肝毒药”

肝脏是体内合成胆固醇酶的最重要器官，他汀正是作用于肝脏，抑制和减少胆固醇的合成，少数患者服用他汀后可能出现一过性肝酶增高，但极少导致器质性肝损害。

第六章

中药饮食，吃出年轻、洁净血管

黄芪

补益心气

性味：性微温，味甘
归经：归脾、肺经
每餐建议用量：5~15克

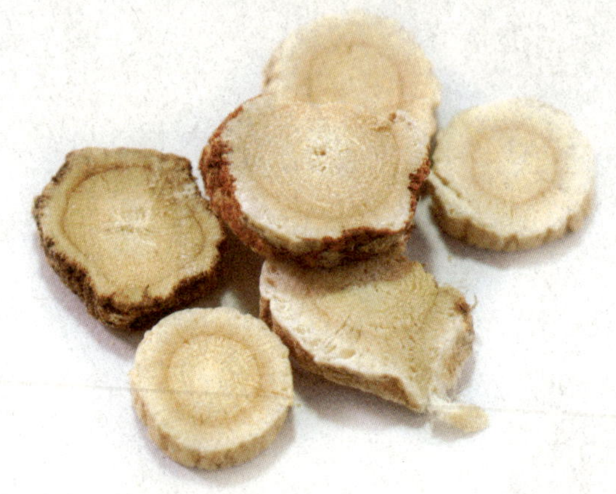

· 养护血管的益处

黄芪中含有降压成分γ-氨基丁酸和黄芪皂苷甲，既可使低血压升高又可使高血压降低且保持稳定，对血压具有双向调节作用。此外，黄芪具有强心的作用，使心脏收缩振幅增大，增加心血输出量，对中毒或心力衰竭的作用更为明显。

· 饮食宜忌

适用人群：气虚乏力、食少便溏、气血两虚型高血压、皮肤溃疡等人群。

不宜人群：表实邪盛、阴虚火旺、食欲缺乏、发热感冒人群及实证高血压患者、孕妇等。

· 养护血管食疗方

黄芪当归大枣汤 补气益血

材料 黄芪15克，当归9克，大枣10枚。

做法 以上诸药，用水煎服，每日1剂。

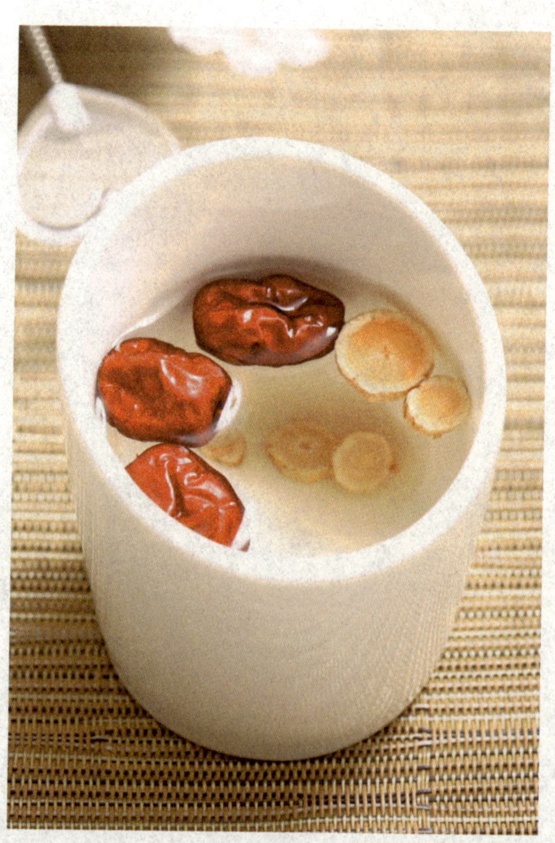

西洋参

抗脂质过氧化

性味：性凉，味甘、微苦
归经：归心、肺、肾经
每餐建议用量：1~5克

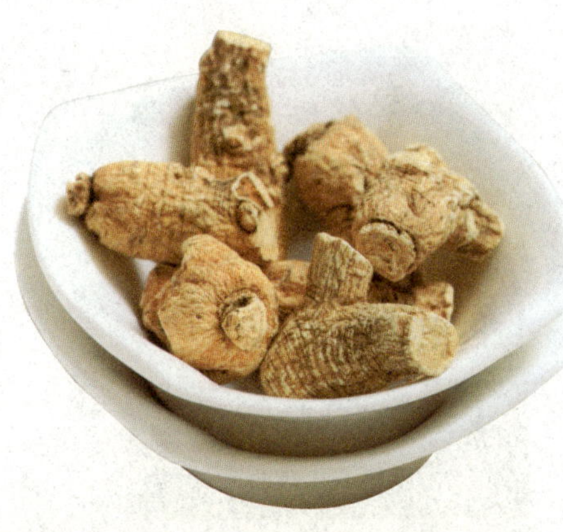

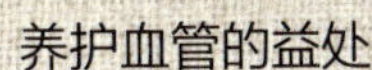

·养护血管的益处

人参含有的人参皂苷可以调节中枢神经、血糖、血压、血管的收缩和扩张。此外人参还可以帮助人体调节脂质代谢，有降血脂的作用。

西洋参含有人参皂苷及多种氨基酸等功能性成分，能够有效降低暂时和持久性血压，对高血压、心律失常、冠心病、急性心肌梗死、脑血栓等的恢复有帮助。

·饮食宜忌

✔ 适用人群：肺虚咳嗽、肺结核初愈病人；虚证高血压、眩晕、咽痛口干者。

✖ 不宜人群：畏寒、肢冷、腹泻、胃中有寒、脾阳虚弱者。

·养护血管食疗方

参枣桂圆饮 降脂、安神

材料 西洋参、桂圆肉各5克，大枣8克，红糖适量。

做法 所有药材用水煎2 次，每次40 分钟，合并药液后加入红糖，即可服用。

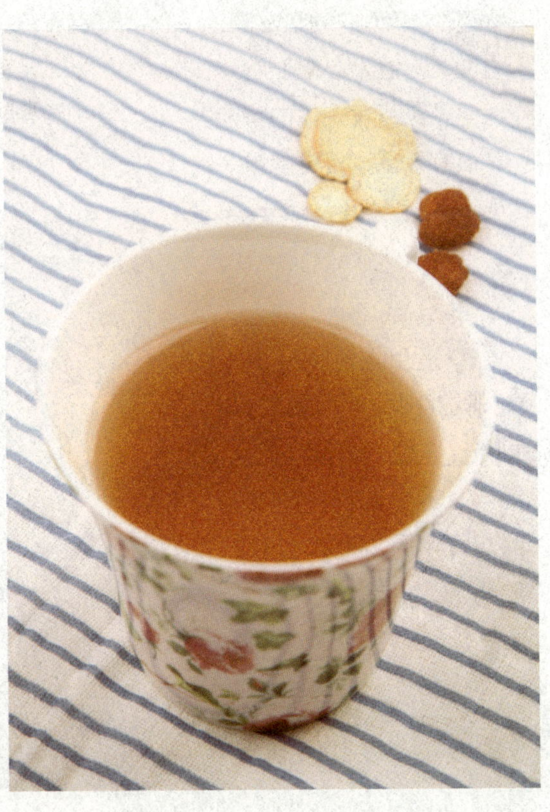

茯苓

降血脂

性味：性平，味甘、淡
归经：归心、肺、脾、肾经
每餐建议用量：3~20克

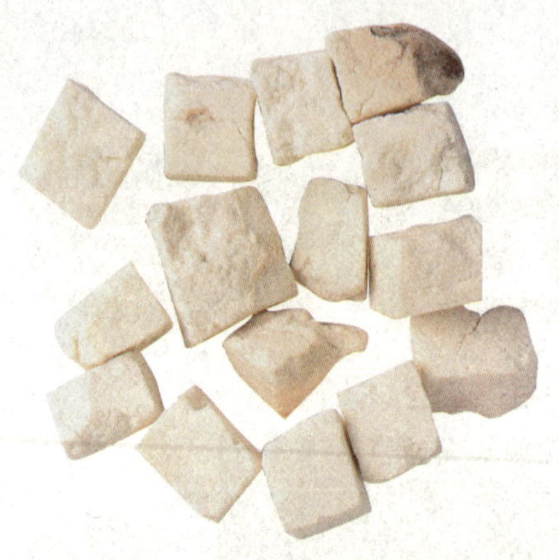

·养护血管的益处

茯苓具有降低血糖的作用。茯苓中的乙醇或乙醚提取物对离体蛙心有使心收缩功能增强的作用。另外，其提取物还能够增强心肌收缩力度，有益于心脑血管保健。茯苓对人体的调养很有效果，自古就被视为“中药八珍”之一。

·饮食宜忌

✔ 适用人群：尿少水肿、脾虚食少、泄泻便溏、心神不宁、失眠惊悸者。

✘ 不宜人群：津液不足、口干咽燥、肾虚、小便过多、尿频遗精者。

·养护血管食疗方

人参茯苓二米粥 降脂、健脾胃

材料 小米、大米各50 克，山药30克，茯苓15 克，人参3 克。

做法 人参、茯苓、山药均洗净，焙干，研成细粉；小米、大米分别淘洗干净，大米用水浸泡30 分钟。锅置火上，倒入适量清水烧开，放入小米、大米，加入人参粉、茯苓粉、山药粉，用小火炖至米烂成粥即可。

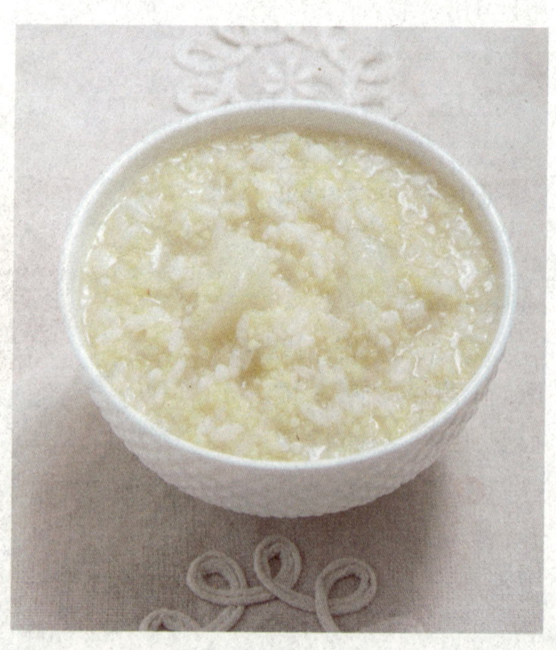

白术

预防高血压、扩张血管

性味：性温，味苦、甘
归经：归脾、胃经
每餐建议用量：3~20克

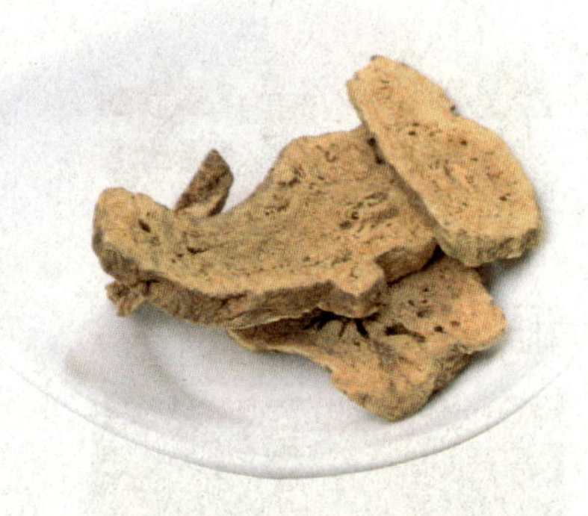

· 养护血管的益处

白术具有明显而持久的利尿作用，能促进电解质尤其是钠的排出，起到预防高血压的作用。临床证明，白术还有扩张血管的作用。此外，科学家还发现白术能够加速体内葡萄糖的同化作用，起到降低血糖的作用。

· 饮食宜忌

✅ 适用人群：脾虚食少、腹胀泄泻、水肿、自汗者。

❌ 不宜人群：阴虚燥渴、气滞胀闷者。

· 养护血管食疗方

白术肉桂栗子粥 扩张血管

材料 肉桂10 克， 干姜10 克， 白术20 克，甘草6克，山药30 克，茯苓15克，去壳栗子50 克，糯米50 克。

做法 将前4 味中药放进砂锅中加水浸泡，文火先煎30分钟倒出药汁；加水文火再煎20 分钟后将药汁倒出来，两次药汁配合一起放进砂锅。再放入山药、茯苓、去壳栗子、糯米，用文火炖煮成粥。

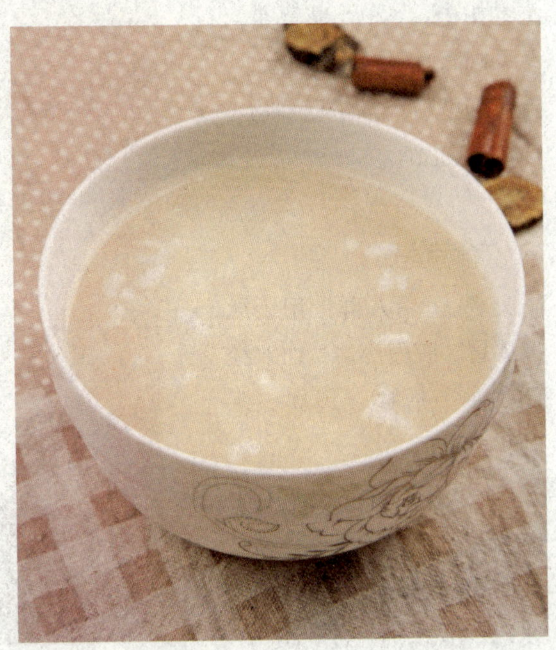

桂枝

调节血液循环

性味：性温，味辛、甘
归经：归心、肺、膀胱经
每餐建议用量：3~15克

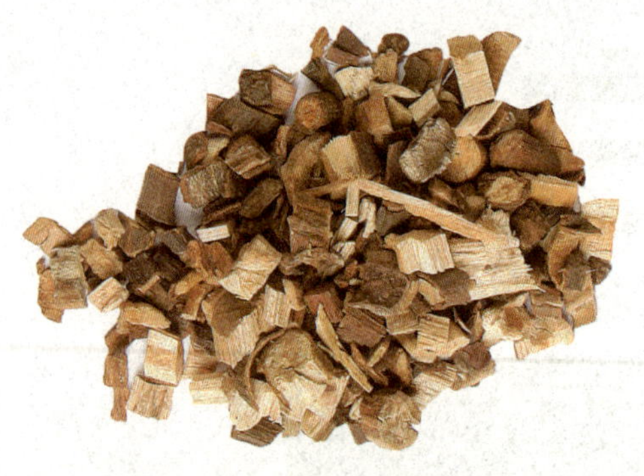

· 养护血管的益处

桂枝含有桂枝醛、苯甲酸苄酯、乙酸肉桂酯、香豆精、菖蒲烯等成分，可以帮助扩张血管，调节血液循环，使血液流向体表。

桂枝还有利尿作用，可以促进人体内钠的排出。钠的含量高是引起高血压的重要原因，因而桂枝可以帮助预防虚证高血压。

· 饮食宜忌

✔ 适用人群：用于风寒感冒、脘腹冷痛、血寒经闭、关节痹痛、痰饮、水肿、心悸等。

✘ 不宜人群：热病、阴虚火旺、血热妄行、实证高血压（服用桂枝易引起脑血管破裂）；孕妇及月经过多者。

· 养护血管食疗方

薏米桂枝粥 预防高血压

材料 桂枝12克，葛根、薏米各20克，大米50克，盐适量。

做法 先将葛根、桂枝用水洗净后放进锅内，加适量清水煮沸半小时后取汁；再将薏米、大米分别洗净，放入上面的药汁中，煮沸后用小火慢煮，煮至米烂粥熟时加盐调味即可。

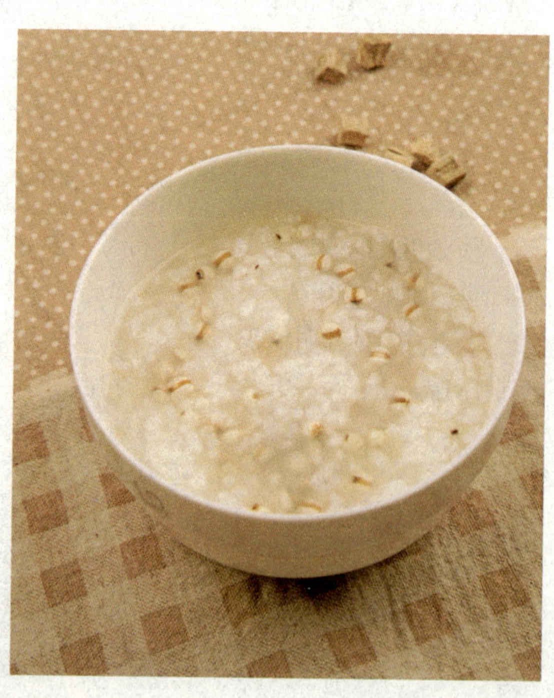

肉桂

促进血液循环

性味：性大热，味辛、甘
归经：归肾、脾、心、肝经
每餐建议用量：2~5克

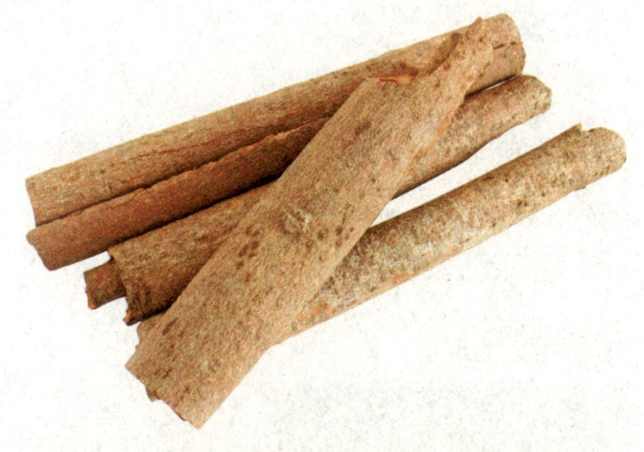

· 养护血管的益处

肉桂能使舒张压得到充分提高，同时冠状动脉及脑动脉灌注压相应增高，促进心肌及胸部侧支循环开放。肉桂还能够增加胰岛素的敏感性，改善胰岛素抵抗，从而降低血糖。

· 饮食宜忌

✔ 适用人群：适宜畏寒怕冷、胃寒冷痛、食欲缺乏、妇女产后腹痛、月经期间小腹发凉冷痛、腰膝冷痛、风寒湿性关节炎、慢性溃疡久不收口患者。

✖ 不宜人群：阴虚火旺、有出血症状者及孕妇。

· 养护血管食疗方

肉桂酒饮 调节血糖

材料 丁香1克，肉桂5克，白砂糖200克，红葡萄酒1000毫升。

做法 将红葡萄酒、白砂糖、丁香、肉桂4味原料合并混合，上锅隔水炖熟，将药渣过滤即可服用。

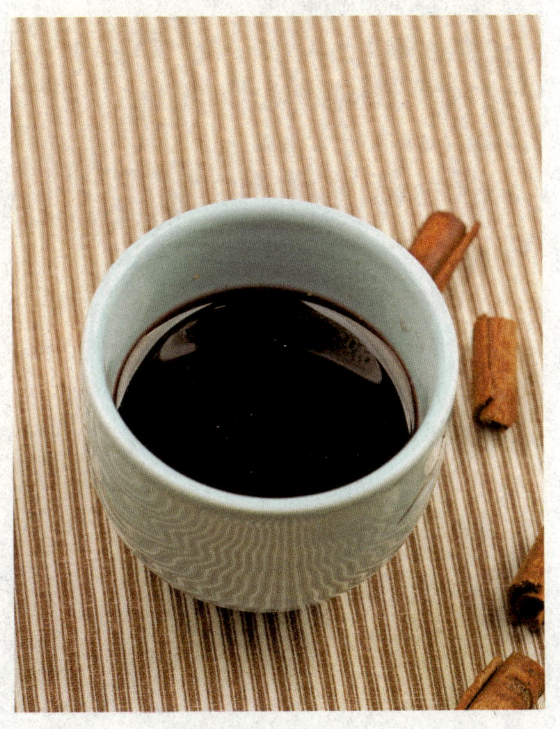

丹参

预防高脂血症等血管疾病

性味：性微寒，味苦
归经：归心、肝经
每餐建议用量：5~10克

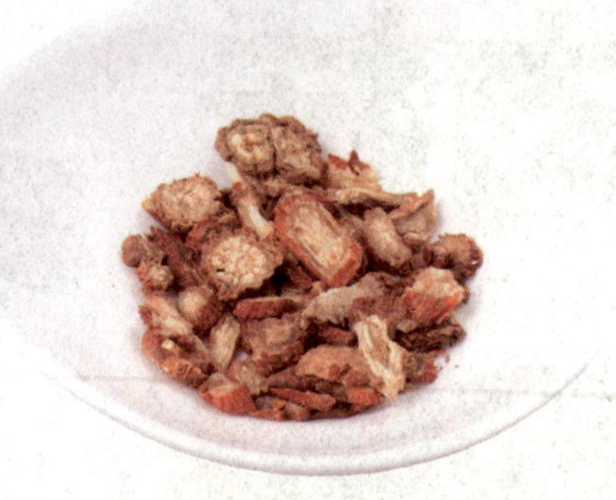

· 养护血管的益处

丹参能够改善血液循环，同时能扩张冠状动脉，增加血流量，防止血小板聚集，防止心肌缺血。此外，丹参还有降低血清胆固醇、甘油三酯的作用，丹参素能够抑制细胞内源性胆固醇，从而预防高脂血症等血管疾病。

· 饮食宜忌

✅ 适用人群：妇女月经不调、闭经、痛经、冠心病、失眠等患者。

❌ 不宜人群：无瘀血者、感冒患者及孕妇。

· 养护血管食疗方

丹参红花粥 调节血压

材料 丹参10克，红花6克，白砂糖5克，粳米150 克。

做法 将丹参润透，切成薄片；红花洗净，去杂质；粳米淘洗干净。将粳米与丹参、红花一同放入锅内，加入800 毫升清水；先用大火煮沸，再改用小火慢煮30 分钟，最后加入白砂糖即可。

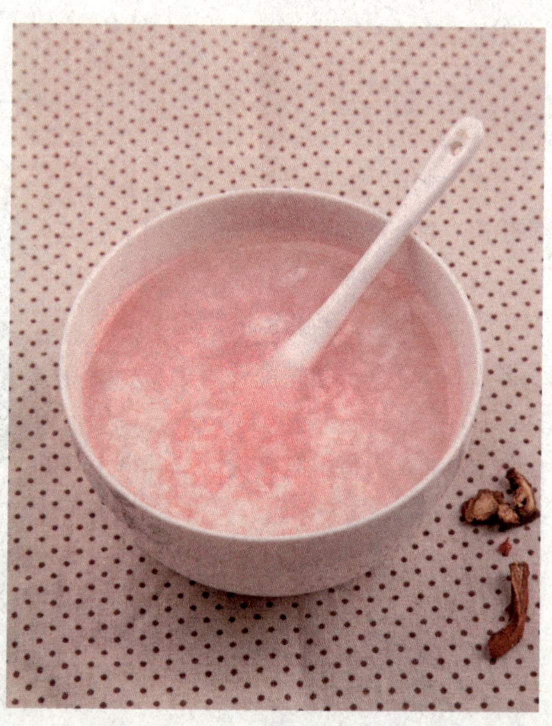

麦冬

增加冠状动脉的血流量

性味：性微寒，味甘、微苦
归经：归肺、胃、心经
每餐建议用量：5~10克

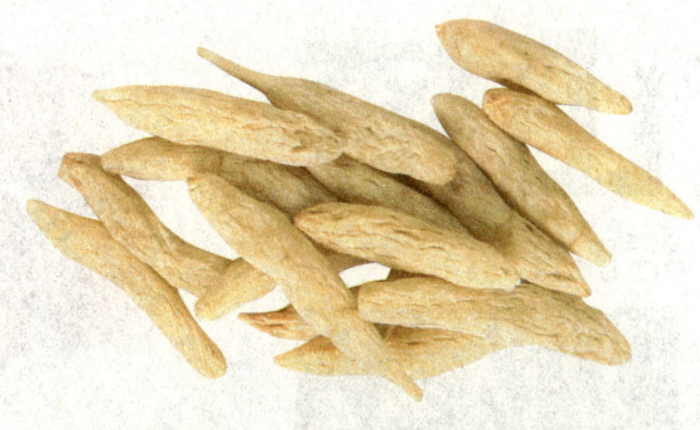

· 养护血管的益处

麦冬含有多种甾体皂苷、豆固醇等多种功能性成分，可以提高机体耐缺氧能力，增加冠状动脉的血流量，抗心肌缺血、心律失常，还可以改善心肌的收缩力。

麦冬还可以调节血糖，恢复糖尿病患者的胰岛细胞功能。

· 饮食宜忌

✅ 适用人群：肺燥干咳、阴虚咳嗽、喉痹咽痛、心烦失眠、肠燥便秘者。

❌ 不宜人群：孕妇、大便稀溏者。

· 养护血管食疗方

山楂麦冬茶 降血脂、消食开胃

材料 山楂干品、炒麦芽、麦冬各5克。

做法 将上述材料一起放入杯中，倒入沸水，盖盖子闷泡约10 分钟后饮用。

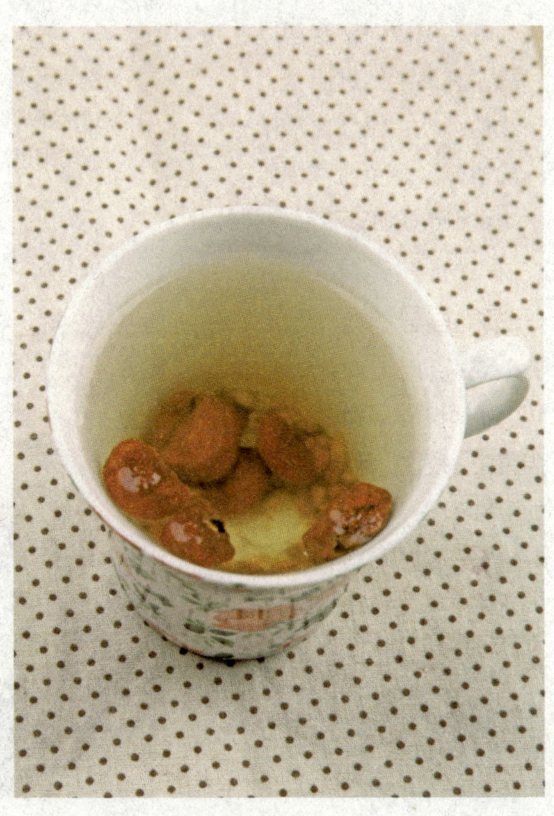

山楂

活血化瘀

性味：性微温，味酸、甘
归经：归脾、胃、肝经
每餐建议用量：5~10克

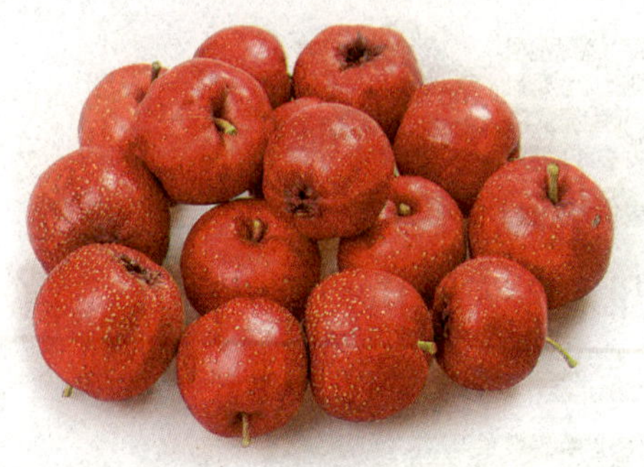

· 养护血管的益处

山楂是一种为人们喜食的水果，也是一种常用中药。山楂中含有萜类物质，有扩张血管的作用，帮助降血压。另外，山楂中富含解脂酶，有助于促进脂类食物的消化，调节血液中的血脂，避免血液中脂类堆积造成血管堵塞。

· 饮食宜忌

✔ 适用人群：肉食滞积、癥瘕积聚、腹胀痞满、淤阻腹痛、痰饮、泄泻、肠风下血等患者。

✘ 不宜人群：脾胃虚弱、体虚者及孕妇。

· 养护血管食疗方

山楂红枣莲子粥 活血化瘀

材料 大米100 克，山楂肉50 克，红枣、莲子各30克。

调料 红糖10 克。

做法 大米洗净，用水泡30 分钟；红枣、莲子各洗净，红枣去核，莲子去心；锅置火上，倒入适量清水大火烧开，加大米、红枣和莲子烧沸，待莲子煮熟烂后放山楂肉，熬煮成粥，加红糖拌匀即可。

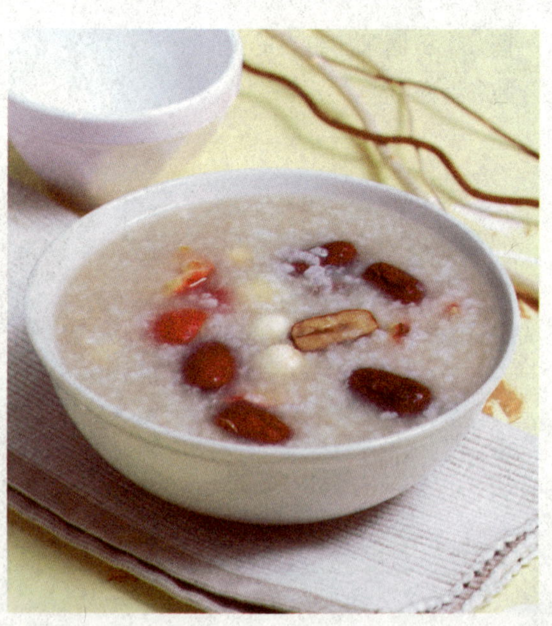

三七

增加冠状动脉的血流量

性味：性温，味甘、微苦
归经：归胃、肝经
每餐建议用量：3~5克

· 养护血管的益处

三七有增加冠状动脉血流量、减慢心率、减少心肌氧消耗的作用，而且三七补气又兼具活血的功效，对于气滞血瘀引起的心脑血管疾病有很好的辅助治疗效果。

· 饮食宜忌

✔ 适用人群：血瘀、阳虚、气虚体质人群宜食用。

✘ 不宜人群：孕妇忌服。

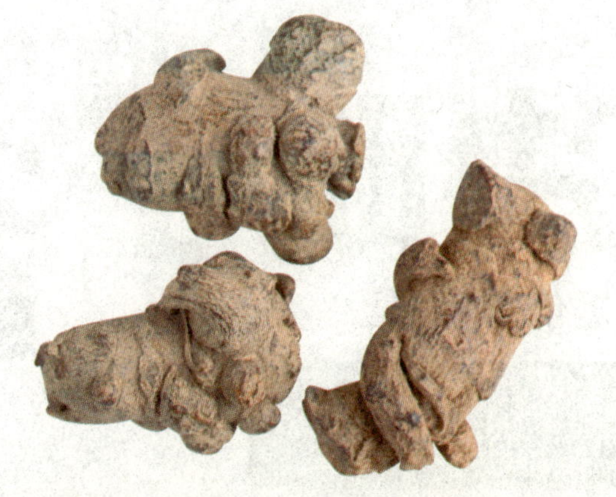

· 养护血管食疗方

鲜姜冰糖三七饮 活血化瘀

材料 鲜姜50克，三七10克，冰糖15克。

做法 将鲜姜洗净，切成碎末，放入碗内，加入冰糖与水，上笼蒸30分钟，用洁净纱布过滤取汁。将三七放入砂锅中，加适量水煎2次，去渣取汁，把鲜姜汁与三七汤一起混合饮用。

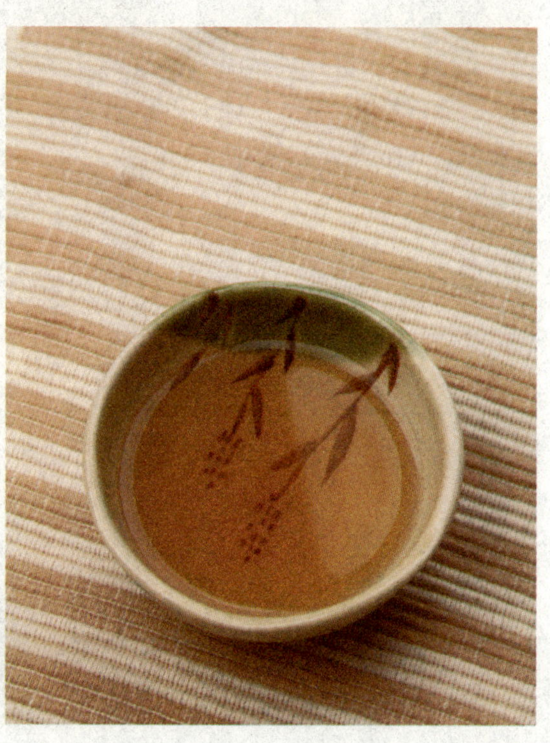

决明子

降低胆固醇

性味：性微寒，味苦、甘、咸
归经：归肝、大肠经
每餐建议用量：5~15克

· 养护血管的益处

决明子中含有决明素，能控制体内血清胆固醇含量，防止动脉粥样硬化，还有帮助通便降压的作用。

· 饮食宜忌

✅ 适用人群：目赤涩痛、头痛眩晕、肝炎、肝硬化腹水、高血压、夜盲、便秘患者。

❎ 不宜人群：气虚便溏、腹泻、血压低者及孕妇。

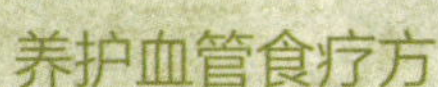

· 养护血管食疗方

决明菊花粥 降压降脂

材料 决明子15克，白菊花10克，大米100克。

做法 将决明子炒至微香，与白菊花同入砂锅。加水煎，取汁，加入大米煮成稀粥。

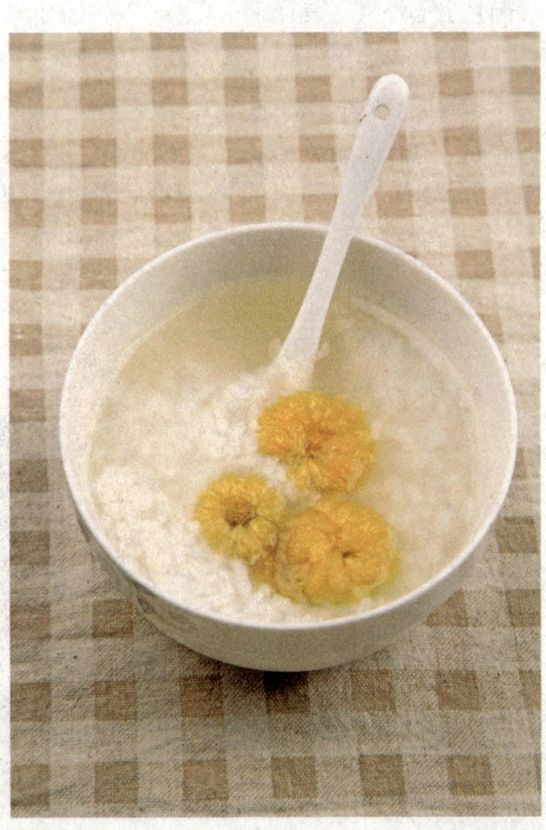

杜仲

帮助降压

性味：性温，味甘
归经：归肝、肾经
每餐建议用量：10~15克

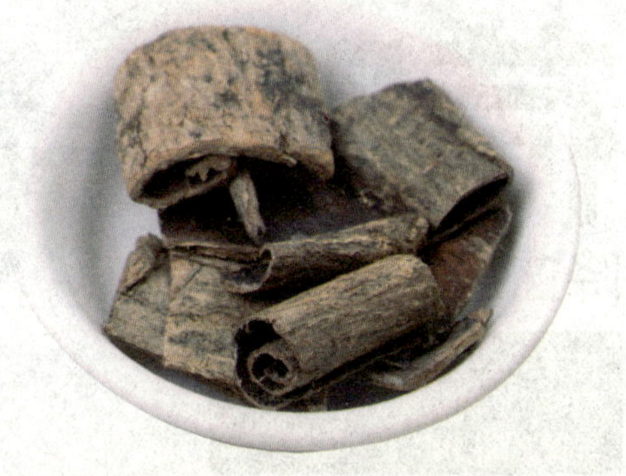

· 养护血管的益处

杜仲中含有的双环氧木脂素二糖苷有降低血压的作用，还能帮助扩张血管，抗血小板凝结，对心脏有一定保护作用。

· 饮食宜忌

✅ 适用人群：中老年人肾气不足、腰膝疼痛、腿脚软弱无力、妇女肾气不固、小儿麻痹后遗症、小儿行走过迟、高血压患者。

❌ 不宜人群：阴虚火旺者、低血压患者。

· 养护血管食疗方

枸杞杜仲茶 持久降压

材料 枸杞子10粒，杜仲8克。

做法 将枸杞子、杜仲一起放入杯中，盖上盖子闷泡约10分钟后饮用。

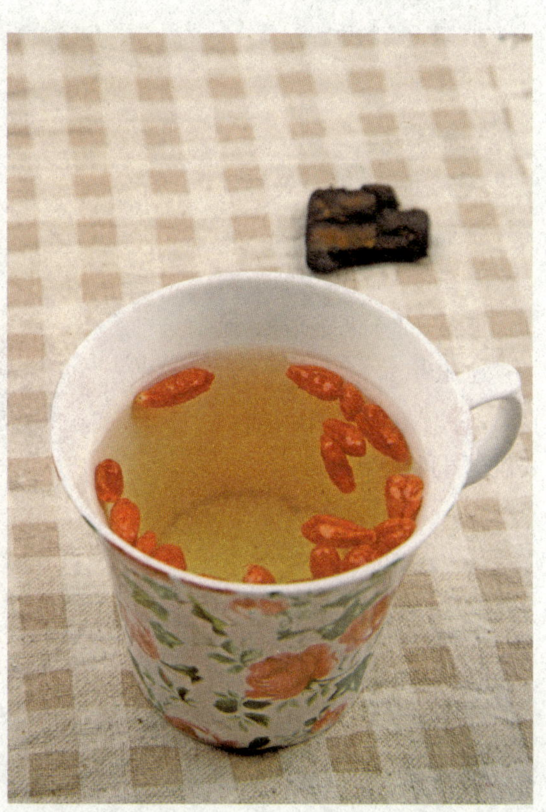

荷叶

降血压、降血脂

性味：性平，味甘
归经：归肝、脾、胃经
每餐建议用量：6~10克

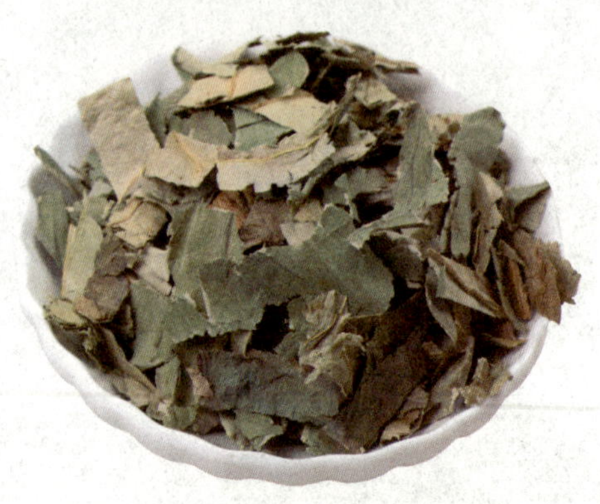

· 养护血管的益处

荷叶中的荷叶碱能有效地分解体内脂肪，帮助排出体外，防止动脉粥样硬化。同时荷叶碱还能在肠壁上形成脂肪隔离膜，阻止脂肪堆积。

· 饮食宜忌

✔ 适用人群：暑热烦渴、头痛眩晕、水肿、食少腹胀者；白带、脱肛、衄血、便血、崩漏、产后恶露不净、损伤瘀血患者。

✖ 不宜人群：体瘦者、气血虚弱者、孕妇。

· 养护血管食疗方

山楂荷叶茶 扩张血管

材料 山楂、荷叶各15克，红枣2颗。

做法 所有食材洗净，一同放入锅中，加水大火煮开后转小火煮15分钟即可。

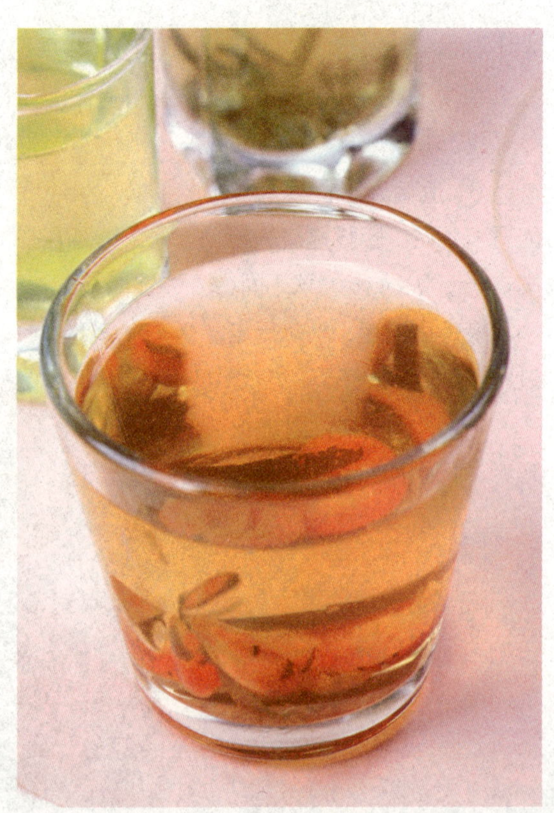

第七章

经络穴位疗法，不花钱养出年轻血管

拍打心经：帮助清除血液中废物

手少阴心经起于心中，掌管血脉及推动血脉循环，拍打心经，可有效消除心脏外部的心包积液，减少心脏所受的不必要的压迫，让心脏功能正常发挥，同时将血液输送到身体各部位，将堆积的废物带走。

手少阴心经是维持心脏功能的经脉，如有损害，就会导致身体机能降低或亢进，引发心脏病变、精神疾病等。

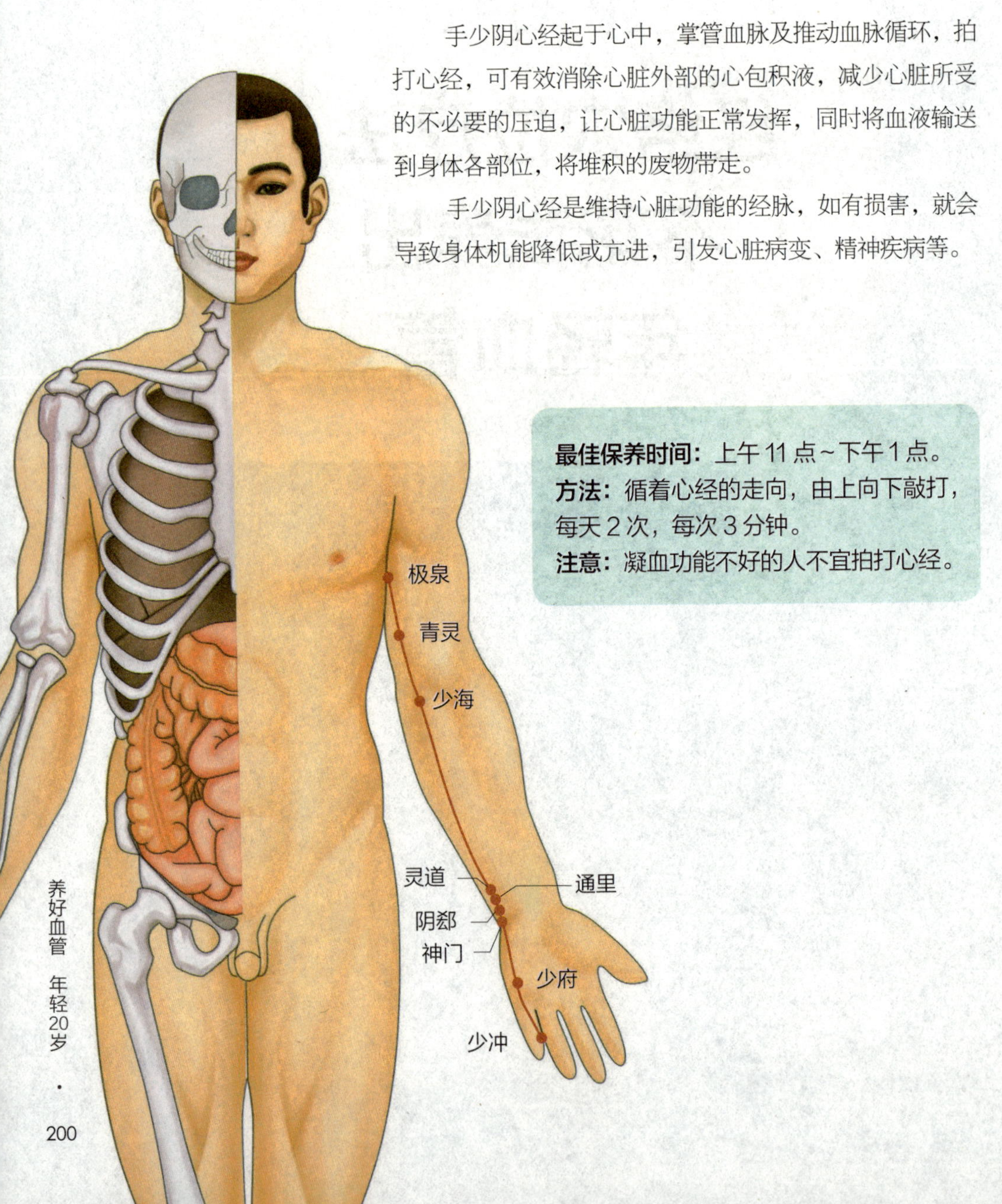

最佳保养时间：上午 11 点~下午 1 点。
方法：循着心经的走向，由上向下敲打，每天 2 次，每次 3 分钟。
注意：凝血功能不好的人不宜拍打心经。

敲打心包经：促使胆固醇剥落排出体外

手厥阴心包经有保护心脏，“代心行令”和“代心反邪”的作用。中医所说的心包就是心外面的一层薄膜，能够代心受过、替心受邪，即外邪侵犯人体时它要代替心去承受侵袭。敲击心包经，有助于促使血液流动加快，使附着在血管壁上的胆固醇剥落，排出体外。

有心血管疾病的人应该好好调理一下心包经，刺激心包经，对冠心病、心绞痛等有很好的辅助疗效。

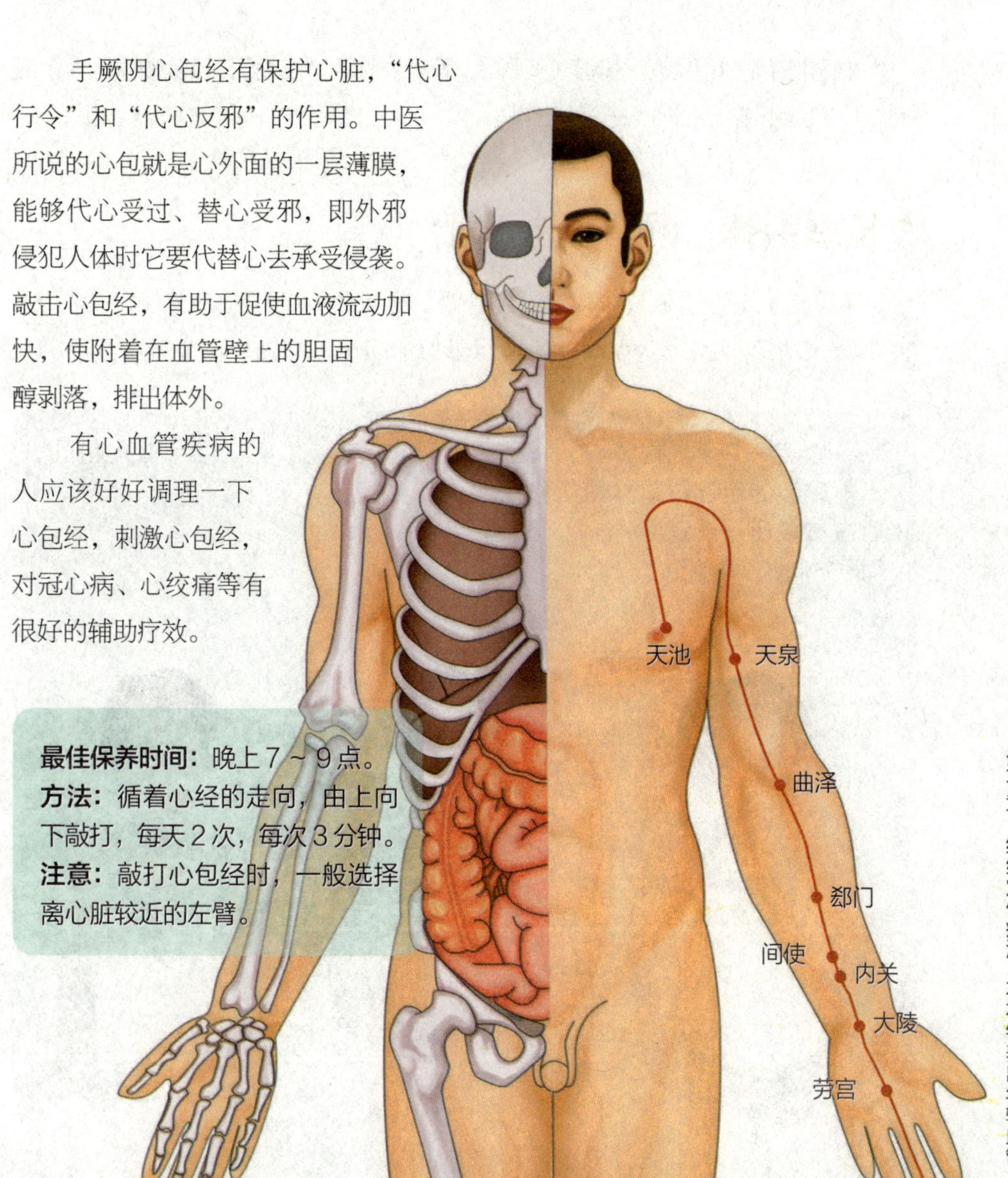

最佳保养时间：晚上 7 ~ 9 点。
方法：循着心经的走向，由上向下敲打，每天 2 次，每次 3 分钟。
注意：敲打心包经时，一般选择离心脏较近的左臂。

按摩身体三脖，预防心血管疾病

中医将手脖（手腕）、脚脖（脚踝）、脖子统称为“三脖”，经常按摩这 3 个区域，可以起到预防心脑血管疾病的作用。

按摩手脖，调动身体正气

手脖有 6 条经络通过，即心经、心包经、肺经、大小肠经、三焦经，被称为人的“第二心脑”。经常按摩手腕，有助于调动身体正气，增强身体抗病能力。

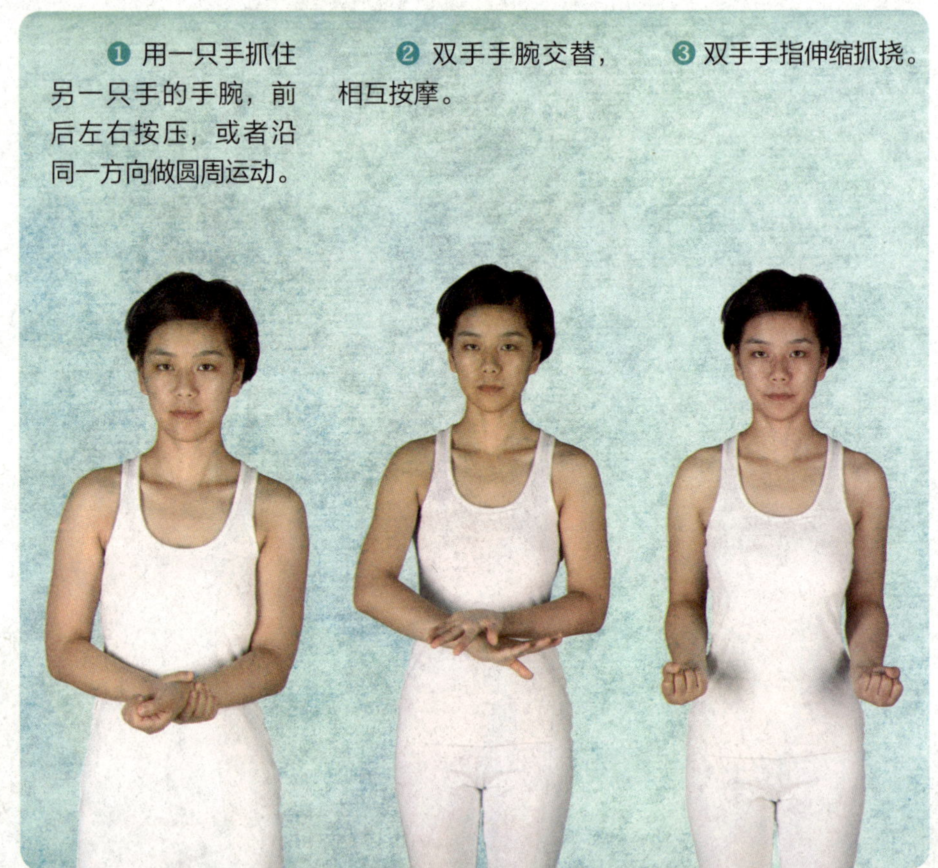

❶ 用一只手抓住另一只手的手腕，前后左右按压，或者沿同一方向做圆周运动。

❷ 双手手腕交替，相互按摩。

❸ 双手手指伸缩抓挠。

按摩脚脖，使血脉通畅

脚踝处有 6 条经络通过，即肝经、脾经、肾经、胆经、膀胱经、胃经，经常做脚踝运动有助于血脉通畅，防止上下肢血栓，同时有助于益肾、养肝。

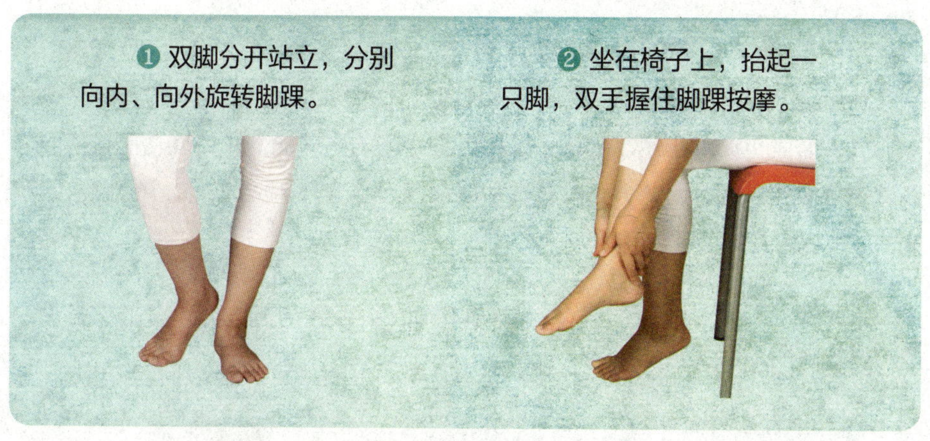

❶ 双脚分开站立，分别向内、向外旋转脚踝。

❷ 坐在椅子上，抬起一只脚，双手握住脚踝按摩。

脖子运动，预防脑血管堵塞

脖子两侧各有 6 条经脉，与胃经、胆经、膀胱经等相通，是人体阴阳大脉通过的地方，也是肺腑重要经络通过之处。经常活动脖子，有助于血脉通畅，可以起到预防脑血管堵塞的作用。

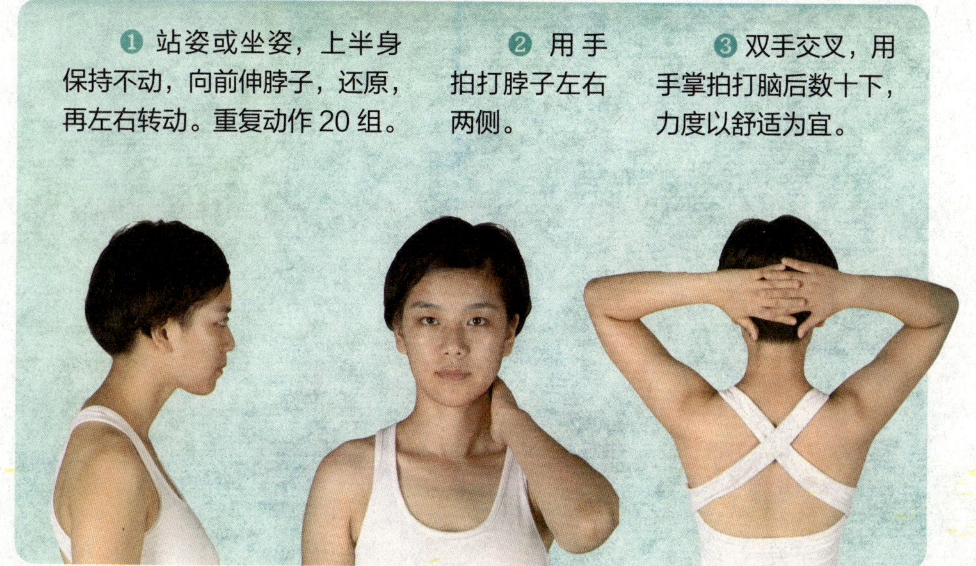

❶ 站姿或坐姿，上半身保持不动，向前伸脖子，还原，再左右转动。重复动作 20 组。

❷ 用手拍打脖子左右两侧。

❸ 双手交叉，用手掌拍打脑后数十下，力度以舒适为宜。

刮痧调养，辅助降压养护血管

中医讲究“未病先防”，刮痧疗法通过作用于经络穴位，起到疏通经络、祛除邪气、活血化瘀等作用，来增强人体自身潜在的抗病能力和免疫功能，从而达到防病治病的目的。因此，可以通过刮痧来调理全身整体情况，减少心脑血管疾病的发生。

刮痧的工具

❶ 玉石质刮板。

❷ 边缘光滑或磨成钝缘的蚌壳。

❸ 边缘无缺损且较厚的硬币或铜钱。

❹ 边缘无破损且光滑的瓷碗、汤匙、瓷酒盅、竹片等。

❺ 较大的边缘光滑的有机玻璃扣。

❻ 制成带有边、弯、角等形状且不传热、不导电、不同厚度的水牛角。

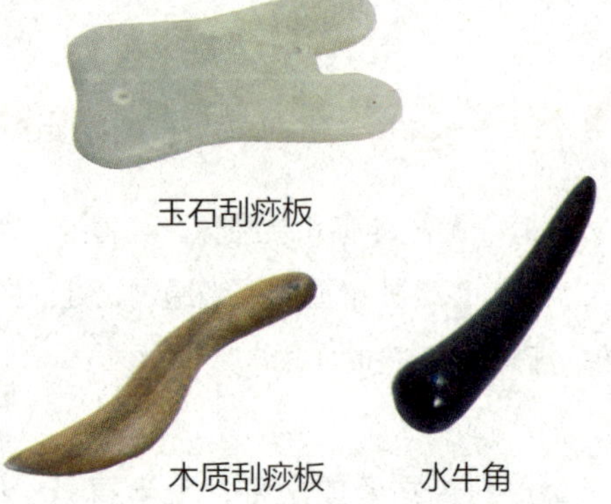
玉石刮痧板　木质刮痧板　水牛角

刮痧介质

❶ 药用介质：姜汁、葱汁、肉桂汁、川乌汁、丁香汁、草乌汁、刮痧油、红花油等。

❷ 普通介质：香油、植物油、水。

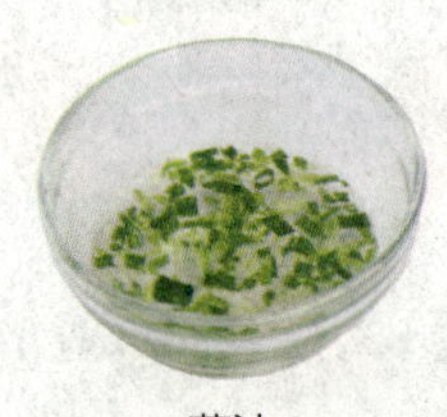
葱汁

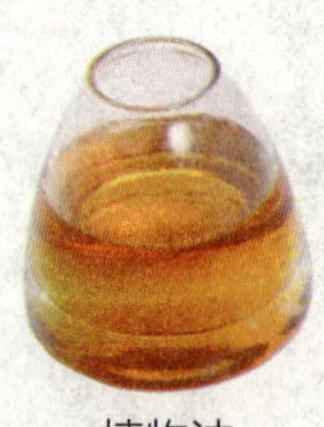
植物油

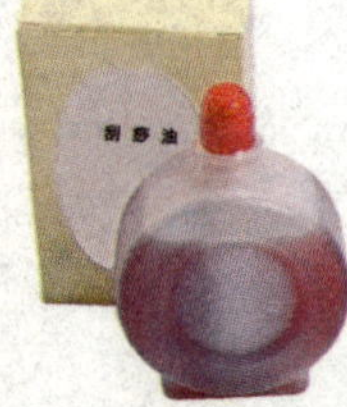

刮痧油

具体方法

❶ 被刮痧者取坐位或卧位，露出需要刮痧的部位，用浓度为 75% 的酒精棉球，或用干净毛巾蘸肥皂，将刮治部位擦拭干净。

❷ 刮痧的操作者用右手拿取刮痧工具，蘸刮痧介质后在确定的体表部位，用适中的力量从内向外反复刮动或自上而下顺刮（忌来回刮），力量应逐渐加重，速度和力量应均匀，采用腕力。一般刮 15 ~ 20 次，约 15 分钟。

❸ 刮治部位的皮肤出现紫红色斑块或斑点为度，以患者能耐受为原则。

刮足太阳膀胱经，从肺俞经心俞、肝俞、脾俞、肾俞刮至大肠俞，以皮肤出痧为度。

功效：足太阳膀胱经上背俞穴为五脏六腑之气输注于背腰部的穴位，刮之可调节各脏腑机能，补虚泻实。

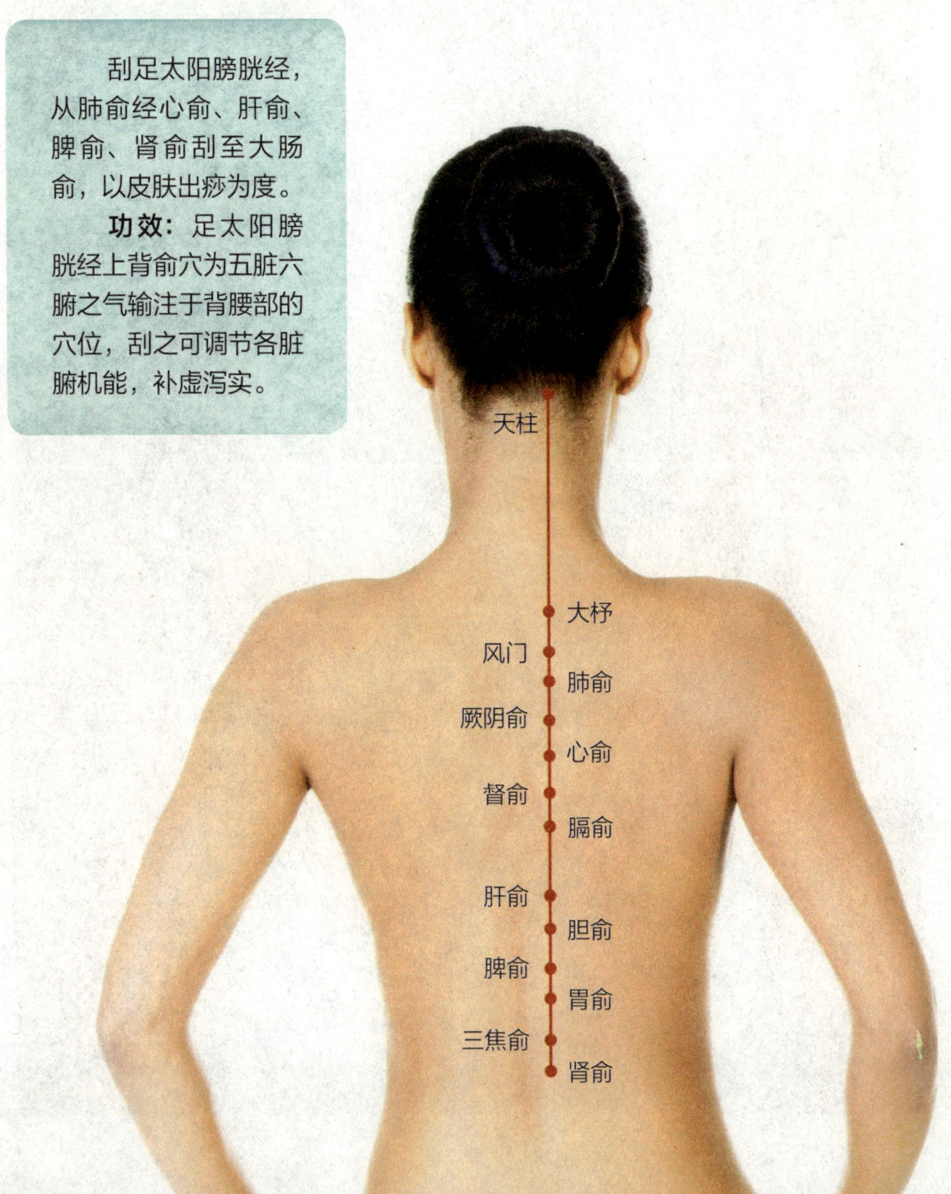

刮上肢手厥阴心包经，从曲池经郄门、间使、内关刮至劳宫穴；刮手少阴心经，从极泉穴往下经少海、通里、神门刮至少府处，均以皮肤潮红为度。

功效：心经、心包经在经络循行上络属心脏，刮之可舒经活络，行气活血。

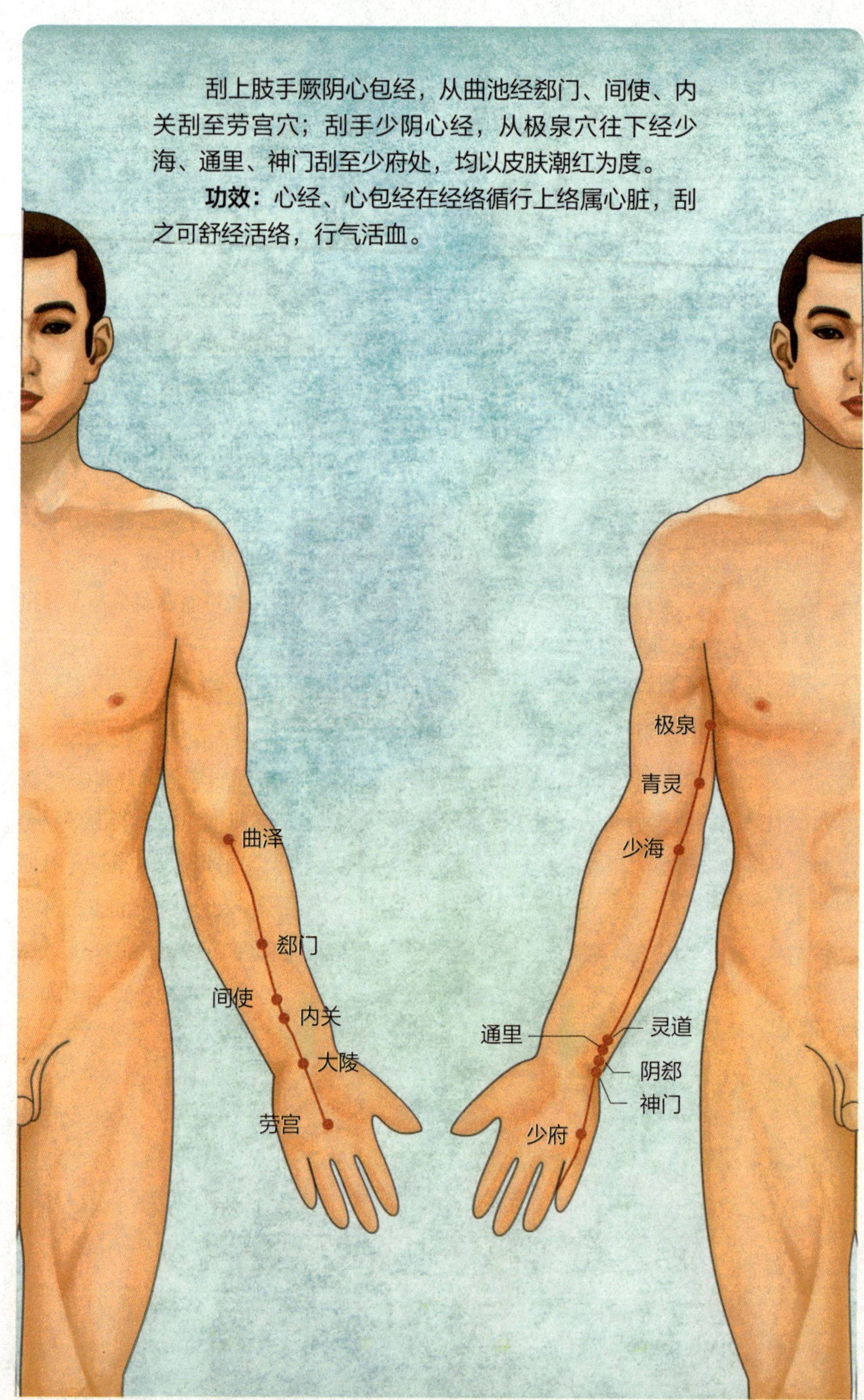

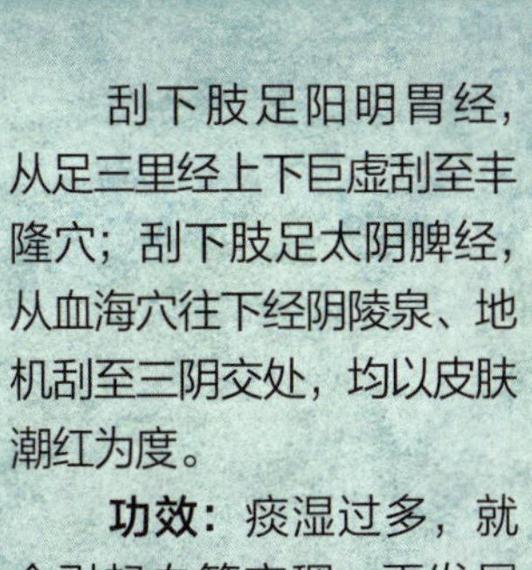

刮下肢足阳明胃经，从足三里经上下巨虚刮至丰隆穴；刮下肢足太阴脾经，从血海穴往下经阴陵泉、地机刮至三阴交处，均以皮肤潮红为度。

功效：痰湿过多，就会引起血管变稠，再发展就是动脉粥样硬化。脾经、胃经刮之可健脾胃助运化，从而化痰除湿。

穴位艾灸，软化血管，预防动脉粥样硬化

动脉硬化是动脉壁增厚、变硬而缺乏弹性的病理变化的总称。脑血管动脉硬化一般表现为脑力与体力衰退，轻者头晕、头痛、耳鸣、记忆力下降等，重者发展为认知功能障碍；心脏冠状动脉硬化可表现为心绞痛。艾灸相关穴位，可以通调心脉、活血化瘀、软化血管，预防动脉硬化。

回旋灸丰隆

丰隆穴具有通调心脉、活血化瘀的功能，可以起到预防和治疗冠状动脉粥样硬化的作用。

丰隆穴：位于外膝眼和外踝类连线的中点，当外踝尖上 8 寸。

取坐位。点燃艾条，对准丰隆穴，距离皮肤 1.5 ~ 3 厘米处，回旋施灸，每次 10 ~ 20 分钟。每日 1 次。5 天为 1 个疗程。

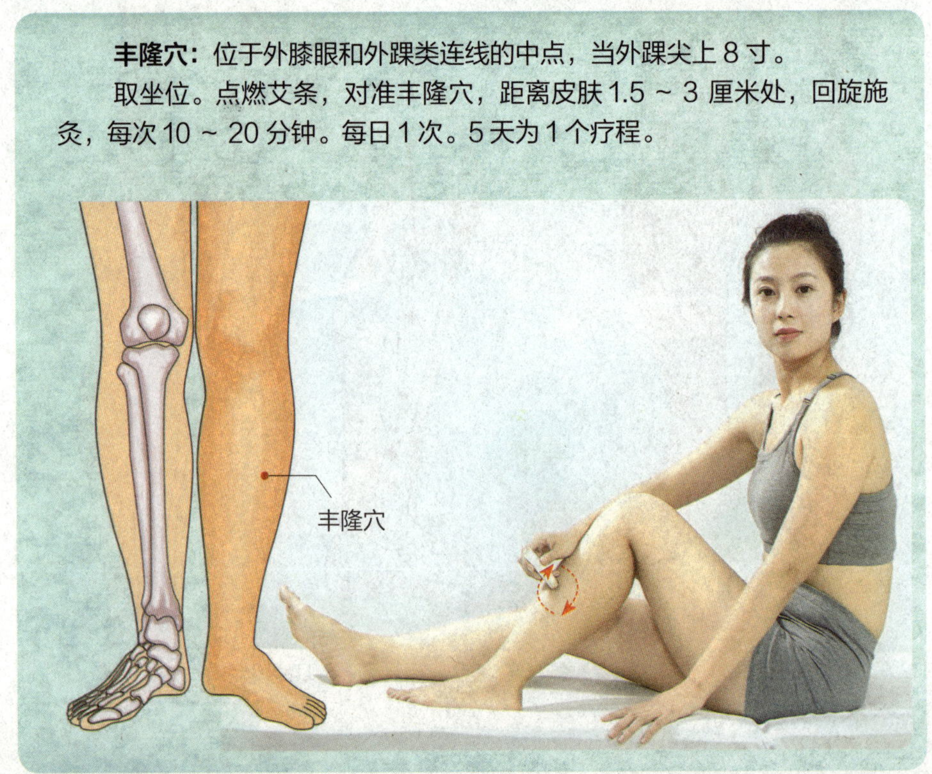

雀啄灸三阴交

三阴交有调气理血的功效，能减少颈动脉血管硬化，同时改善脑供血。

三阴交穴：在小腿内侧，足内踝尖上 3 寸，胫骨内侧缘后方。

点燃艾条，对准三阴交穴，距离皮肤 1.5 ~ 3 厘米处，像鸟雀啄食一样上下施灸，每次 10 ~ 20 分钟。每日 1 次。5 天为 1 个疗程。

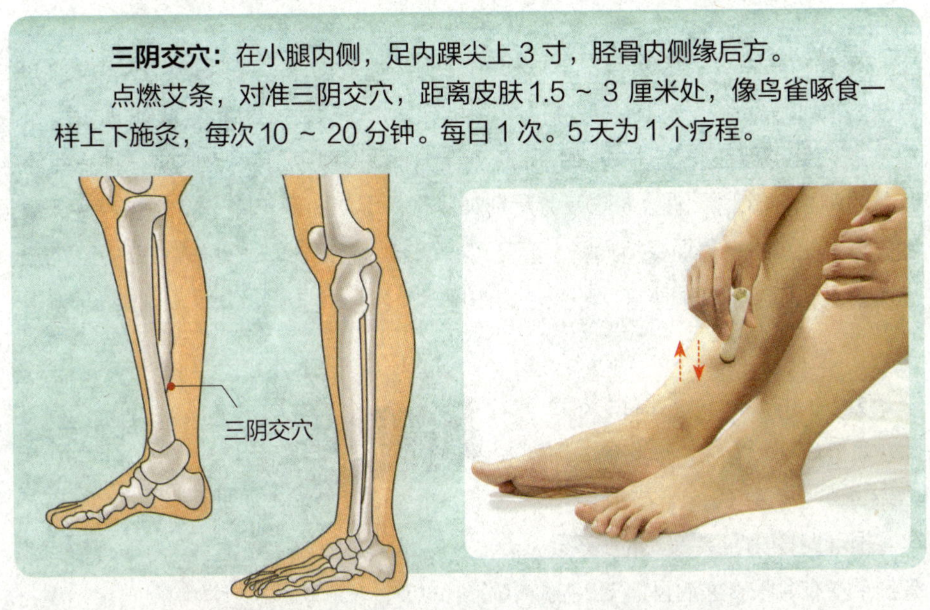

雀啄灸内关

内关能联络表里经，通阴维脉，有维系联络全身阴经的作用。内关通于三焦经，有疏肝理气、行气活血、平肝潜阳的作用。艾灸内关，可有效防治脑动脉硬化等。

内关穴：正坐仰掌，离手腕第 1 横纹上 2 寸的两条筋之间的凹陷处。

点燃艾条，距离内关穴1.5～3厘米处，像鸟雀啄食一样上下施灸，5～10分钟，每日1次。

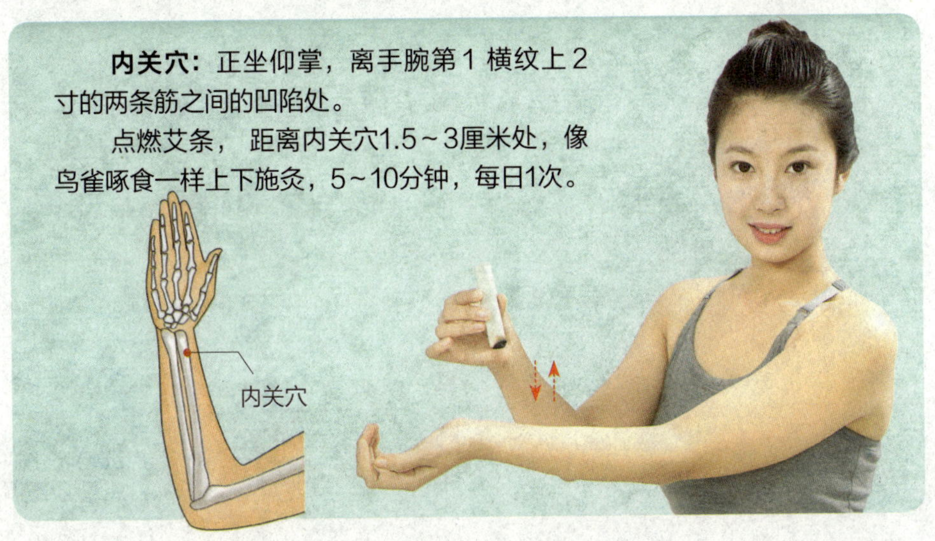

手部健身球，扩张微小血管

医学研究认为，健身球运动通过刺激手少阴心经的少府穴和手厥阴心包经的劳宫穴，来疏通经络，调节神经功能，解除精神紧张，从而发挥降低血压的作用。

空心健身球在旋转时发出的高音、低音相间的叮咚声，对大脑是一种良性的、有益的刺激，有利于消除大脑疲劳及精神紧张，促使血压下降。经常旋转健身球，不仅可以使经络、气血保持通畅，而且可以调节心血管功能，改善微循环，扩张微小血管，从而起到养护血管、降血压的作用。

❶ 五指捏球：手指自然分开，之后抓住一个球，用 5 个手指用力去捏球，停顿一下后放松一次。捏球时的力量要缓慢而持久，等到手指有酸胀感之后再停下来放松，反复捏球 6 ~ 10 次。

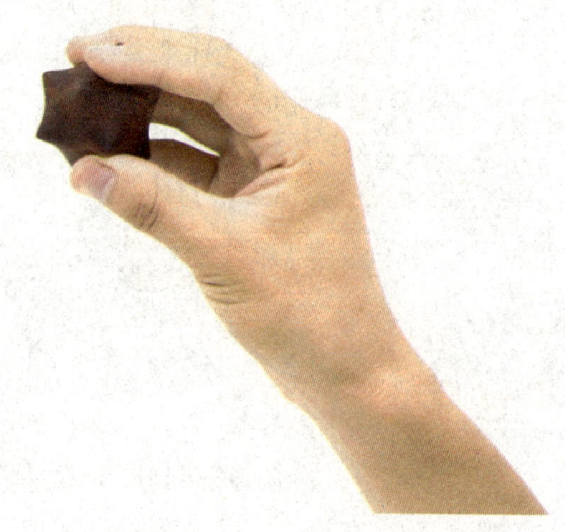

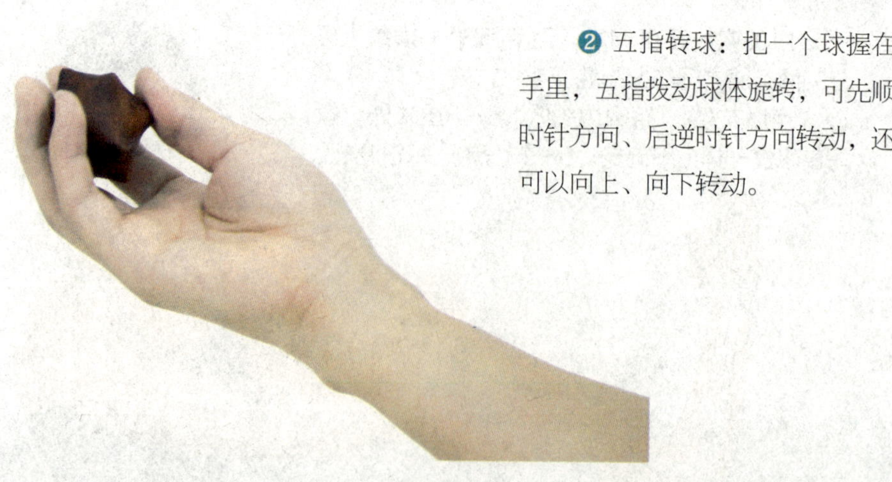

❷ 五指转球：把一个球握在手里，五指拨动球体旋转，可先顺时针方向、后逆时针方向转动，还可以向上、向下转动。

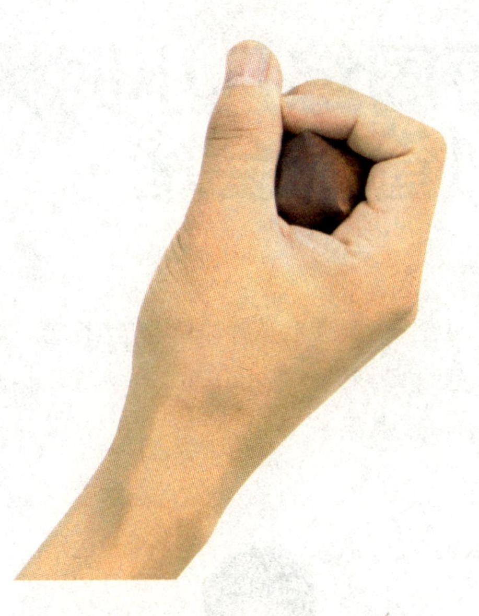

❸ 掌心握球：把 1 个球放在手掌心，5 个手指抓住球体，然后用力握捏球片刻、再放松为 1 次。捏球时必须要等到手指有酸胀感之后再放松，反复握捏球 8 ～ 12 次。

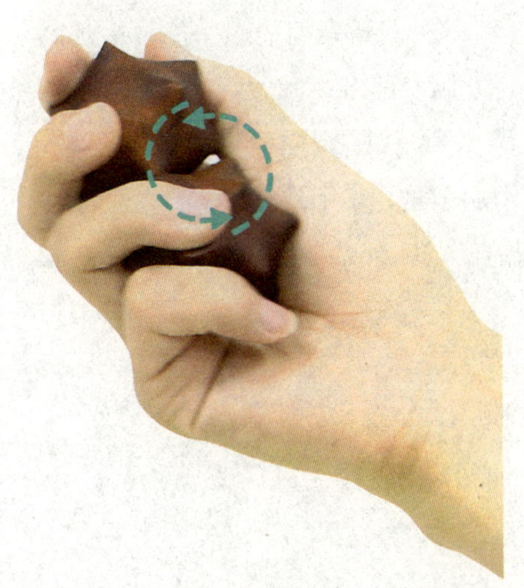

❹ 单手托双球：用单手托双球于手掌里，手指用力拨动球体，让双球在手掌心顺时针或逆时针方向转动。顺时针方向转动时，双球经拇指、小指依次到食指；逆时针方向转动时，双球要经过拇指、食指、中指、无名指和小指。

小贴士

需要强调的是，用健身球运动养护血管、降血压要循序渐进，持之以恒，具有耐心和恒心才可见效。

每周练几小时太极拳，血管不会堵

中医和西医一致认为，长期打太极拳能够有效预防心脑血管疾病，但并不是所有人都能把整套动作坚持下来。其实练习基础几式，长期坚持，也能起到很好的养护心血管的效果。

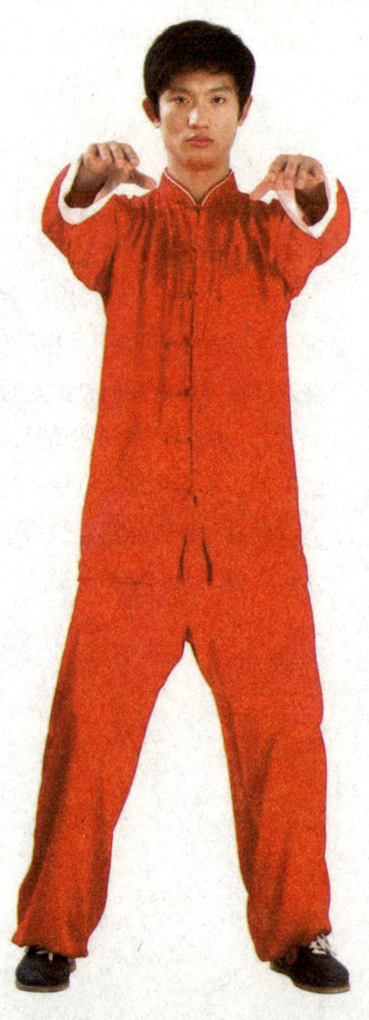

起式

❶ 自然站立，双肩下沉，双肘松垂，手指自然微屈，双脚分开与肩同宽，眼向前平视。

❷ 双臂向前缓慢平举，手心向下，眼看前方。

❸ 双腿微屈，双掌轻轻下按，双肘微垂，掌指微上翘，眼看前方。

左右野马分鬃

❶ 以腰为轴，上身微向右转，重心移于右腿，同时右手收抱于胸前，胸部保持宽松舒展。手心向下，左手收抱腹前，手心向上，左脚随之收至右脚内侧，脚掌点地，眼看右手。

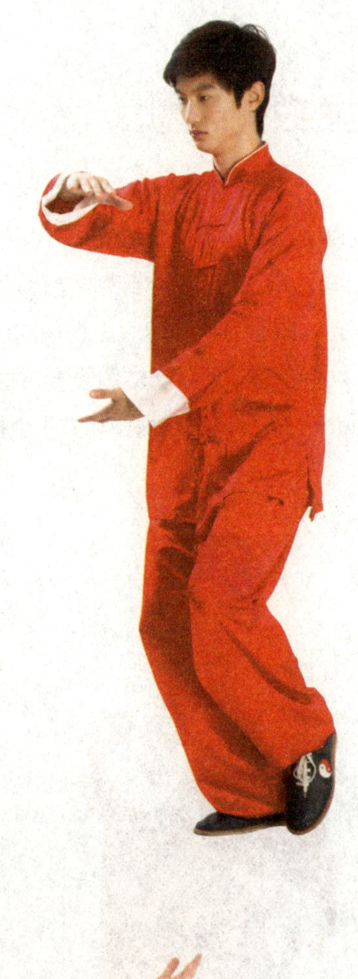

❷ 以腰为轴，上体向左转，左脚上前迈一步成左弓步，弓步动作与分手的速度要均匀一致，迈出的脚先是脚跟着地，然后脚掌慢慢踏实，脚尖向前，膝盖不要超过脚尖；后腿自然伸直。左、右手随转体分别向左上右下分开，左手手心斜向上，右手落于右髋外侧，手心向下，眼看左手。

❸ 以腰为轴，身体向右转，右脚向左脚合拢，脚尖收至左脚内侧点地，右手收抱腹前，手心向上，左手收抱胸前，手心向下，眼看左手。然后换方向。

白鹤亮翅

❶ 上体微向左转，左手翻掌向下，左臂平屈胸前，右手向左上划弧，手心转向上，与左手呈抱球状；眼看左手。

❷ 右脚跟进半步，上体后坐，身体重心移至右腿，上体先向右转，面向右前方，眼看右手；然后左脚稍向前移，脚尖点地，成左虚步，同时上体再微向左转，面向前方，两手随转体慢慢向右上左下分开。

❸ 身体重心后移和右手上提、左手下按要协调一致。

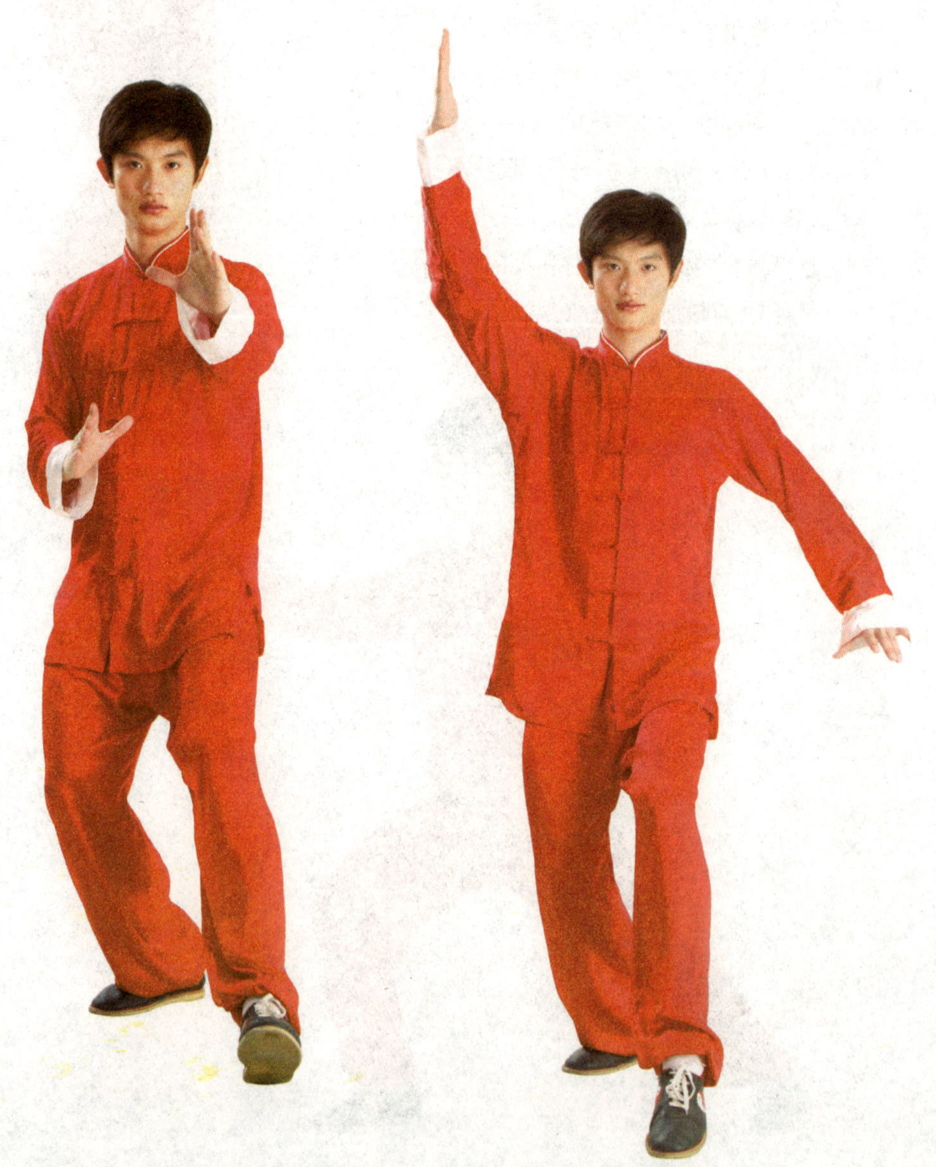

左右搂膝拗步

❶ 左脚收至右脚内侧，脚尖点地，右手心转向前下，经身前向下转右后抡摆，再超过右肩。

❷ 右手心转向上，经身前向上转至右胸前，手心转向下，上身随之微向右转，眼看右手。

❸ 上体左转，左脚向左前迈出成弓步，身体重心后移至右腿上，左脚尖外摆，右脚移至左脚内侧，脚尖点地；左手向左后上摆起，手心向上，高平肩。右手随之转至左肩前，上身微向左转，眼看左手。然后换方向。

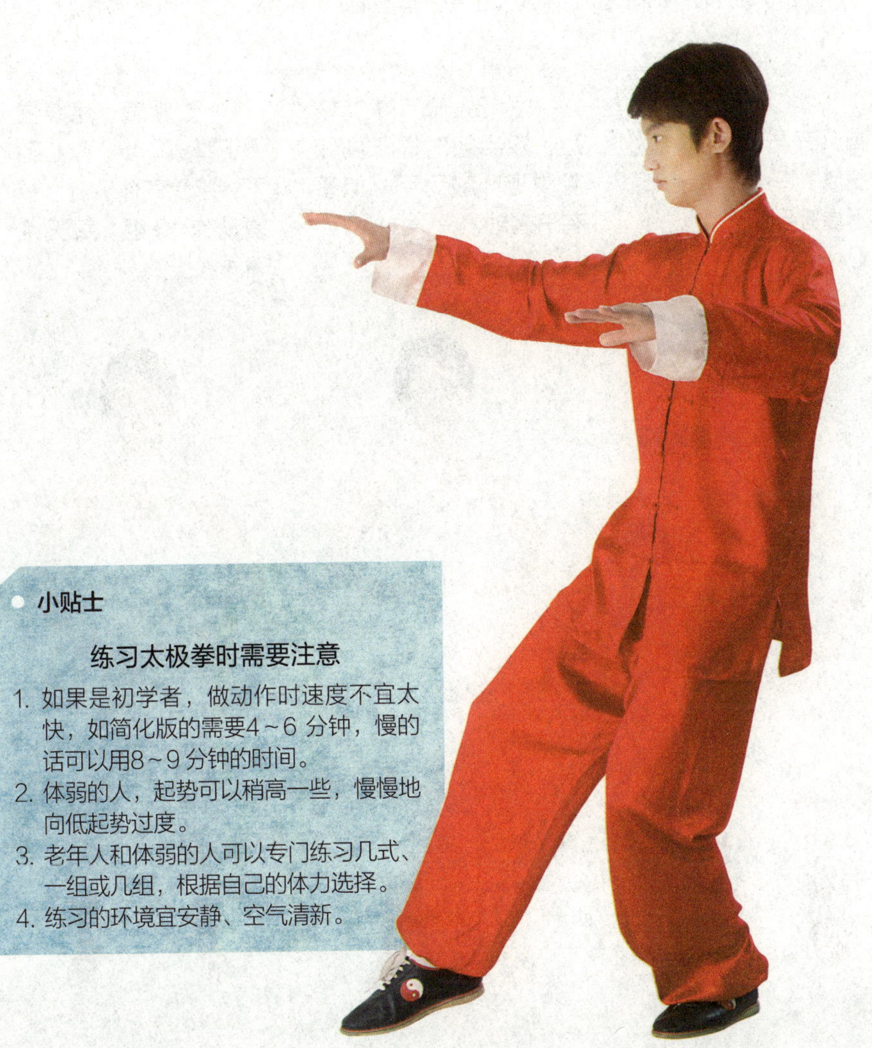

小贴士

练习太极拳时需要注意

1. 如果是初学者，做动作时速度不宜太快，如简化版的需要4～6 分钟，慢的话可以用8～9 分钟的时间。
2. 体弱的人，起势可以稍高一些，慢慢地向低起势过度。
3. 老年人和体弱的人可以专门练习几式、一组或几组，根据自己的体力选择。
4. 练习的环境宜安静、空气清新。

半蹲练习，轻轻松松养血管

前面教大家的太极拳动作虽然比较简单，但是也会有人觉得难以坚持，下面这几个半蹲练习也是从太极拳演变而来，而且更生活化，随时随地都可以练习。

重复练习这些半蹲动作，有助于强健小腿肌肉力量，因为小腿是心脏的“水泵”，进而增强体质，保护血管。同时能促进全身血液循环，让气血更顺畅。

❶ 取站姿，双脚分开与肩同宽，微屈膝扎马步，掌心朝上提升到腹部。

❷ 吸气，慢慢站直，双手随时提升到胸腔附近，感受手心似乎有气催动。

❸ 呼气，屈膝慢慢下蹲成马步，掌心朝下，感受气体下沉。重复动作10组，每天练习1次。

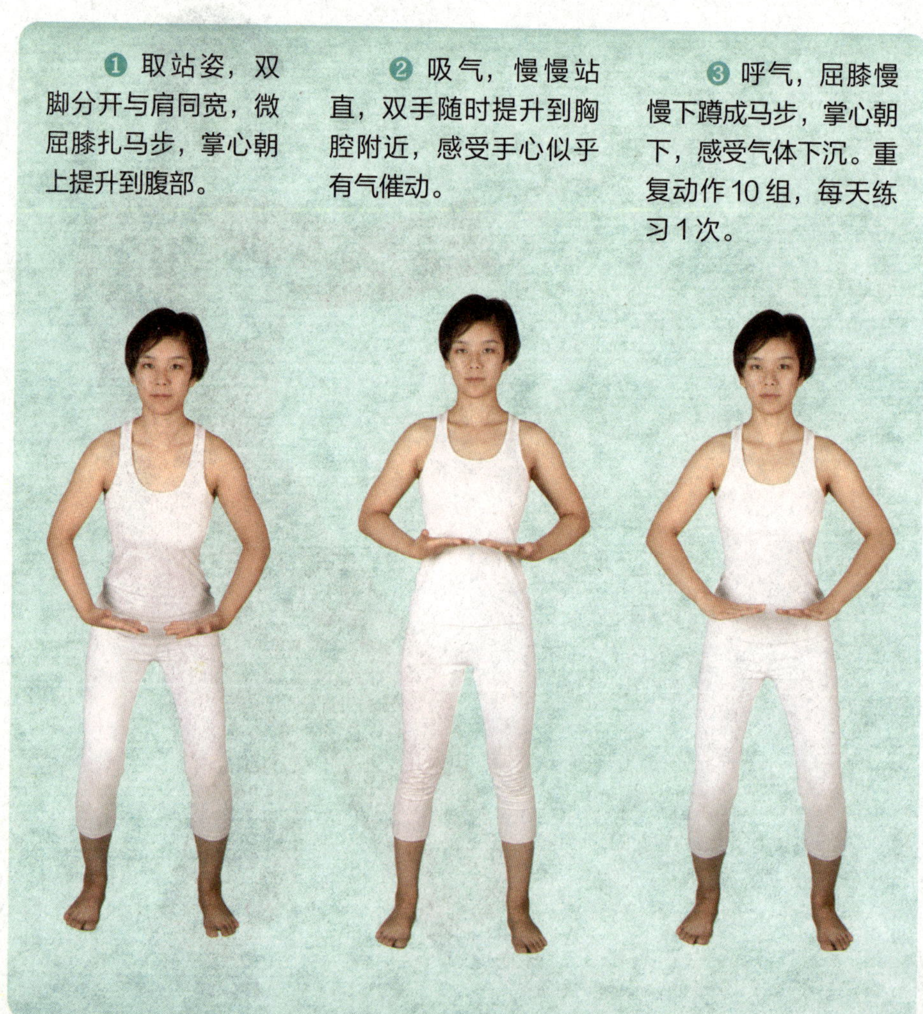

第八章

心血管疾病针对养护，发挥身体自愈力

防治高血压，增加血管弹性

高血压让血管比实际年龄老

通过检测“血管年龄”，可以发现很多人的血管年龄要远远高于实际年龄，明明只有四十几岁，却有着六十岁的血管，高血压就是其中的幕后黑手。

血管是高血压的主要靶器官，高血压患者的血管长期受到高压的压迫，就像弹簧长期处于过度拉伸的状态，久而久之就会失去弹性，此时血管就会变脆、变硬，更容易引起弹力纤维断裂，出现血管破裂的现象。高血压时还会出现微循环毛细血管稀疏、扭曲变形，加快身体中大、中型动脉发生粥样硬化的速度。

可见，高血压并不只是单纯的血压高的问题，它所造成的血管动脉粥样硬化、弹性减弱、变脆等都是在加速血管的老化，而血管老化又作用给身体，增加罹患脑出血、冠心病、卒中等心脑血管疾病风险。

易患高血压的高危人群

对于健康的人而言，暂时性的血压升高会很快恢复，而一旦出现慢性血压持续较高的状态，那就成了高血压。而高血压通常会偏爱一些特殊人群。

肥胖人群

国内外的研究均表明，体重超标是发生高血压的独立危险因素，体重指数每增加 1，高血压的患病风险就增加 10%。另外，肥胖与高血压的关系与脂肪分布也有关，通常大腹便便的肥胖者患高血压的风险更高。

有高血压家族史

父母血压均正常时，子女患高血压的可能性为 3%；当父母均患高血压时，子女患高血压的可能性上升 45% ~ 50%。另外，在高血压家族中，亲生子女易患高血压，而养子女就不易患，同卵双生子女间的血压相关性远高于异卵双生者。

饮食过咸的人

饮食过咸是造成高血压的一个重要原因，食盐的主要成分是氯化钠，吃得过咸会导致体内钠过多，而钠过多会增加血管的阻力，导致心血管负担加大，这就促使血压升高。

中老年人群

虽然任何人都可能得高血压，但是中老年人群依然是高血压的主要人群。老年人群中 60% 以上患有明显的心脑血管病，而由高血压引起的相关的心血管病占绝大多数。

喜欢吸烟、喝酒的人

吸烟容易引发高血压、冠心病等危险性疾病，可导致心率加快，血压增高。我国研究发现，长期饮酒的高血压患病率比一般不饮酒或很少饮酒的人高很多。

情绪激动、精神紧张的人

脾气暴躁、精神紧张、从事脑力劳动的人群，如脑力劳动者、司机、三班倒的工人等，高血压患病率较高，要从心理方面进行调节。

运动少的人

美国的研究报告指出，长时间从事较强、较剧烈的运动（如跑步、登山、游泳等）的人群，高血压发病率比不运动或少运动的人群低 30% ~ 35%。规律地参加有氧运动，如快走、慢跑，每周 4 次，每次 30 分钟以上，收缩压可下降 4 ~ 9 毫米汞柱。

钠是血压升高的主要诱因，每日必须限盐5克以内

国际医学界有研究证实，当体内的钠浓度升高时，为了将其保持在正常水平，肾脏会减少排尿，这就使存留在体内的水分增加。而心脏需要相应输送出大量的血液，因此血液输出量也会增加。与此同时，被送出的大量血液又会给血管施加强大的压力，从而导致血压升高。

另一方面，过多的钠盐还会通过提高血管外周阻力来使血压升高。因为当钠在血管壁的细胞内含量增多时，会引起血管收缩。同时，大量的钠进入血管壁的细胞内还会使血管壁发生水肿，导致血管腔变窄，血管外周压力增大。

因此，预防高血压每天盐摄入量必须控制在6克以内。如果已经是高血压患者，每日必须限盐5克以内，病情较重、有并发症者需控制在3克以下，甚至无盐饮食。

知识贴

不要突然停止食盐的摄入，否则会破坏体内水分平衡，引发脱水，增加血液的黏度。尤其对于上了年纪的人来说，由于其自身水分调节能力的降低，血流量会降低更多，从而易引发脑梗死。减盐可分阶段逐渐递减，假如最初盐的摄入量为10克，可逐渐递减为8克、6克、5克、4克，这样有助于降低血压。

补充足量的钙，帮助舒缓血管

钙对我们来说并不陌生，除骨骼、牙齿外，钙对神经传导、细胞分裂、肌肉收缩同样有着重要的作用。同时，钙也是一种对血液和血管的影响力都很大的营养素。

充分的钙摄入可增加尿钠排泄，减轻钠对血压的不利影响。钙还可以使动脉管壁保持柔软，降低细胞膜的通透性，促进血管平滑肌松弛，有舒缓血管之功效。

牛奶是钙质的最佳来源，其吸收率可达到90%以上，另外虾皮、紫菜、鸡蛋、黑芝麻也可以作为补钙的良好途径。

在补钙的同时，记得同时补充维生素D，因为后者可以促进钙质的吸收。而晒太阳是补充维生素D最佳的方式，这就是为何鼓励大家经常出去晒晒太阳的原因，尤其是青少年。

·降压食材榜中榜

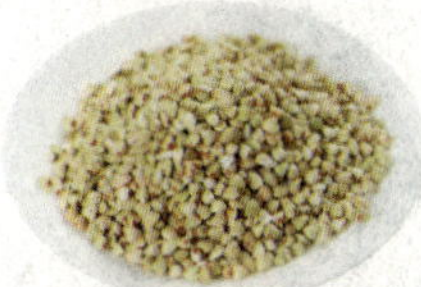

荞麦

荞麦富含芦丁，芦丁能抑制会让血压上升的物质，具有抗氧化作用；荞麦含有的钾有助于降低血压。

最佳食用

煮粥：荞麦是粗粮，用其煮粥或蒸饭时加些大米，粗细粮搭配食用，使高血压患者的营养更均衡。

做面食：荞麦可以做荞麦面或荞麦馒头。不过，由于荞麦没有延展性和弹性，在荞麦面粉中加20%~30% 的面粉，可增加其嚼劲和口感，间接减少高血压患者进食量。

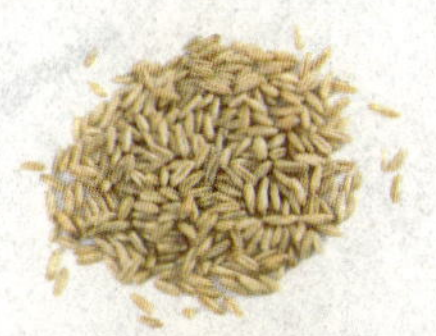

燕麦

燕麦富含的膳食纤维具有吸附钠的作用，使人体内多余的钠随粪便排出体外，从而辅助降血压。

最佳食用

做豆浆：燕麦与红枣、核桃搭配做豆浆，可以促进高血压患者的血液循环。

煮粥：燕麦可与玉竹、牛奶搭配煮粥，缓解高血压患者的压力。

做米糊：燕麦与红薯、黑米等搭配做米糊，有助于降脂降压。

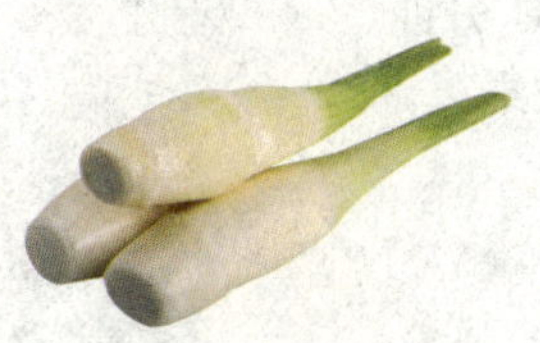

茭白

茭白富含钾，进入人体可对抗钠所引起的血管损伤和升压。高血压患者、服用利尿药的患者常吃茭白有利于稳定血压。

最佳食用

药用：中医认为，茭白性味甘寒，有祛热、生津、止渴、利尿、除湿、通利的功效，故可作为药材食用。

凉拌：茭白可用来凉拌，如香拌茭白丝等，高血压患者夏季食用尤为适宜，可清热通便、除烦解酒。

热炒：由于茭白热量低、水分高，食后易有饱足感，适合高血压患者食用。可用来热炒，如红烧茭白、葱油茭白等。

降压对症穴位：悬钟穴、三阴交穴

揉按悬钟穴

取穴：小腿的外侧缘，外踝尖直向上量 3 寸即悬钟穴。

用大拇指发力按揉悬钟穴，其余 4 指把住小腿，每天 3 次，每次 10 分钟。对缓解高血压、腰腿疼痛、偏头痛等有一定效果。

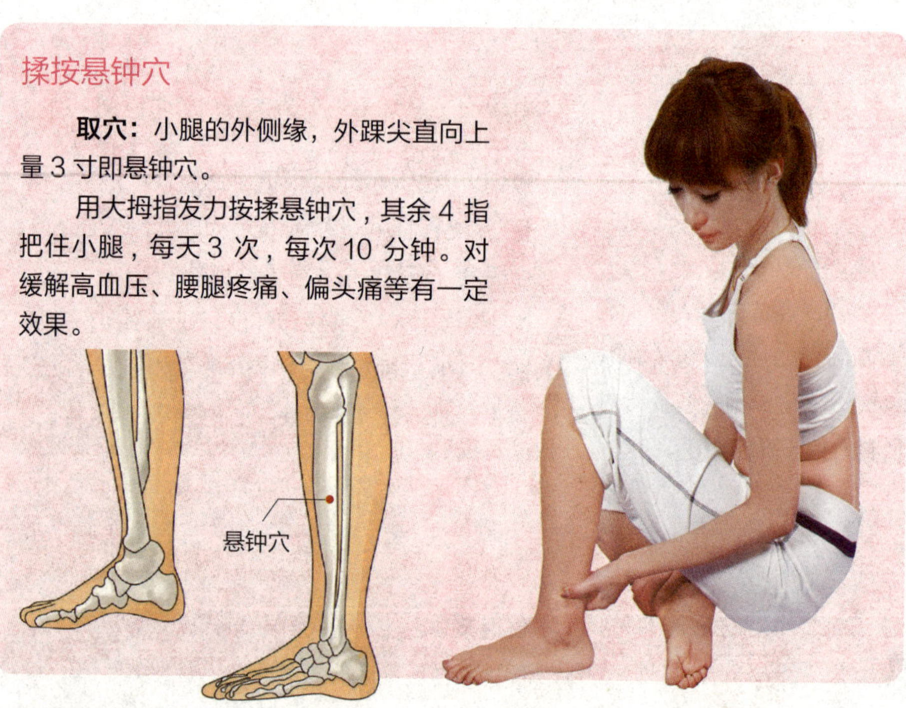

按压三阴交穴

取穴：小腿内侧，当内踝尖上 3 寸，胫骨内侧缘后方即三阴交穴。

用拇指或食指按压对侧的三阴交穴，一压一放；或先顺时针方向按揉，再逆时针方向按揉三阴交穴。坚持 5~10 分钟。对防治高血压、慢性肠炎及遗尿、失眠等疾病有一定效果。

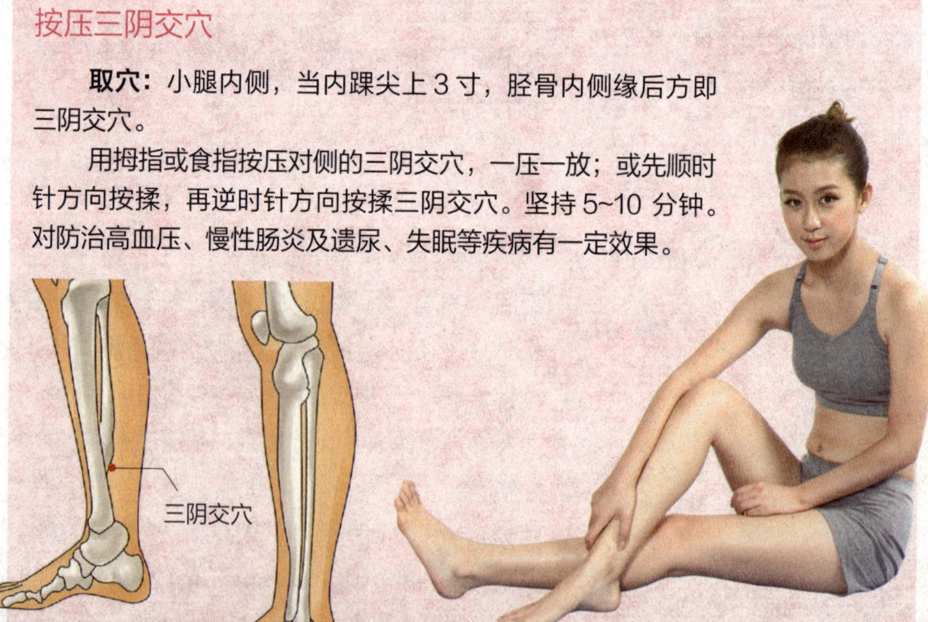

生活保健，小改变大受益

养成定期测血压的好习惯

定期测量血压，可以帮助患者了解自身病情，为医生的治疗提供详细的病情资料，同时可以减少高血压患者在医院测量血压时由于精神紧张而造成的测量结果误差，准确反映病人的血压变化情况。所以，坚持定期测量血压，对患者来说很有必要。

慢跑有效增强血管弹性

慢跑也叫健身跑，方法简便易行，不需要特殊的场地和器材，适合各个年龄段的人。慢跑能保持良好的心肺功能，增强血管弹性，促进脂肪的利用，防止胆固醇堆积引起的血压增高，还能预防肌肉萎缩，防止冠心病、高血压、动脉硬化的发生。

速度：慢跑时以不觉得难受，不喘粗气，不面红耳赤，能边跑边说话的感受为宜。客观上慢跑时，每分钟心率要小于（180 － 年龄）。60 岁及以上的老年人，要保证在慢跑后，心率不超过 110 次 / 分。

知识贴

慢跑注意事项

1. 慢跑时要选择平坦的路面。
2. 不要穿皮鞋或塑料底鞋，最好穿跑步鞋。
3. 如果慢跑后出现食欲缺乏、疲乏倦怠、头晕心慌等情况，必须加以调整，或咨询医生。
4. 老年人慢跑前要做好体格检查，如检测血压、心电图等，如果不适合慢跑，不能逞强。

时间：一天中跑步的最佳时间在 17：00~18：00 之间。

次数：开始每次 10~15 分钟，在 1 个月内逐步提升到每次 20 分钟，每周 3 次。

平和的心情让血压更平稳

长期情绪不稳定，过度的情志刺激，都可导致高血压易患人群病情加重，甚至引发脑中风或心肌梗死，甚至导致死亡。因此，保持良好的情绪对于高血压易患人群来说非常重要。

因此，应安排一些有益于身心健康的活动来转移自己的注意力，如参加体育运动及社会公益活动、听广播、读报纸等，使自己的注意焦点从自身的疾病转移到各项有益活动中去，保持良好的精神状态，有利于病情的好转。

减少血管内“脂肪”水平，血脂异常不用愁

血脂异常的诊断标准

高脂血症是一种慢性疾病，但也不必听见高血脂就害怕，它是一类比较常见的疾病，甚至被称为“大众疾病”，可防可控。对血脂异常做出诊断，必须去医院进行静脉抽血。一般，血脂化验报告中有 4 项内容：总胆固醇（TC）、甘油三酯（TG）、低密度脂蛋白胆固醇（LDL-C）和高密度脂蛋白胆固醇（HDL-C），下面所提供的仅供参考，以医院化验单标注的为最佳标准。

测定项目	毫摩尔 / 升（mmol/L）	结果判定	疾病征兆
总胆固醇（TC）	3.36~5.72	合适	升高：动脉粥样硬化、肾病综合征、胆管阻塞、糖尿病、高脂血症等 降低：恶性贫血、甲状腺功能亢进、营养不良等
	5.73~6.2	边缘升高	
	> 6.2	升高	
甘油三酯（TG）	0.23~1.70	合适	升高：动脉粥样硬化、肥胖、严重糖尿病、脂肪肝、高脂血症等 降低：肝功能严重低下、甲状腺功能亢进等
	1.71~2.3	边缘升高	
	> 2.3	升高	
低密度脂蛋白（LDL-C）	< 2.6	合适	升高：心脑血管疾病、甲状腺功能减低、肾病、肝病、糖尿病等 降低：警惕脑卒中等
	< 3.4	边缘升高	
	3.4~4.1	升高	
	> 4.1	升高	
高密度脂蛋白（HDL-C）	< 1.0	低	升高：降低发生动脉硬化的危险 降低：脑血管病、冠心病、高甘油三酯血症、糖尿病等
	> 1.6	高	

防治血脂异常，三级预防很重要

一级预防

定期进行血脂检测

高血脂的易患人群必须进行定期的血脂检查。胆固醇和甘油三酯值超过正常值时要尽早接受治疗。

控制体重

通过计算体重指数（BMI）来判断自己体重指数是否正常，超重或已经患有肥胖症的人要积极减肥。

积极治疗原发病

已经患有糖尿病、甲状腺功能减退症、肾病综合征、肝胆疾病的患者应积极进行治疗。

饮食宜清淡，做到粗细搭配

多吃绿叶蔬菜、瓜果，少吃动物脂肪及胆固醇含量高的食物，晚餐少吃，最好不要吃甜食。

优化生活方式

经常参加体育锻炼，如打太极拳、散步、慢跑等，保持良好的心态，尽量避免精神紧张、情绪过激，避免熬夜、过度劳累、抑郁等。

二级预防

二级预防是针对轻、中度高脂血症患者设定的，目的在于督促患者积极治疗，预防高脂血症并发症的发生。

患者脂肪值（脂肪重量 / 体重）比正常值稍高时，主要利用饮食疗法和运动疗法来降低。如果不能使血脂降下来，必须采用口服降血脂药物使血脂恢复正常水平。此外，吸烟者必须戒烟。

三级预防

三级预防是针对已经出现了并发症的高脂血症患者提出的。高脂血症并发动脉粥样硬化、冠心病、胰腺炎等疾病时，应积极治疗高脂血症及并发症，以保证病情的稳定。

在严格落实一级预防和二级预防的基础上进行三级预防。患者应消除不必要而且有害的忧愁、惧怕、担心及麻痹大意的心理，定期检查，按医嘱认真服药治疗，努力避免一些诱发因素，如长期加班或出差，以及长期外出旅游和精神刺激等。

良好排便，血液循环更流畅

研究发现，便秘与高脂血症“相伴而行”。人体内如果有较多的宿便牢牢地粘连在肠壁上，会抑制有益菌的生长，有害菌便会滋生，时间一长会危害我们的身体。

吃得多，又不正常排泄，即“出入不平衡”，被医学专家认为是慢性病的诱因之一。营养过剩会转化为毒素，随之，肥胖、高血压、高脂血症、高血糖、高尿酸等问题就产生了。养成良好的排便习惯，对预防高脂血症很重要。

饮食不过精细，不挑食，多吃高纤维、高蛋白、低脂肪的食物，多喝水，每天至少 1500 毫升水。小米粥、玉米粥、红薯粥等对便秘有一定的效果。

女性绝经后适当用鱼油预防血脂增高

女性在绝经期前后，由于卵巢功能退化，体内的雌激素会下降，容易导致胆固醇、甘油三酯等水平升高，从而增加血脂异常的风险。另外，绝经期前后，血管的神经功能也会出现波动，糖代谢以及动脉壁也会有改变，间接影响血脂代谢。

《美国临床营养学》杂志曾刊登一篇报道，研究称鱼油添加物能够有效降低血脂，可以减少绝经期女性患心脏病等心血管疾病风险达 27%。最近研究发现，鱼油主要可以补充 ω-3 脂肪酸，从而降低甘油三酯水平、有条件的人可以适当补充一些鱼油。

鱼油中含有丰富的多不饱和脂肪酸，如 DHA（二十二碳六烯酸）、EPA（二十碳五烯酸），具有帮助降低胆固醇和甘油三酯水平、预防心血管疾病的功能，还可以防止血液凝固，预防脑出血、脑血栓和老年性痴呆等疾病。对动脉硬化、高血压、痛风等也有不错的预防和治疗效果。

爱吃肉，牛肉是血脂异常人群的首选

如果有些血脂异常人群不爱“白肉”爱“红肉”，那么，较之羊肉和猪肉，牛肉更适合他们。因为对于想要防治血脂异常的人来说，不但要控制胆固醇的摄入量，也要控制热量的摄入。牛肉的胆固醇含量虽然和羊肉、猪肉差不多，但其所含热量要远远低于猪肉和羊肉。此外，牛肉后腿部位脂肪含量少，胆固醇含量也低，更适合血脂异常的人食用。

减脂食材榜中榜

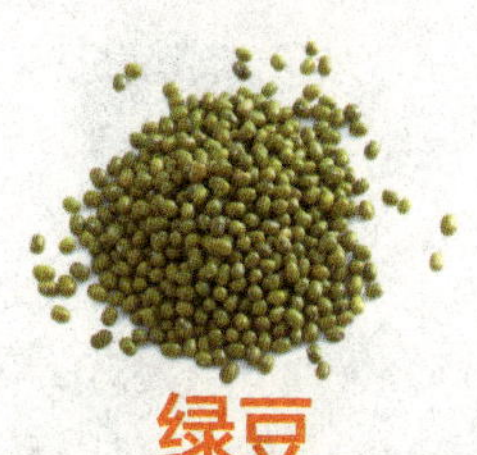

绿豆

绿豆所含植物甾醇的结构与胆固醇相似，能与胆固醇竞争酯化酶，减少胆固醇酯化和肠道对胆固醇的吸收，有效降低血脂。

最佳食用

粥、汤：绿豆与大米、小米等一起煮成粥，夏季食用，也有很好的利尿、降暑效果。绿豆加清水煮成汤，热饮或是放至温凉后加冰糖，可代茶、代水饮用，是很好的夏季饮料。

做米饭：做大米饭时，抓一把利尿的绿豆放进去，还可预防痛风。

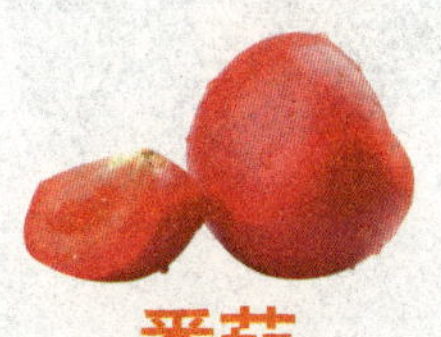

番茄

番茄富含β-胡萝卜素及维生素C，可降低机体血清及肝脏中的胆固醇含量，有效预防动脉粥样硬化及冠心病。

最佳食用

榨汁：将番茄200克榨成番茄汁，调入蜂蜜，有助于高血压患者开胃消肿。

凉拌或热炒：番茄富含维生素C，有利于保持血管壁的弹性，可用来凉拌或与其他食材搭配热炒。

做汤：番茄红素具有独特的抗氧化能力，能清除自由基，保护细胞，可以用来做汤。高血压患者可经常食用。

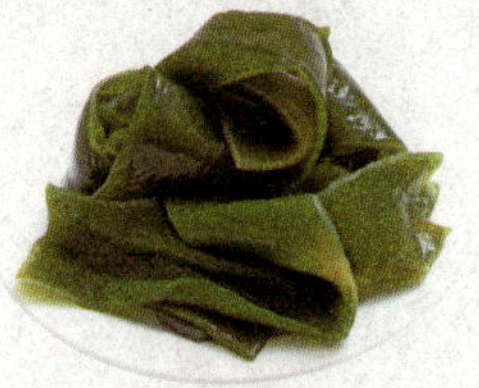

海带

海带富含碘，能促进血液脂肪代谢，降低胆固醇水平；而且海带也富含膳食纤维，能帮助降低胆固醇。

最佳食用

凉拌：海带营养丰富，含有较多的碘质、钙质，可用来凉拌，高血压患者食用，可清热解毒。

做汤：海带中所含有的碘，是体内合成甲状腺素的主要原料，可用来做汤，如海带排骨汤，有助于高血压患者补充钾元素。

榨汁：海带可以榨汁，高血压患者饮用，清新又养生。

降血脂对症穴位：丰隆穴、涌泉穴

揉按丰隆穴

取穴：外膝眼和外踝尖连线的中点即丰隆穴。

用拇指或食指指腹稍用力按揉丰隆穴 1 ~ 3 分钟，以有酸胀感为宜。有活血通络的作用，对血脂有良好调节作用。

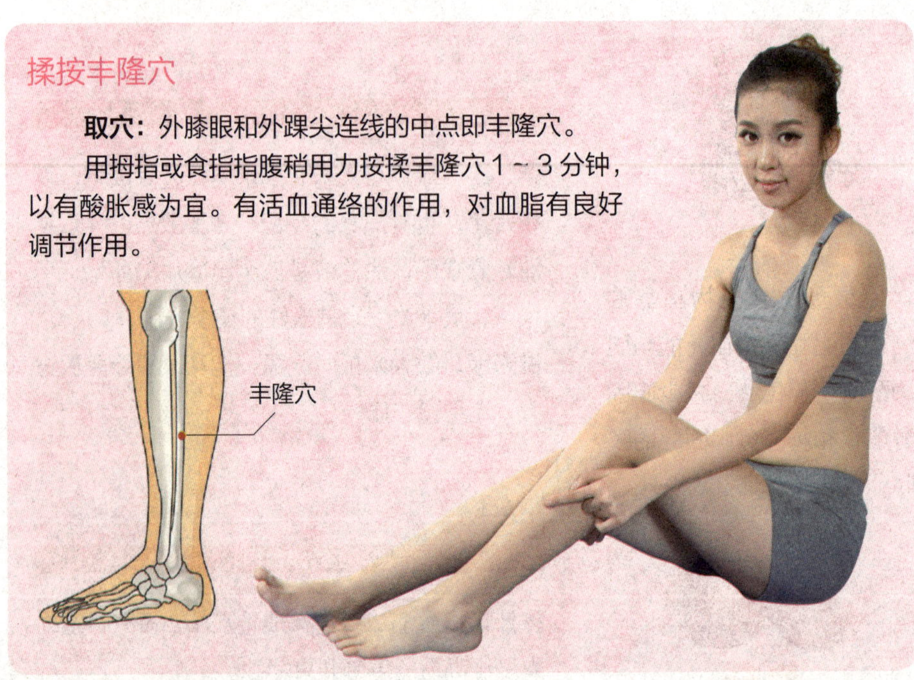

点按涌泉穴

取穴：抬起脚，脚趾弯曲，足底最凹陷处即涌泉穴。

用右拇指点按左脚的涌泉穴 1 ~ 2 分钟，然后换右脚。最后，用双手掌自然轻缓拍打涌泉穴。经常按摩涌泉穴，有助于促进血液流通，代谢脂质废物，还有补肾固元、增精益髓、强筋壮骨的效果。

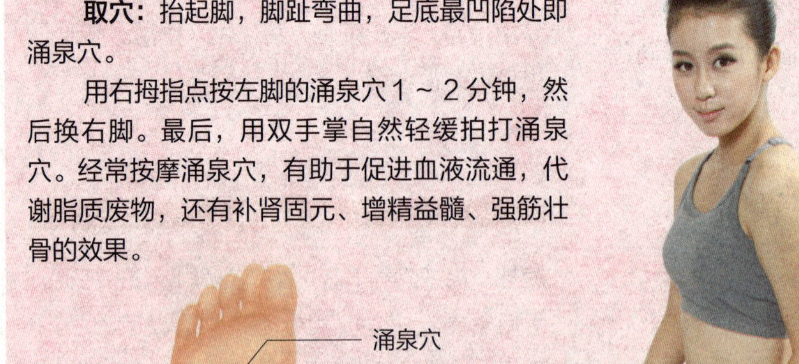

生活保健，小改变大受益

每天洗温水澡，帮助调节血管中脂类代谢

持续的压力会让人感到紧张，导致血管收缩，血压明显上升；另外，还会使血液的黏稠度增加，血液中的废物慢慢聚集，如果放任不管，后果很严重。

当结束了一天的工作回到家，最能帮助消除压力的方法就是泡温水澡。它能够让处于紧张的交感神经镇定下来，血压也会自然下降。而且还能促进末梢血管的舒展，全身的血液循环也会变得畅通。

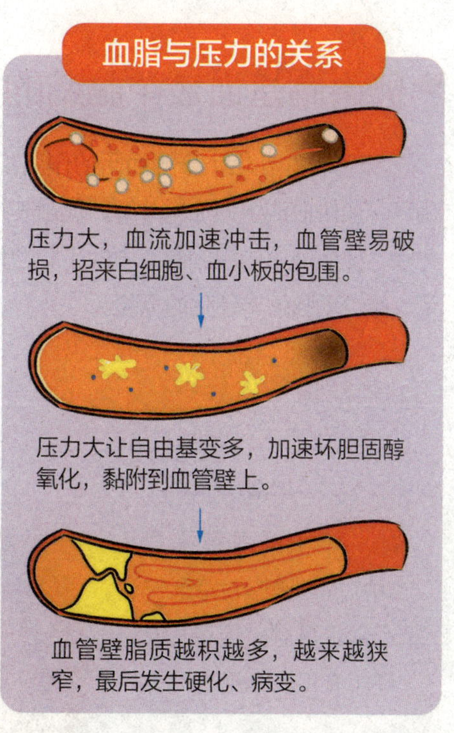

饭前快步走，不为血脂发愁

运动后身体进入恢复阶段，身体就会从血液中摄取脂肪来补充脂肪存储库，进而达到血脂下降的目的。在每次进餐前，上一顿的食物基本上都消耗掉了，而此时进行快步走所消耗的能量，大部分来自血液中的脂肪。如果运动量大，身体就需要动用体内原来储存的脂肪，为运动提供足够能量。因此，餐前短时间快步行走对降血脂的作用既直接又快速。

知识贴

虽然餐前快步行走对降血脂有好处，但最好在餐前2 小时进行，因为这时胃内的食物基本排空，心脏的负担也减轻了。而且餐前2 小时运动，可以避免因为饱餐后运动造成胃下垂及肠套叠情况的出现。

如果低血糖或者糖尿病患者，在快步行走前，最好先吃点东西，或者在快步行走过程中补充适量糖分，避免空腹快步行走可能出现的低血糖休克。

谨防动脉粥样硬化，减少心肌梗死、脑卒中危险

卵磷脂是血液中脂肪的“分解员”

卵磷脂有乳化、分解油脂的作用，适当食用富含卵磷脂的食物，可促进血液循环，加快血液中的油脂分解，促进其排出体外；而且还能帮助清除血液中的过氧化物，使血液中的胆固醇及中性脂肪含量降低，避免脂肪和胆固醇在血管内壁的滞留，减少动脉粥样硬化的风险。

这些食物中富含卵磷脂

蛋黄

一个鲜蛋黄约含10%的卵磷脂，每天一个煮鸡蛋对血管和血液健康有积极作用。

大豆

大豆含有卵磷脂，而且与蛋黄和动物肝脏一样，相对较完整。

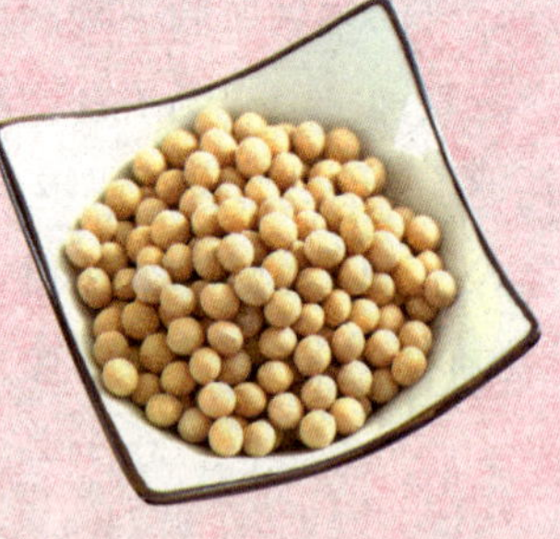

动物肝脏

动物的肝脏也是卵磷脂的大本营，其所含的卵磷脂也相对较完整。

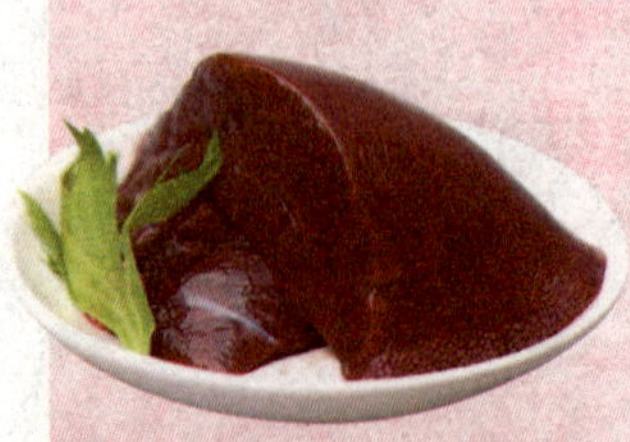

黑芝麻

黑芝麻含丰富的卵磷脂、蛋白质、维生素E和亚油酸，对血管健康有益。

β－葡聚糖，强大的自由基清除剂

如果身体中的自由基增多，会让血管氧化，造成血管内垃圾堆积，血管斑块增多，血管变硬，而β－葡聚糖有强大的清除自由基功能，可以帮助软化血管。同时还能减低血液中的低密度脂肪，提高高密度脂肪，减少高血脂的发生。β－葡聚糖主要来源于新鲜的食品如啤酒酵母、燕麦、食用菌等，燕麦是生活中最方便购买食用的。

燕麦中含有β－葡聚糖，达到一定水平，才能发挥燕麦的保健作用。一般情况下，葡聚糖含量越高，黏性越大，效果越明显。另外还要保证这种黏性能溶出，不能“藏”在燕麦粒里面。

因此，把燕麦煮成粥是最佳的选择。早上起来一碗燕麦粥不仅有利于血液健康，而且一天所需的粗粮也能摄入大部分了，再稍微加一点其他粗粮就不用担心粗粮摄入量不够了。

“钾”是血管的保健剂

钾是维持生命、保持身体健康所必需的微量元素，钾在人体中的含量非常少，但影响很大，它能够阻断血管紧张素所致的血压升高，促进排尿，发挥降压作用，进而可预防心血管疾病。但是，钾不能储存在体内，人体所需的钾必须通过每天的摄取才能得到补充，成人每天需要从食物中获得2000毫克钾，才能满足身体健康的需要。

2000毫克钾一日摄取来源

30克黄豆（451毫克钾）+ 50克小米（142毫克钾）+ 100克牛肉（216毫克钾）+ 100克菠菜（311毫克钾）+ 100克油菜（210毫克钾）+ 100克香蕉（256毫克钾）+ 80克鲅鱼（296毫克钾）+ 48克海带（118毫克钾）

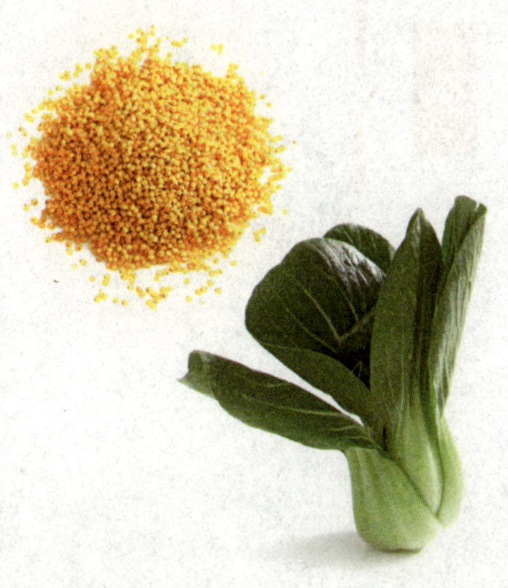

多选“好脂肪”少用“坏脂肪”

所谓的“好脂肪”是指富含不饱和脂肪酸（包括单不饱和脂肪酸和多不饱和脂肪酸）的脂肪，能使胆固醇酯化，降低血中胆固醇和甘油三酯，鱼肉就是很好的选择。相对而言，含有饱和脂肪酸的脂肪是“坏脂肪”，最好少吃，如动物脂肪。

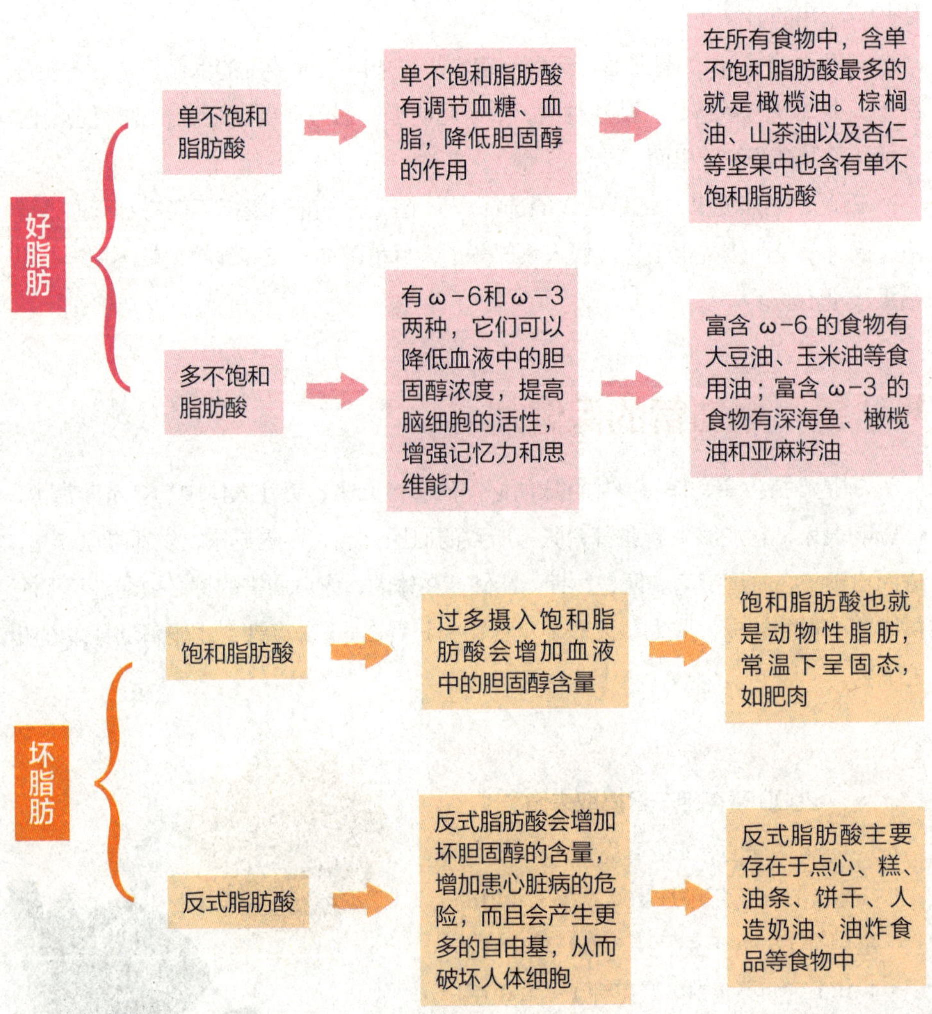

·预防动脉粥样硬化食材榜中榜

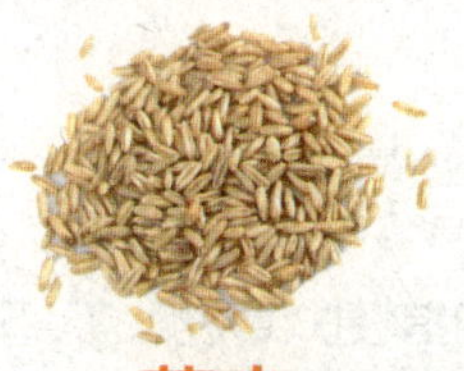

燕麦

食用燕麦和以燕麦为主的食物能降低血液中低密度脂蛋白胆固醇，而不会影响高密度脂蛋白胆固醇水平。

最佳食用

煮粥：燕麦可与玉竹、牛奶搭配煮粥，可以缓解高血压患者的压力。

做豆浆：燕麦与红枣、核桃搭配做豆浆，可以促进高血压患者的血液循环。

做米糊：燕麦与红薯、黑米等搭配做米糊，有助于降脂降压。

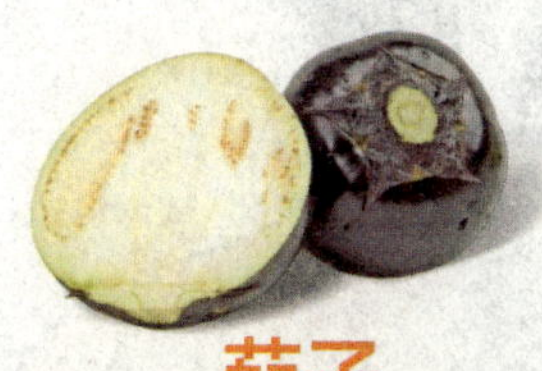

茄子

茄子中含有的胆碱等物对高血压患者预防冠心病、脑动脉硬化等疾病非常有益。

最佳食用

炒菜：茄子可用来热炒，如鱼香茄子、杭椒茄子等，可降低胆固醇，保护心血管。

清蒸：茄子可用来蒸，如清蒸茄子、蒜泥茄子等，减少钠盐的摄入量，利于控制血压。

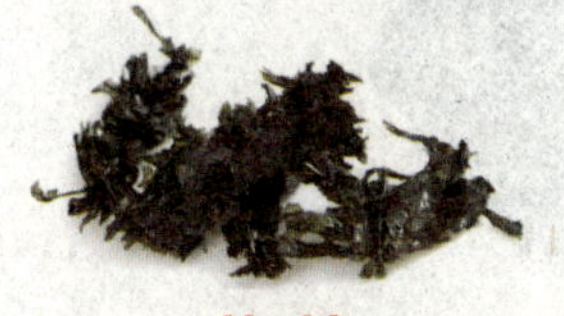

紫菜

紫菜中含有的植物功能成分有降低血胆固醇的作用，可促进有害物质的排出，改善血管功能，有助于降压。

最佳食用

做汤：紫菜可以搭配其他食材做汤食用，可以作为高血压患者的常食汤品。

紫菜包饭：紫菜包饭是一道十分常见的日韩式料理，对提高高血压患者的免疫功能有帮助。

煮粥：紫菜可用来煮粥，有清热解毒的功效，适合高血压患者日常食用。

辅助治疗动脉硬化对症穴位：印堂穴、百会穴、风池穴

梳理按摩

印堂穴：两眉头连线的中点，稍稍向上一点的凹陷处即印堂穴。

百会穴：头顶部，两耳尖连线的中点处。

风池穴：双手置于耳后，掌心向内，指尖朝上，四指轻扶头两侧，大拇指指腹位置的穴位即风池穴。

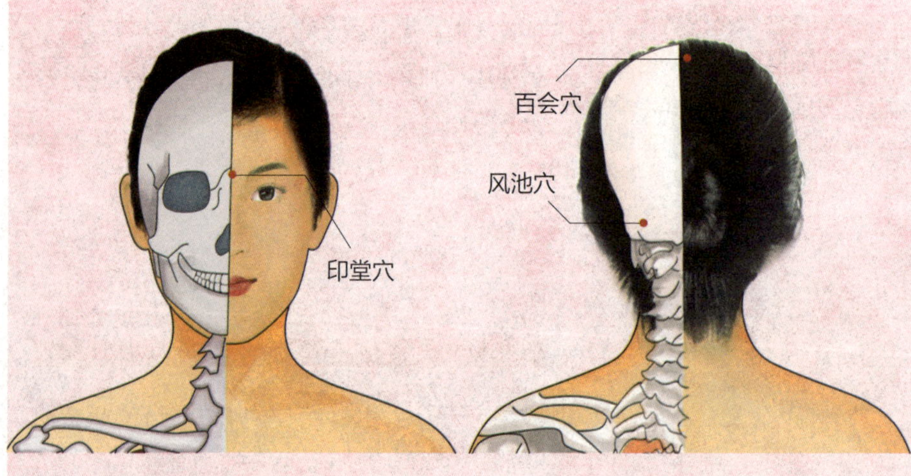

❶ 两手相搓，将指尖搓热后，用十指尖接触头皮。

❷ 十指由前向后梳理，经印堂穴、百会穴、风池穴时稍用力。

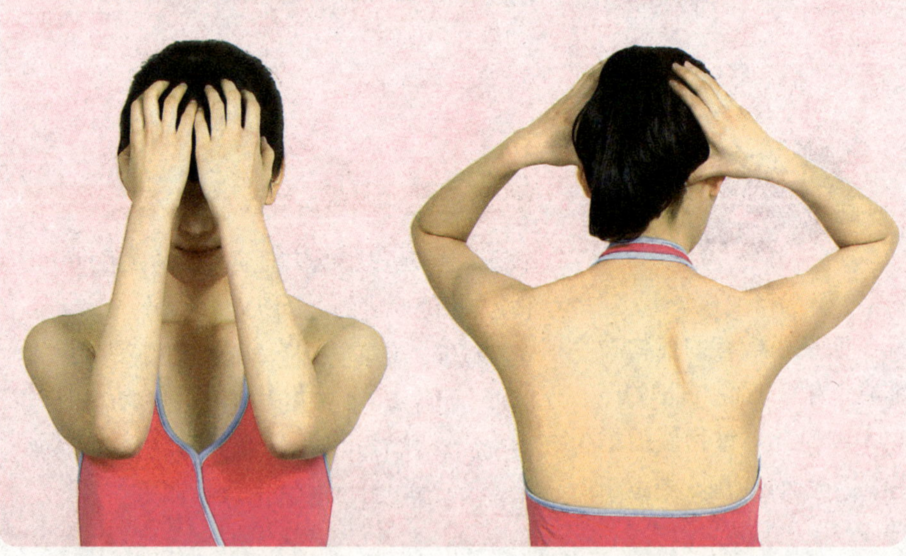

生活保健，小改变大受益

没事拍拍手，疏通经络和血液

伸开手掌，先拍掌心，双手掌心、手指分别相对，类似鼓掌，连续拍打 5 分钟；拍手背，先用左手拍右手的手背 2 分钟，然后再用右手拍左手的手背 2 分钟，如此交替做 3 次。每个人可以根据自己的兴趣和时间，延长或缩短拍打的时间。

手掌有心经、肺经和心包经，拍打手掌，可以调理五脏，增强心肺的活力。手背有大肠经、小肠经和三焦经，常拍打手背可保证呼吸、血液、消化和排泄系统通畅。

蒸汽浴缓解疲劳，预防心血管疾病

蒸汽浴是单纯用水蒸气或含药物的水蒸气蒸熏人体表面，来达到治疗的效果。蒸汽浴能够消除神经紧张和疲劳，带给人以轻松感，促进血液循环，防止动脉硬化、预防心血管疾病等，同时，还有减肥的效果。

蒸气浴的温度多控制在 32~40℃，时长以不超过 12 分钟为宜。年老体弱的人和儿童不宜洗蒸汽浴。在进行蒸汽浴之前，喝适量的淡盐水，可以避免发生虚脱；另外，刚吃过饭或者空腹的人不要马上进行蒸汽浴。

冷热水交替能锻炼血管

人体接触冷水刺激时，皮肤血管会收缩，大量血液流向人体深部组织和器官。接触热水后，皮肤血管又扩张，血液又流向体表。这样一来，全身血管好像在“锻炼”——这种一舒一缩的锻炼，可增加血管的弹性，有利于预防动脉硬化、高血压和冠心病。

洗冷水浴的注意事项

❶ 先以冷水擦身开始，适应后再转入较强的方法。

❷ 开始锻炼时间宜短，2 ~ 3 分钟即可，以后逐渐延长到 10 ~ 15 分钟，一般超过 15 分钟。

❸ 水温低于 20℃，时间应相应缩短，水温越低，时间相应缩短。

❹ 体质虚弱、患有严重器质性疾病、发热者及酒后、妇女经期不宜冷水浴。

改善冠状动脉健康，远离冠心病

动脉粥样硬化是冠心病的罪魁祸首

动脉粥样硬化是引发心血管疾病的罪魁祸首。粥样硬化斑块有容易破裂的和不容易破裂的，前者叫做不稳定性斑块，后者叫做稳定性斑块。不稳定性斑块特别容易破裂而激活血小板，形成血栓，斑块加血栓导致冠状动脉狭窄的急剧加重，甚至完全闭塞。所以，斑块是否稳定是心肌梗死发病与否的决定性因素。

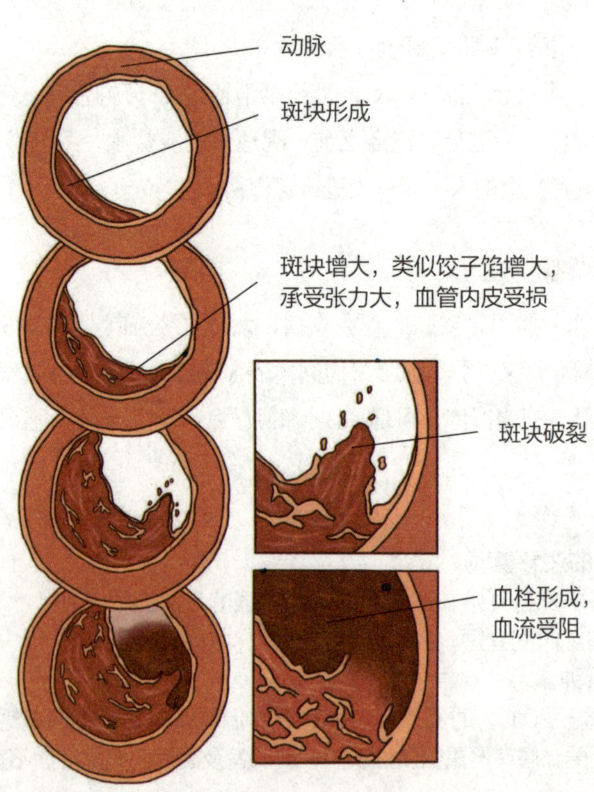

如果是稳定性斑块，因为它不易破裂，不易形成血栓，发生急性心肌梗死和猝死的危险性相对较小。不稳定性斑块更易引起紧急、严重的急性心肌梗死或心脏病猝死，有不稳定性斑块的患者更易发生紧急发作的冠心病，而且大部分情况下，斑块破裂前没有任何征兆，患者发病前也没有任何感觉。戒烟和坚持服用他汀类降胆固醇药物，可使不稳定斑块转变为稳定斑块，并使斑块变小。

要特别当心无症状型冠心病

无症状型冠心病是无临床症状，但客观检查有心肌缺血表现的冠心病。患者往往因无症状而被忽略，其冠状动脉病变常常并不比有症状的显性患者轻。一旦症状突然出现，常造成严重后果。因此，对无症状型冠心病决不能麻痹大意。

冠心病常见症状

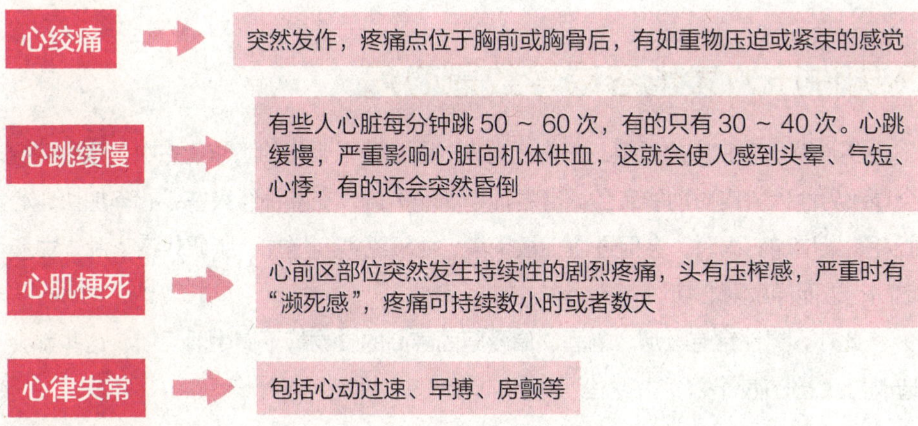

硒是预防冠心病的好伙伴

硒元素具有抗动脉硬化，降低全血黏度、血浆黏度的功效，可以增加冠状动脉流量，减少心肌损伤的程度，具有预防心血管疾病的作用。缺硒的人更容易患心脏病。

研究发现，血液中硒含量低的人比硒含量水平正常的人患心脏病的危险性高 3 倍。这是因为缺硒容易导致血小板聚集，使血管狭窄和阻塞。芬兰东部是冠心病和动脉硬化的高发区，即与该地区居民体内硒含量低有关。芬兰的粮食中硒含量低，所以现在芬兰花高价从国外进口一些硒含量丰富的粮食来改善居民的健康。

补硒明星食材：松蘑、口蘑、大黄花鱼、带鱼、黄鳝、杏仁等。

口腔卫生影响冠心病

人的口腔中藏匿着上百种细菌和病毒，其中有一些对人体健康危害很大。如果不注意口腔卫生，不刷牙或很少刷牙，就有可能罹患某些口腔疾病，例如龋齿、牙周炎和牙龈出血等。

细菌或病毒反复进入血流，这些病原微生物进入血流，就有可能依附在冠状动脉壁上，对血管内皮细胞造成损害，加重或引起粥样斑块不稳定，容易导致冠状动脉硬化痉挛、狭窄，甚至引起阻塞而诱发心肌梗死。

此外，藏匿于口腔的细菌、病毒及其产生的毒素进入血液，还会增加血液黏稠度，造成机体凝血机能异常，促使血栓形成，诱发急性心肌梗死。

男性压力大也容易导致冠心病

男性背负着家庭的重担，工作压力大，经常处于紧张的工作状态中，这种情况会导致男性大脑皮质功能紊乱，自主神经功能失调，交感神经兴奋，心率加快，心肌耗氧量增加。同时，会促进血小板聚集，血液黏稠度增加，脂质代谢紊乱，血脂增高，进而导致冠心病。

此外，男性常有吸烟、酗酒、偏爱胆固醇高的食物等不良生活习惯，这些都会造成男性冠心病高发。

知识贴

减压支招

集中精力想让你感到有压力的那件事，如果你的焦虑程度已达到6度以上（10 度是完全无法忍受的状况），然后保持头部竖直不动，飞快在左右两个物体之间转动眼球25 次，这时压力程度应下降2 度。再重复1次，直到压力不再影响你的正常工作为止。

· 预防冠心病食材榜中榜

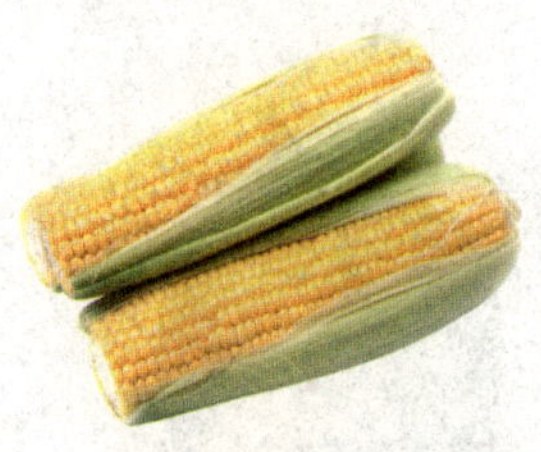

玉米

玉米中的维生素 E 有减轻动脉硬化、预防高血压、降低血清胆固醇等功效；其所含核黄素可以预防心脏病。

最佳食用

煮粥：玉米粒、玉米渣都是很好的煮粥食材，可以和红薯、小米、南瓜等一起煮，这些食材都可以降压，很适合高血压患者食用。

直接煮食：玉米煮食最营养，煮玉米时，玉米须不要丢弃，加入的水要没过玉米。煮好后，除了吃玉米，还可喝连同玉米须煮出来的水，清热利尿，预防慢性肾炎、高血压等。

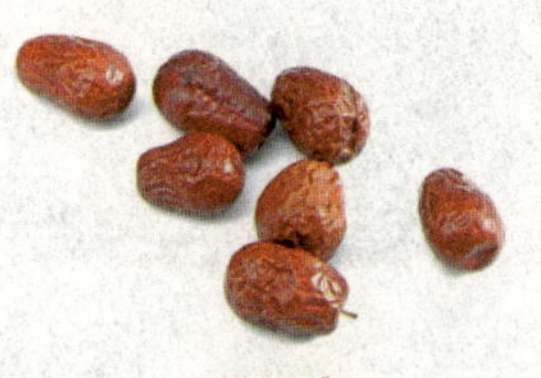

红枣

红枣含有的环磷酸腺苷，具有扩张血管、抗过敏的作用，同时还具有增强心肌收缩力、改善心肌营养的作用。

最佳食用

分块食用：烹饪红枣时，如用煎煮的方法，最好将红枣破开，分为 3~5 块，这样有利于有效成分的煎出，营养吸收更充分。

煮粥或做豆浆：与别的豆类和杂粮搭配，煮粥和做豆浆，具有滋补作用，可增加脑和心脏的供血量，还可调节人体代谢，降低胆固醇，对高血压患者非常有益。

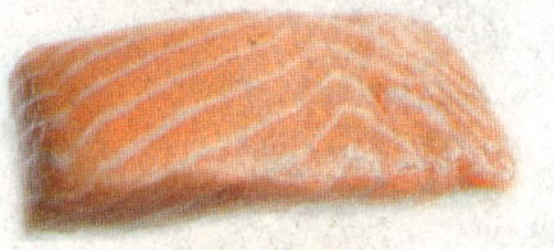

三文鱼

三文鱼中含有的 Ω-3 脂肪酸，可以提升体内的一氧化氮水平，更好地舒张血管平滑肌，使血液流通顺畅，预防冠心病。

最佳食用

做寿司：三文鱼可用来做寿司，高血压患者经常食用，可预防心脑血管疾病。

凉拌：三文鱼可用来凉拌做成沙拉，如三文鱼蔬果沙拉，高血压患者食用可健脾胃、增强抵抗力。

预防冠心病对症穴位：内关穴、神门穴

掐按内关穴

取穴：一手握拳，腕掌侧突出的两筋之间的点，距腕横纹三指宽的位置即内关穴。

用一只手的拇指，稍用力向下点压对侧手臂的内关穴后，保持压力不变，继而旋转揉动，以产生酸胀感为度。可增强心脏的功能，缓解胸闷、胸痛。

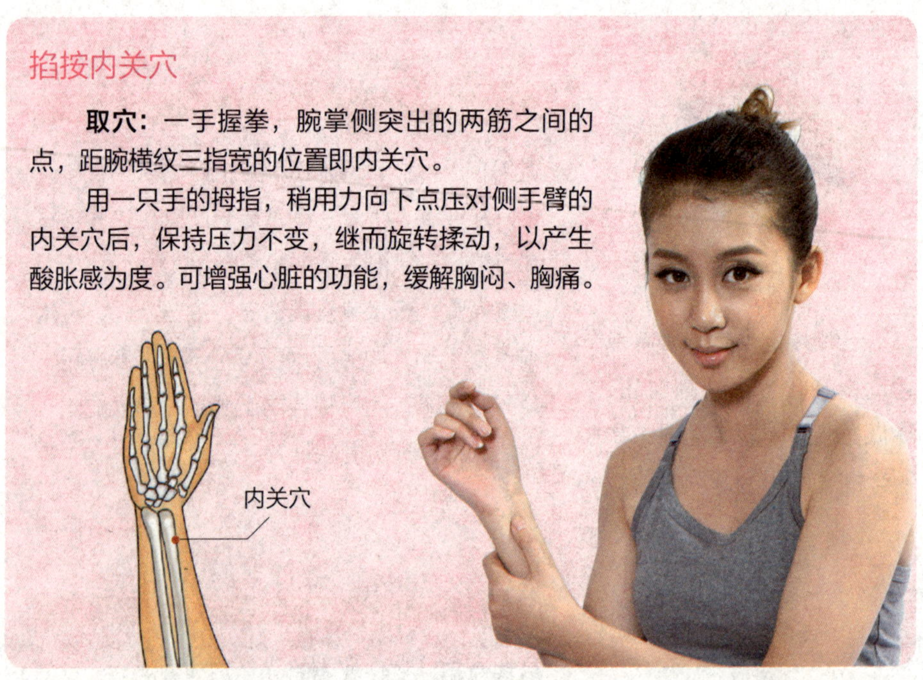

点压神门穴

取穴：手腕部靠近小指的一侧有一条突出的筋，其与腕横纹相交的凹陷处即神门穴。

用一只手的拇指，稍用力向下点压对侧手臂的神门穴后，保持压力不变，继而旋转揉动，以产生酸胀感为度。有助于扩张冠状动脉，增加冠状动脉血液流量，减轻心肌缺血。

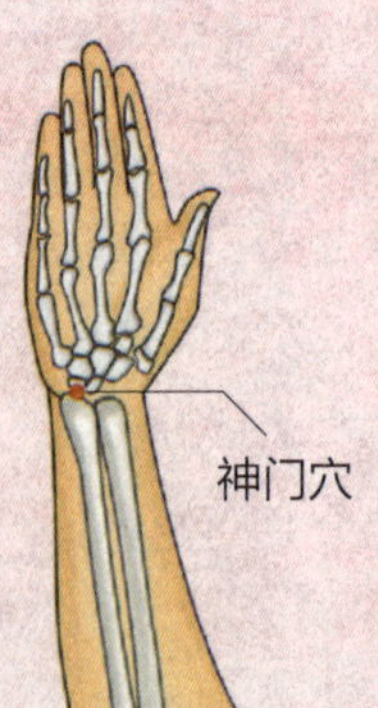

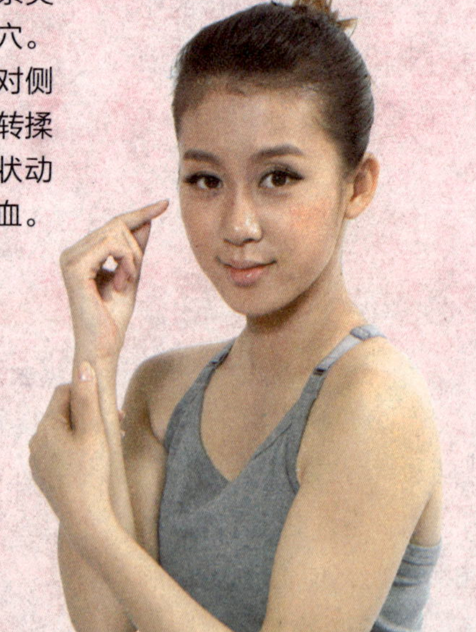

生活保健，小改变大受益

每天保证睡眠 7 小时减少冠心病危险

一项研究显示，每天睡 7 个小时的人，其死亡率和心脏病发病率是最低的。美国西弗吉尼亚大学医学院的研究人员发现，一个人每天的睡眠时间，包括小睡在内，睡眠时间超过 7 小时同样易患上心血管疾病。

研究还发现，每天睡 9 小时或更长时间的人，患上心血管疾病的风险是 7 小时睡眠者的 1.5 倍。如果每天睡眠时间不到 5 小时，患上心绞痛、冠状动脉性心脏病、心脏病发作和中风的风险是正常人的 2 倍多。

至于睡眠时间长短如何影响一个人的心脏，原因尚无法确定。不过，睡眠时间长短影响内分泌和代谢功能，睡眠遭剥夺会导致糖耐量异常、胰岛素敏感性下降和血压升高，这些都是导致动脉硬化的原因。

冠心病患者要重视“倒春寒”

倒春寒时，冠心病患者受到寒冷刺激，会出现血管收缩、血液黏稠度增高、血流阻力增大、血压明显上升的现象。时间长了，冠状动脉就可能会在原有粥样硬化基础上发生痉挛，导致心肌缺血，诱发心绞痛、心肌梗死。倒春寒还会让体表温度急剧下降，身体就会依赖心脏加紧工作，输出更多的血液，加快新陈代谢，增加热量。心脏负担加重不利于冠心病患者病情的控制。

护心操改善冠心病症状

呼吸法

取仰卧位或右侧卧位，意守神阙穴（肚脐的正中央即为神阙穴），自然而柔和地做腹式呼吸，双眼微露光，去除一切杂念；嘴微闭，想象以腹部来带动鼻子呼吸；呼气与吸气的间隔时间大致相同，可呼吸 30 次。

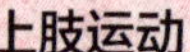

上肢运动

❶ 仰卧床上，上臂贴靠床面，屈肘，两手手指自然张开，指尖向上。

❷ 双手握拳，然后松拳还原成预备姿势，重复 12 次。

❸ 腕肘微屈，手和前臂从外向内做圆形运动，使手绕环，重复 12 次。

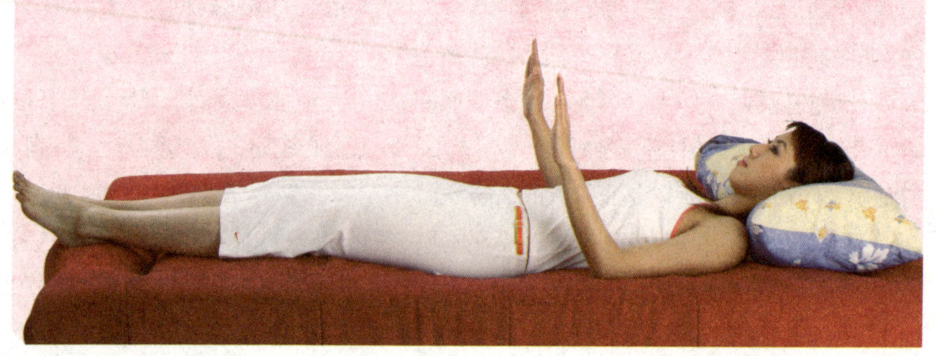

下肢运动

❶ 仰卧床上，双腿伸直，自然放在床上，脚掌心向下。腹部放松。

❷ 一腿屈伸，膝关节全屈，髋关节屈至 90°，踝关节做绕环运动 1 次，然后腿伸直还原，再换另一腿重复上述动作，双腿交替可做 8 次。

❸ 一腿抬高，小腿半屈，踝关节做环绕运动 1 次，恢复至预备姿势，再换另一腿重复上述动作，双腿交替可进行 8 次。

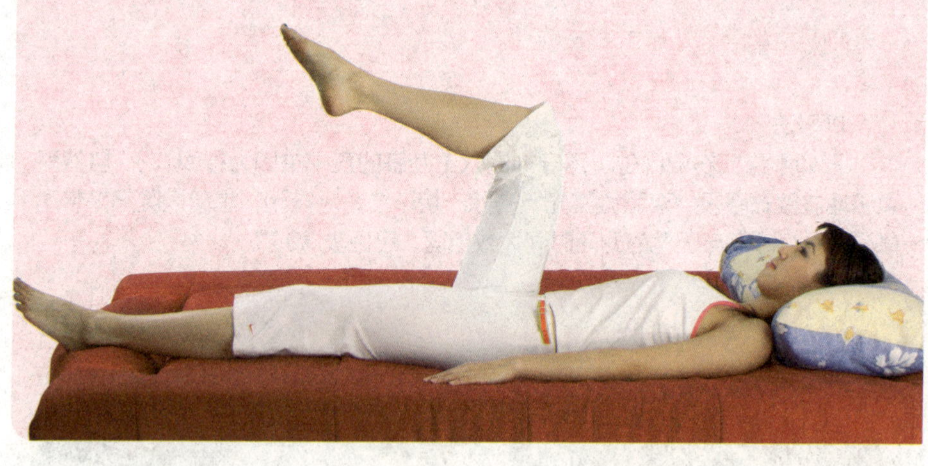

维护心脏舒缩功能，预防心力衰竭

心力衰竭是沉默的杀手

心力衰竭发作前几乎没有先兆，因此被称为“沉默杀手”。对绝大多数心力衰竭患者而言，即使没有感受到心脏的损害，心脏的结构和功能也会不断恶化。

近年来，由于人们生活水平的提高，医疗科技的发展，人们的寿命延长，老龄化趋势加重，老年人更容易患心力衰竭。作为一个严峻的社会公共健康问题，心力衰竭日益引起了人们的重视。

心力衰竭是指充血性心力衰竭，即心脏每分钟泵血量不足以满足人体对氧和营养物质正常需求时的一种严重状态，或心功能不全。

另外如果本身患有心血管疾病，导致泵的排血功能减弱，排血量减少，不能满足身体所需，就会出现心力衰竭。

别小看感冒，应避免诱发急性心衰

研究发现，促使心衰发作的诱因以“感冒、发热及呼吸道感染”多见。感冒伴发热可使交感神经兴奋，外周血管收缩，心脏负荷增加，引起心率增快，心肌耗氧量增加使心肌缺氧，心室充盈不足，心肌血供减少；当呼吸道受感染时，气管与支气管收缩和痉挛，影响气道的通气和肺的换气，使心肌供氧减少，易发生低氧血症，加重心肌氧的供需矛盾，从而导致心衰。

食用富含膳食纤维的食物

所谓膳食纤维指的是植物所含的粗糙细胞。含有大量膳食纤维的水果和蔬菜，可以使胰岛素水平升高，降低血液中的葡萄糖含量，还可以降低胆固醇含量。另外，还有一个好处就是可以增加饱腹感，有利于控制体重。

限制蛋白质以及热量摄入

蛋白质不易消化，如果摄入过多，会给胃肠、肝脏、胰脏和肾脏造成负担，进而使胃肠功能以及热量摄入紊乱，损害肝脏、肾脏，故要限制蛋白质的摄入。一般说来，蛋白质的摄入量以每天每千克体重 1 克为宜，每天 50 ～ 70 克，其中至少应有 1/2 的优质蛋白质。但当心衰严重时，则需要减少蛋白质的供给，每天每千克体重 0.8 克。

能量摄入与消耗要平衡，如果摄入热量过多，身体就会将多余的热量转换为甘油三酯，储存在脂肪细胞中会降低新陈代谢能力，多余的糖和碳水化合物将导致高甘油三酯，不利于心脑血管健康，还可能导致心力衰竭。

镁是心脏的保护神，可以提高心肌供血量

缺镁不利于血管健康

饮食中缺少镁的人血压易偏高，轻、中度高血压患者补充镁能使血压下降。镁还能预防动脉硬化、防止血栓的形成。研究发现，心律失常、心肌梗死、冠心病患者，血清镁、细胞内镁水平，均低于正常水平。

镁是心脏的保护神

镁能阻止胆固醇的合成，抑制神经的兴奋性，维护心肌纤维正常的舒缩功能和冠状动脉的弹性，防止由于冠状动脉痉挛和心律失常引起的猝死，预防心力衰竭、冠心病等，故镁有“心脏保护神”的称号。临床上将镁制剂作为心脑血管疾病的常规治疗药物。

镁钙搭配，优势互补

摄入镁的同时，搭配食用一些富含钙的食物，两者能相互促进吸收，补充镁的同时，也能增加补钙的效果，防止缺钙。一般建议成人每天摄取 330 毫克镁。

但是，吃富含镁的食物时，要避免同时吃富含脂肪的食物，否则会干扰人体对镁的吸收。饮酒、咖啡和浓茶也会阻止镁吸收。

·养心食材榜中榜

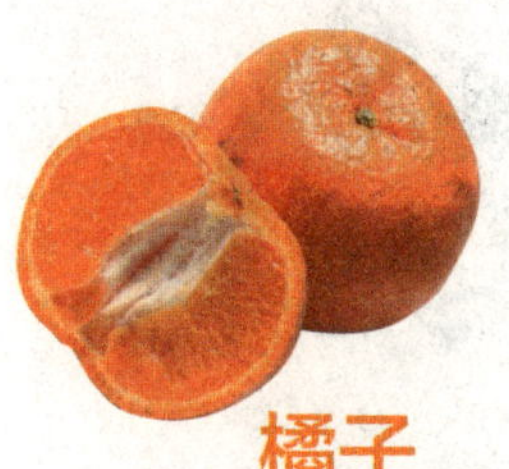

橘子

橘子内侧薄皮含有丰富的膳食纤维及果胶，可以促进排便，降低血液中胆固醇浓度。橘子中所含的钾可预防心力衰竭等心血管疾病。

最佳食用

生食：橘子可剥皮生食，其富含维生素C，对高血压患者具有美容、抗衰老的作用。

榨汁：橘子内侧薄皮可与果肉一起用来榨汁，高血压患者食用，可以促进通便，并且可以降低胆固醇。

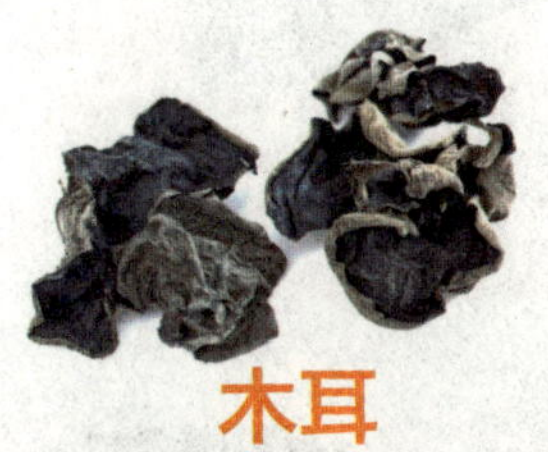

木耳

木耳含有多种多糖，可抑制凝血酶活动，预防血栓形成，维持血液的正常输出量。

最佳食用

凉拌或热炒：木耳可用来凉拌或热炒，其含有抗肿瘤活性物质，能增强机体免疫力，高血压患者经常食用可防癌抗癌。

做汤：木耳可用来做汤，其铁的含量极为丰富，故高血压患者经常食用能养血驻颜，预防缺铁性贫血。

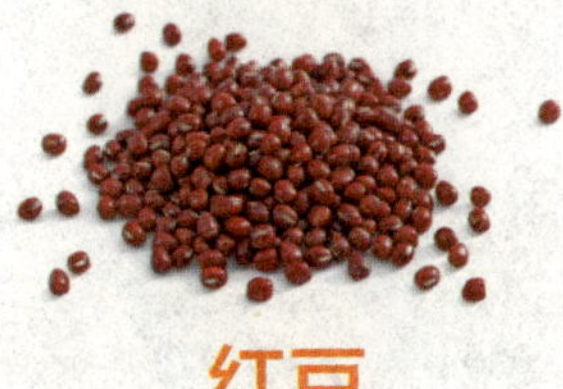

红豆

红豆中含有亚油酸、豆固醇以及丰富的膳食纤维，能够降低血清胆固醇、阻止人体对糖分的吸收，减少体内脂肪的沉积，适合心血管病患者食用。

最佳食用

做汤：红豆可用来做汤，其含有的膳食纤维既可通便，又能降低胆固醇含量，对高血压患者非常有帮助。

做豆浆或煮水喝：红豆可与其他豆类杂粮一起做豆浆，还可搭配薏米煮水喝，可防止血管硬化，预防心血管疾病，还能利尿、排尿酸。

预防冠心病对症穴位：曲池穴、合谷穴

点按曲池穴

取穴： 将手肘内弯约成直角，用另一只手拇指下压手肘横纹尽处凹陷即曲池穴。

用右手拇指尖点按左手曲池穴 1 分钟，然后换左手拇指点按右手曲池穴 1 分钟。曲池穴对血管舒缩功能有调节作用，轻刺激可引起血管收缩，重刺激多引起血管扩张，从而保护心脏。

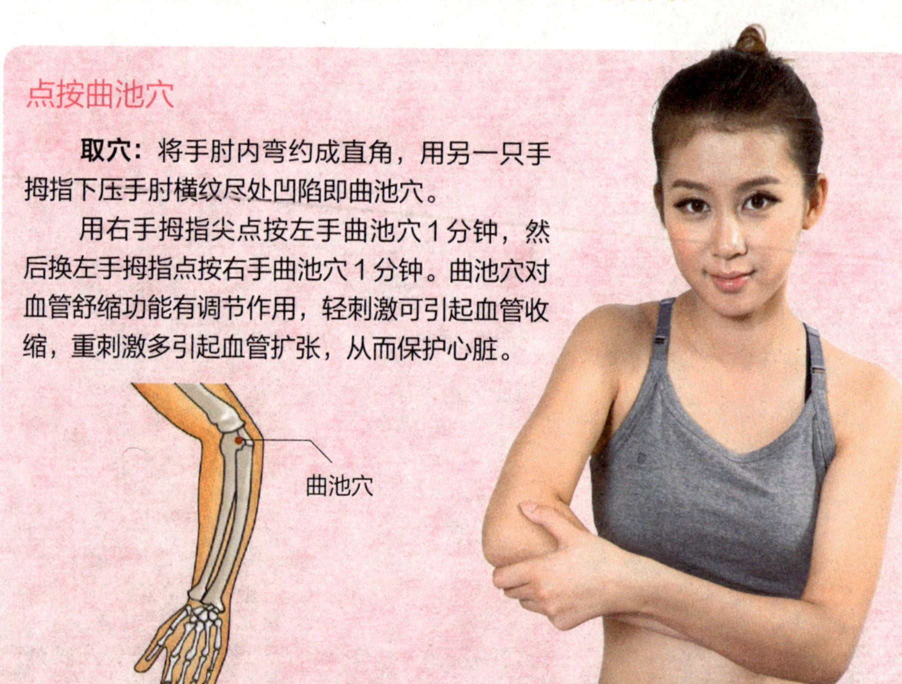

捏揉合谷穴

取穴： 将拇指、食指并拢，肌肉隆起的最高点即合谷穴。

用食指、拇指夹住合谷穴捏揉，捏揉时缓缓呼气，吸气时手不要动。每侧按揉 2~3 分钟，左右各 4~5 次。可抑制脑神经兴奋，帮助降低血压、保护心肌，从而预防心力衰竭。

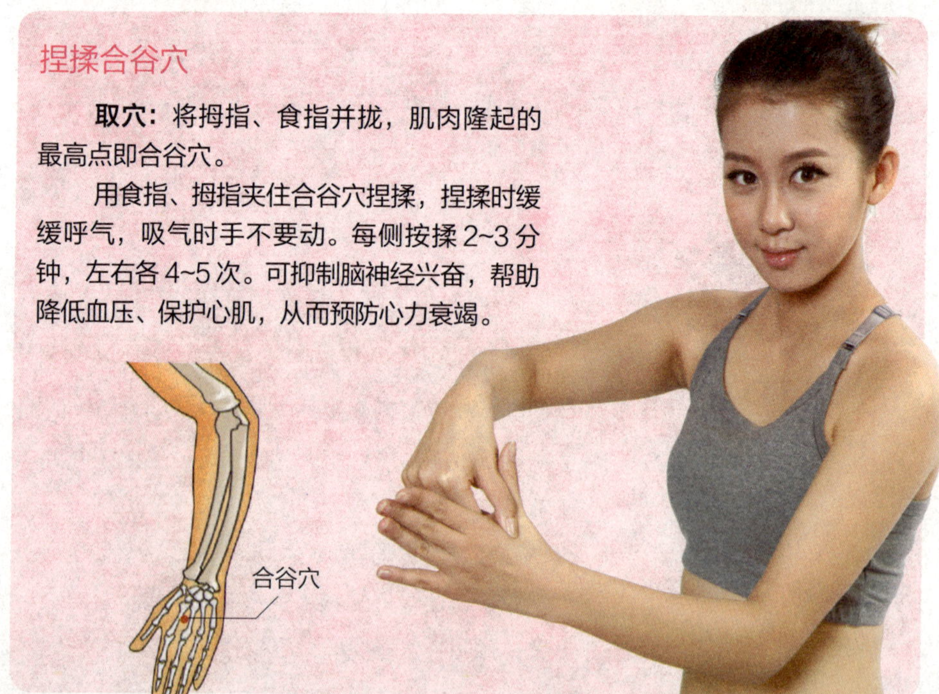

生活保健，小改变大受益

甩手通经络，预防心力衰竭

通过甩手，可以帮助四肢过多的血液回流到心脏，使心脑系统有足够的氧气与血液供应，预防心力衰竭。

可以选择在空闲的时间段练习（除了饭后不久），全天任何时间都可以，每次锻炼 10 分钟，根据自己的实际情况，每天锻炼 5~6 次。烦躁、生气、饥饿或饱食时，禁止练习。

具体方法

❶ 双腿站直，全身肌肉尽量放松，两臂自然下垂，双脚分开与肩同宽，双肩下沉，掌心向内，眼睛平视前方。

❷ 按上述姿势站立，全身放松 2 分钟后，双臂开始前摆，摆动幅度以拇指不超过脐部高度为宜。返回来，以小指外缘不超过臀部高度为限，如此来回摆动。甩手后保持站立姿势 2 分钟，做些轻松的活动。

❸ 甩手要根据自己的体力掌握次数和速度，由少到多，循序渐进。

❹ 甩手时全身要放松，尤其是肩臂和手部。

❺ 甩手要以腰腿带动手部，不能只甩两臂。

❻ 甩手时呼吸要自然，用腹式呼吸效果最好，唾液多时咽下。

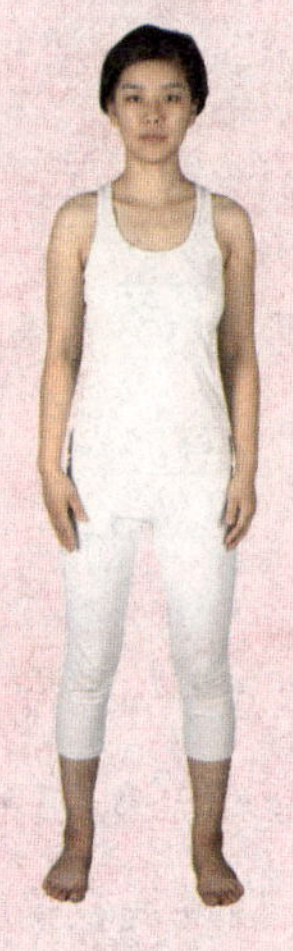

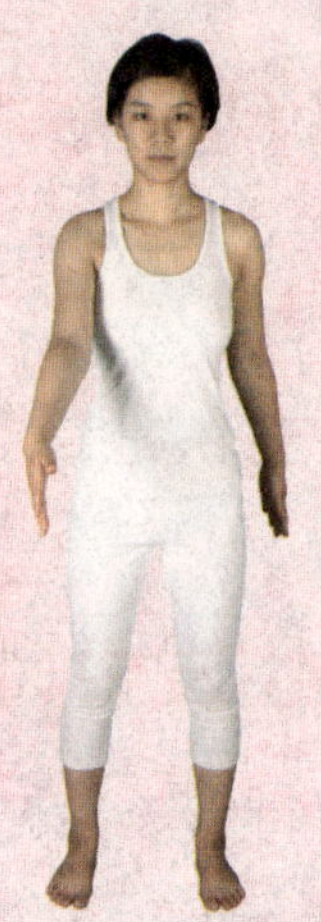

运动过程中，动作不宜过大、过猛。运动后，要防止受凉，同时要及时补水。

防止脑部血管阻塞，远离中风

四肢麻木是中风的早期征兆

身体最早的麻痹症状是由于大脑的另一侧血管出现问题而导致的。大脑左侧的脑血管出现了问题，身体右侧的肢体就会出现麻痹症状。如果后脑卒中了，则两侧的肢体都会出现麻痹症状。这是因为，大脑的神经是在后脑部位交叉后延伸到身体里的。

有时候还能根据大脑中问题血管的位置，判断相应部位出现的功能障碍。比如，因为惯用右手的人语言中枢神经在左侧大脑里，所以有的人中风之后不能说话，可以判断问题出现在左侧大脑。

一侧的视力出现问题或看物体时有重影，是中风的最早征兆。中风还会导致痴呆。如果整个大脑的血管出现了问题，就会引起中风多次复发，导致血管性痴呆，智力下降，甚至大小便不能自理等。

除了一侧的肢体出现麻木，有时候头痛、头晕的症状也提示中风可能。头痛可能是血压升高、脑出血。小脑部位中风时会发生头晕的症状。如果突然出现了头痛的症状，应该去医院检查一下，以免造成难以挽回的后果。

预防中风的第一步，给身体补足水分

当体内水分不足，出现慢性脱水时，也会引发中风，因此预防中风的第一步是给身体补充充足的水分。同时，保持良好的生活习惯也是预防中风的关键，平时要多吃黄绿色蔬菜、坚果、粗粮，少吃动物性脂肪、快餐食品。

高血压是引发中风的最重要的危险因素

高血压是中风的最大“帮手”，大部分的脑出血病人都是由于高血压引起的。这是因为：一方面，高血压会使血管壁变薄、变弱，容易造成脑血管破裂，引发脑出血；另一方面，高血压会加速动脉硬化形成，导致血管管径变细，可能引发脑梗死。除了高血压，糖尿病、高脂血症、心脏病等，都可能引发中风。

高脂血症、糖尿病会增加患中风的危险性

血脂增高会让血液变得黏稠，血流缓慢，供应脑的血液量减少，又会加重动脉硬化的程度，增加患中风的危险性。血糖增高会增加血液黏稠度，增高凝固性，更容易导致脑血栓。有资料表明，糖尿病患者的中风年龄要提早 10 年，发病人数比血糖正常的人高 2~4 倍。

控制诱因是预防中风的关键

诱发中风的原因有多种，一个人身上存在的危险因素越多，那么他患中风的风险就越大。在中风的诸多危险因素中，除了年龄、家族遗传性人们无法改变外，高血压、高血糖等因素都是可以预防的，这对于预防中风来说很重要。平时要经常测量血压，并根据血压情况及时调整降压药，而且要坚持服药。

谨防清晨脑梗死的危险

清晨是脑梗死的高发时间，专家认为，脑梗死与机体的动脉血压、血浆中儿茶酚胺及纤维蛋白原活性等生理性昼夜变化有关。人体在每日 2 至 6 时血液中儿茶酚胺、纤维蛋白原活性增强，此时红细胞压积以及黏度均相对增高；血小板的凝聚力在 6 至 9 时明显增强，这些因素均会使血液凝固性增高。

受生物钟的影响，人的血压和心率具有明显的昼夜波动性。人到夜间入睡后，血压和心率会自然下降一定幅度，血流速度也随之减慢，因此在清晨易发生脑梗死。

睡前尽量避免服用降压药

大多数降压药物服用后两小时进入药物高效期，导致血压大幅度下降，加之夜间生理性血压偏低，易导致血流缓慢，脑组织供血不足，血液中的血小板、纤维蛋白原等容易黏附在血管壁内膜上，诱发脑血栓。

心脑血管患者应尽量避免晨练

可以把锻炼时间改为下午和傍晚，根据自己的身体情况选择力所能及的活动，切忌剧烈运动。

科学饮水，塑造清洁的血液

充足的水分能够防止血管变厚、变窄，有助于保持血管本身的弹性，防止废物在血管壁的停留以及血液中“污物”的沉淀，对防止血管疾病以及血液污浊起到举足轻重的作用。

为促进血管内毒素的排出，人体每天应保证 2.5~3 升的饮水量，但通常，人通过蔬菜、饮食、水果水摄入量在 1 升左右，所以每天要饮水 1.5~2 升，最低不少于 1.5 升水。我们平时喝的瓶装矿泉水约 3 瓶即可，但不能以果汁、饮料代替。

饮水最佳时间是两餐之间、夜间（指晚饭后 45 分钟至临睡前一段时间）和清晨（指起床后至早饭前 30 分钟这段时间）。白天其他时间适当增加饮水量，少量多次比较好。

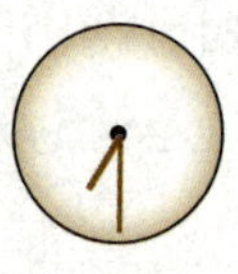

早上 6 点半：
早起 1 杯水，
帮助排毒

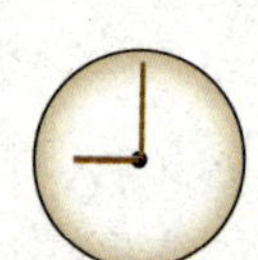

上午 9~10 点：
促进血液循环，
提高精神

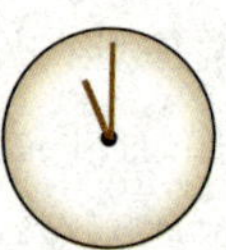

上午 11 点：
补充水分，
放松神经

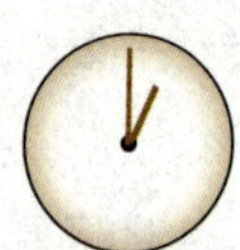

下午 1 点：
饭后半小时 1 杯水，帮助消化

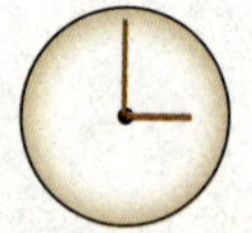

下午 3 点：
帮助消除疲劳感

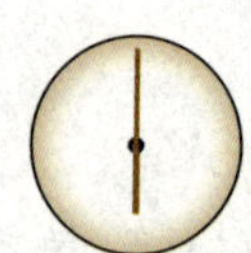

下午 5~6 点：
增加饱腹感，
防止晚饭过量

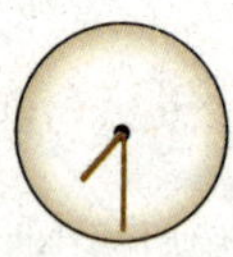

晚上 7 点：
帮助消化

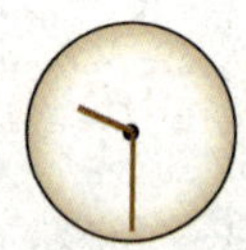

晚上 9 点：
睡前 1 杯水，
补充夜晚需要

·预防中风食材榜中榜

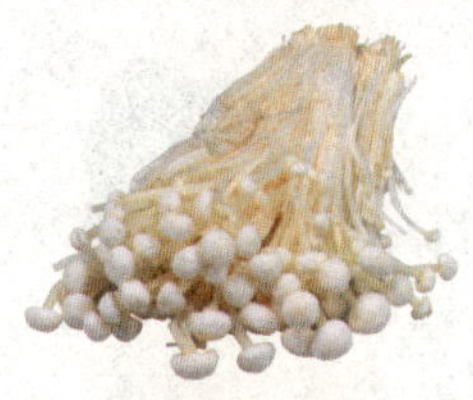

金针菇

金针菇高钾低钠，可保护血管，防止动脉壁受损，降低高血压患者发生脑卒中的概率。

最佳食用

凉拌：金针菇可用来凉拌，抑制高血压患者血脂升高，防止高脂血症，从而减少心血管疾病的发生。

做汤：金针菇用来做汤，可增强体内的生物活性，促进新陈代谢，有益于高血压患者对营养素的吸收。

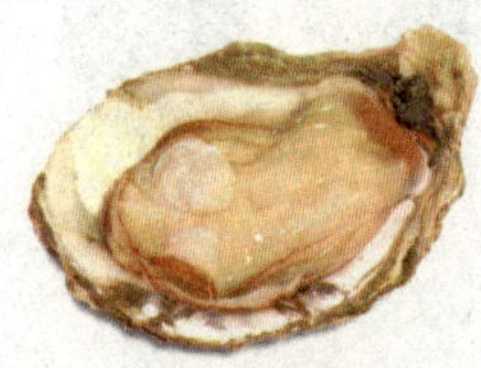

牡蛎

牡蛎中的牛磺酸有降低血胆固醇浓度的作用，可防止高血压脑病及中风的发生。

最佳食用

清蒸：牡蛎可清蒸，可保持原汁原味，避免营养素的流失，是高血压患者食用牡蛎的最佳烹饪方式。

做汤：牡蛎可用来做汤，清香淡雅、降脂降压，是高血压患者的不错汤品。

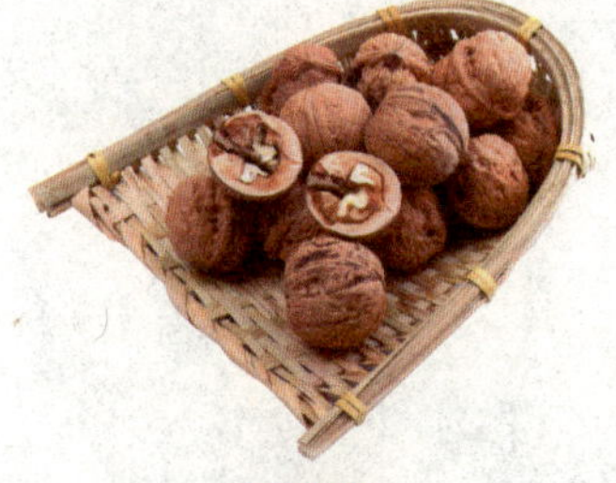

核桃

核桃含有丰富的维生素E和不饱和脂肪酸，可调节血脂，预防冠心病、中风等。

最佳食用

煮粥：核桃与其他杂粮一起煮粥食用，能充分发挥其所含的精氨酸、油酸、抗氧化物的作用，对保护心血管，预防冠心病、脑卒中、阿尔茨海默症等均有裨益。

凉拌：核桃仁含有较多的蛋白质及不饱和脂肪酸，这些成分能滋养脑细胞，增强脑功能。

按摩丰隆穴、足三里穴预防中风

揉按丰隆穴

取穴：外膝眼和外踝尖线的中点，当外踝尖上 8 寸，即是丰隆穴。

用拇指或食指指腹稍用力按揉丰隆穴 1 ~ 3 分钟，以有酸胀感为宜。丰隆穴具有通经活络、补益气血、活血化瘀、醒脑安神等功效，可有效预防脑血管阻塞引发的中风。

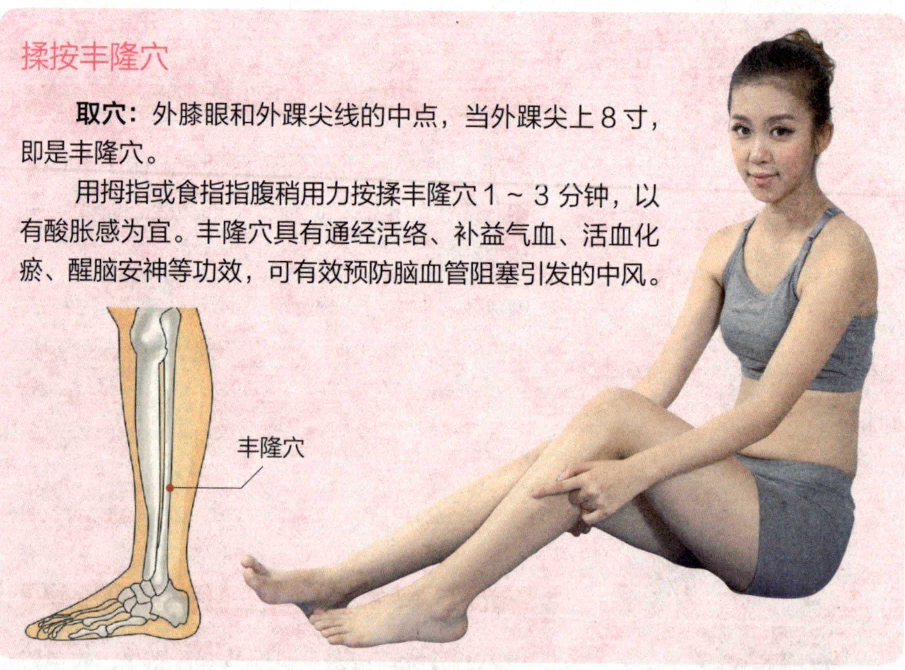

刺激足三里穴

取穴：犊鼻下 3 寸，正坐，屈膝 90°，手心对髌骨，手指朝向下，无名指指端处即是足三里穴。

每天用大拇指或按摩器刺激足三里穴 1 次，每次按摩 5 ~ 10 分钟，每分钟按摩 15 ~ 20 次。因为小腿部皮肤较厚，力量可适当大些。足三里穴是身体强壮最重要的穴位之一，经常刺激还可以预防脑血管意外的发生。

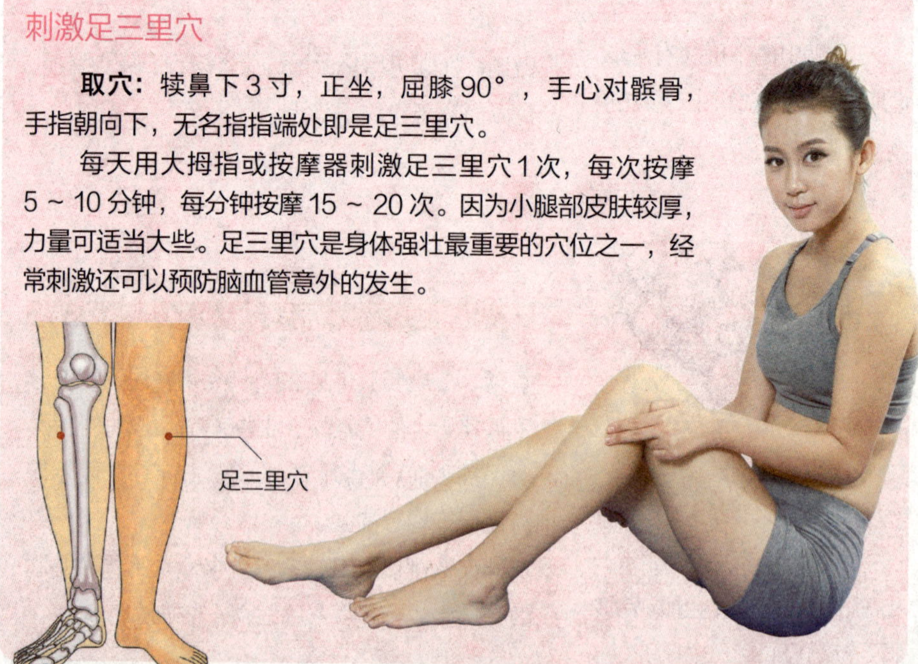

生活保健，小改变大受益

游泳能降低中风风险

美国研究人员发现，经常适量参加游泳或打网球等相对剧烈的运动可降低 2/3 男性患中风的风险。

游泳是一项男女老少都适合的运动，能提高肺活量，改善心血管系统，增强抵抗力。对患有心血管疾病的人群来说，游泳能够促进血液循环，提高免疫力。游泳通常没有时间点的限制，但是饥饿时和饭后不宜立刻游泳，每次保证 40 多分钟，每周 5 次即可。

游泳的选择

自由泳：速度最快

蛙泳：姿势比较优美

蝶泳：爆发力最强

仰泳：最省体力

知识贴

对于高血压患者而言，可以先选择在水中仰体漂游20～30米，然后选择仰泳30～40米，游2～3次，中间休息5分钟。

听听音乐可防止中风的发生

对于音乐的神奇功效，芬兰赫尔辛基大学心理系博士生泰波·塞尔凯默解释说，当音乐刺激大脑时，大脑会分泌多巴胺。多巴胺是一种神经传导物质，主要负责愉悦情绪的信息传递。

音乐疗法能消除高血压患者的焦虑情绪，使心理紧张状态恢复平静，有利于血压的稳定；还能令人平静、愉悦和轻松，从而起到降压、安神等作用。每次听音乐的时间一般为 30 ~ 60 分钟，每日 2~3 次。

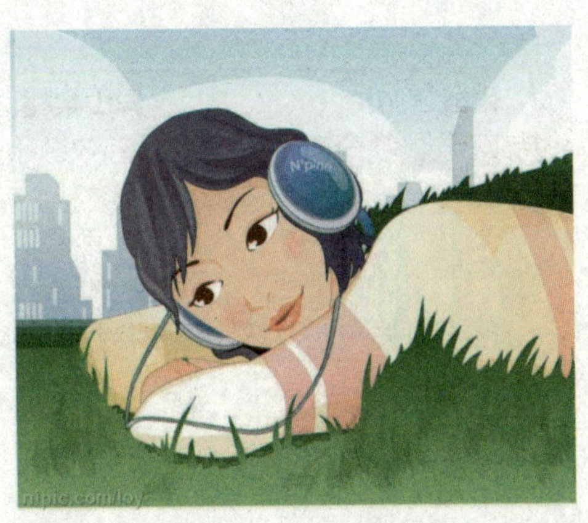

实验表明，与没经过“音乐治疗”的中风病人相比，大多数经过“音乐治疗”的中风病人语言能力在一定程度上得到提高，注意力也明显增强。

附录 学会急救方，关键时刻能保命

心绞痛突发急救

心绞痛的痛感是闷痛，有紧缩感，会向右肩、中指、无名指、小指蔓延，容易发生在劳累、受寒、情绪激动、过饱时。心绞痛发生时会感觉心慌、窒息，也可能会出现牙痛、颈痛、上腹痛。

如果发生心绞痛，首先要立即停止一切活动，坐下或者卧床休息，然后采取一些急救措施，等疼痛缓解后要立即去医院检查。

服药措施

含服硝酸甘油片，1~2 分钟可缓解疼痛；或含服异山梨酯 1~2 片，5 分钟缓解疼痛；或者碾碎亚硝酸异戊酯，嗅之，10 秒左右缓解疼痛。这些药物都能迅速扩张血管，用药后可能出现低血压现象，所以即使用药见效后，也需要静止休息。另外注意患有青光眼的病人不能服用上述药物。

硝酸甘油片
持续药效 30 分钟

异山梨酯
持续药效 2 小时

亚硝酸异戊酯
持续药效 7~8 分钟

无药措施

指掐内关穴。握拳，距腕横纹 3 指处，两条索状筋之间即是内关穴（见第 240 页）。

急性心律失常

如果突然出现心律失常、呼吸困难，要坐起或者后背垫高，斜靠在床上，引导患者咳嗽。咳嗽能使胸腔压力骤然升高，对心脏有挤压作用，类似于在体外实施心脏按压，同时还能促使血液循环。

如果人已经出现昏厥，要让患者平躺，抬高下肢保持 15 秒，增加回心血量，同时要注意松开患者衣领，敞开过紧上衣，让头部偏向一侧，避免舌头向后阻塞呼吸。

高血压突发急救

高血压是常见的慢性病之一，当高血压患者突然出现血压升高，很容易发生心肌梗死、脑出血、脑梗死等危险，所以要懂得一些急救知识，应对突发急症。

血压骤然升高

高血压患者血压骤然升高时，会出现恶心、呕吐、胸闷、意识模糊、视力障碍等症状，此刻应该坐下或者卧床休息，然后采取降压措施。

❶ 选用复方降压片，可加服利尿剂，让血压降到正常水平。

❷ 已经出现意识模糊，要给予吸氧。

急性心肌梗死

如果突然出现心悸气短，口唇发绀，伴有咯粉色泡沫状痰，可能是急性左心衰竭，此刻绝对要卧床休息（饮食、大小便也不要起床），然后采取措施。

❶ 服用镇静、止痛、强心、止喘药等，同时叫救护车急救。

❷ 如果发生了心脏骤停，家人要用心脏复苏救治方法来赢得时间。

知识贴

有中老年高血压患者的家庭，建议配备听诊器、血压计、常用降压药和硝酸甘油制剂等，如果条件允许最好添置氧气袋以备不时之需。

脑出血

脑出血前可能会出现短暂的头晕、头痛、恶心、乏力、麻木等症状，也可能突然出现剧烈头痛、呕吐、神志不清、身体一侧瘫痪、口眼歪斜等严重的症状。

此刻要让患者完全卧床，头部稍微垫高，偏向一侧方便及时排出呕吐物，避免窒息，给予吸氧，要注意少搬动患者。如果来不及等候救护车，要尽快用担架将患者抬至医院救治，注意避免震动。

脑梗突发急救

脑梗有效抢救时间是 3 小时，所以要对脑梗发生的征兆敏感并且掌握急救措施，赢得黄金 3 小时。

脑梗死的前兆

意识反应迟钝、呆滞，心慌、胸闷，四肢发凉、麻木、乏力、酸胀，流口水、舌头发硬发麻、言语含糊，头痛、头晕、恶心呕吐，眼前发黑。

黄金 3 小时急救措施

❶ 家人要保持镇静，不要为了唤醒患者猛烈摇晃患者或者大声喊叫。

❷ 让患者平卧，第一时间拨打 120。

❸ 不要急于用药，需要诊断出是出血性脑卒中还是缺血性脑卒中，二者用药完全不同。

❹ 一定要正确搬运患者。

a. 平托患者到床上，避免震动。

b. 松开患者衣领或者过紧上衣，取出义牙，出现呕吐的患者将其头部偏向一侧，避免呕吐物堵塞气管。

c. 如果发生抽搐，用筷子裹上毛巾垫在牙齿间。

d. 如果出现气急、喉部痰鸣，用橡胶管（或塑料管）插入到咽喉部，家人从另一端帮助吸痰。

❺ 转移患者时要用担架卧式搬抬。

a. 向楼下抬，要头朝上、脚朝下，减少脑部充血。

b. 搬运途中，家人可以用双手托住患者头部，避免震动。

❻ 缺血性脑卒中患者大多还神志清醒，此时尽量安慰患者，同时做一些肢体按摩，促进血液循环。

❼ 用冰袋或冷毛巾敷前额，有助于止血和降低脑内压。